개정증보판

약이 되는 산야초 108가지

산야초

①

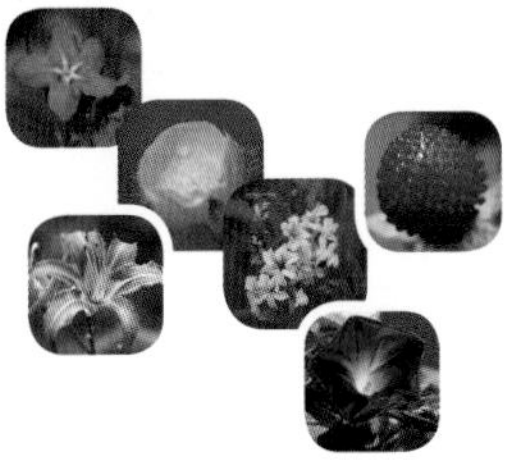

개정증보판

약이 되는 산야초 108가지 ❶

지은이	최 양 수
펴낸이	배 기 순
펴낸곳	하남출판사

초판1쇄 발행　　2018년 8월 15일

등록번호　제10-0221호

주소　　서울시 종로구 관훈동 198-16 남도B/D 302호
전화번호　(02)720-3211(代) / 팩스　(02)720-0312
홈페이지　http://www.hnp.co.kr
e-mail　hanam@hnp.co.kr
　　　　hanamp@chol.com

ⓒ 최양수, 2018

ISBN　　ISBN 978-89-7534-239-4(13510)

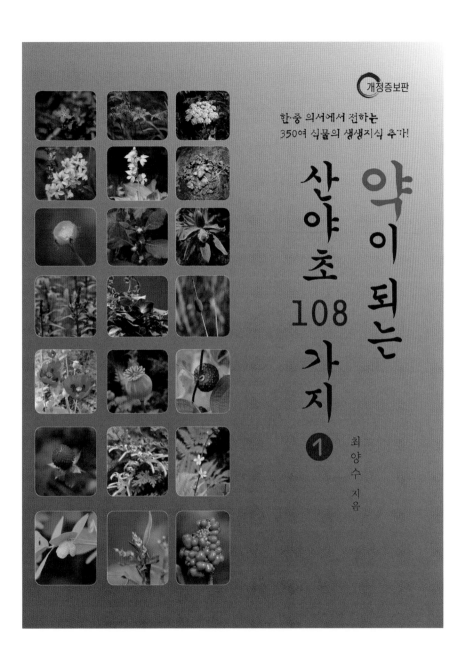

개정증보판

한·중 의서에서 전하는
350여 식물의 생생지식 추가!

약이 되는
산야초 108 가지 ①

최양수 지음

하남출판사

개정 증보판 서문

오랫동안 사랑을 받아온 약이 되는 산야초 108가지 시리즈를 다시 손본다는 것은 저자로선 매우 행복하지만 한편으로 매우 힘든 일이었다. 그동안 산야초에 대한 일반인들의 관심과 사랑이 매우 증가하였을 뿐만 아니라 일반 야생화 전문 사진들의 품격도 향상되어 왔다. 더욱 바람직한 것은 산야초의 약초로서의 구분보다도 다양한 유사종에 대한 식물분류학적인 지식이 증가되고 본초학으로서의 자생식물 이용에 대한 물음이 끊임없이 확장되어 온 것이다.

비록 산야초의 응용을 위한 여러 방법론을 모색하면서 그 결과 여러 책을 쓰고 관심 있는 많은 독자들의 사랑을 받아 왔지만 저자로서의 의무와 책임감은 본초학과 더불어 식물분류학 생태학의 통합된 개념을 구축하여 보다 향상된 산야초학을 위한 디딤돌을 완성시키고자 하는데 매달려 있었다. 그 과정 중에도 마음 속은 늘 산야초로 순수한 도를 추구하며 인간의 생명을 따지고 물어 왔다.

생명의 고귀함과 진실함은 어디에서 시작된 것일까? 우리 인간들은 우리의 방식대로 자연과 생명을 해석한다. 생명의 아름다움은 고귀함과 진실함과도 연관이 있겠지만 인간만의 선택이 아닌 것은 확실하다. 특히 식물의 진화는 그들의 생존방식에 따라 움직이기에 당연히 우리가 이해 못하는 이해할 수 없는 것도 있으리라. 인간의 가치규범이 모든 동물에게 적용될 수 없는 것이고 더군다나 모든 식물에게 적용될 수 없는 것은 당연한 일이다.

몸에는 항생제를 투입하지 않는 것이 좋다고 한다. 하지만 땅에는 항생제보다 더 독한 제초제를 넣는다. 몸속에 세균이나 바이러스가 난리를 치면 급한 것이 다양한 항생제로 구성된 약물이다. 땅은 아프지도 않은데 잡초가 많다고 약을 뿌려대는데 이것이 농약이고 화학제이다. 조그마한 분자를 찾아 원소의 본질을 규명한다 해도 그것이 정답이 될 수 있을까? 꽃이 피어 나는 걸 바라 보듯이 인간은 오로지 자신의 시각과 감정과 그 주위의 환경속에서 바라보는 것이다. 그러나 생명의 본질 속엔 이보다 우선적인 것이 생명 그 자체다. 진정으로 생명을 다스리는 자는 누구일까? 남의 생명이 아닌 자신의 생명을 다스리는 자, 주재하는 것은 무엇일까?

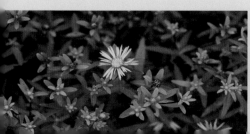
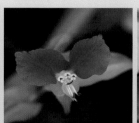
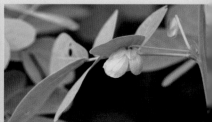

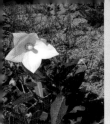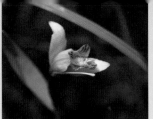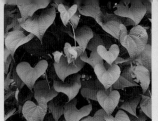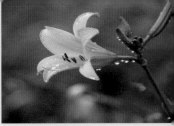

이 책을 만들어 내기까진 많은 분들의 수고와 격려가 있어 가능한 것이었다. 먼저 가족을 위해 헌신을 다한 아내와 인용, 수진에게 '고맙다'라는 속마음을 전한다. 그리고 산야에서의 많은 동지들이 벗하여 주었기에 감사를 드린다. 그리고 지난 20여 년 동안 15권의 책을 발간해 주신 하남 출판사의 배 사장님, 오경진 편집장의 눈물어린 힘든 고통이 있었기에 가능한 일이었다. 특별히 감사를 드려야 할 분은 『한국본초도감』, 『본초임상도감』, 『법제도감』의 저자이며 한의학 박사이신 존경하는 안덕균 교수님으로, 이 책이 햇빛을 보기에는 산야에서나 연구실에서 항상 따뜻한 지도 편달이 있어 가능하였기에 이에 대해 마음 속으로 다시 한번 깊이 감사드린다.

2018년 여름
최 양 수

서문

산야초는 무엇인가? 인간의 몸과 마음을 둘러싸는 병(病)은 과연 왜 생기는가.

병이 발생하는 원인은 동서양을 막론하고 인간의 역사 이래로 수많은 추측과 설명들이 있다. 더욱이 질병의 종류도 점점 다양해져 인간의 몸을 위주로 분석해 보면 그야말로 병이 안 생기는 것이 이상할 정도이다. 게다가 요즘은 생태와 환경의 불균형한 문제로 생기는 원인 모를 질병까지도 생겨나고 있다.

20세기 초, 서구에서는 수많은 질병의 원인은 '미생물' 때문이라 생각하고 미생물을 발견해서 모조리 죽이는 방법이야말로 인류의 미래를 지켜나갈 수 있다는 '과학의 미신'을 섬기고 있었다. 그 당시는 '세균학'을 최고의 학문으로 생각하고 미생물을 죽이기만 하면 모든 인간의 질병은 박멸

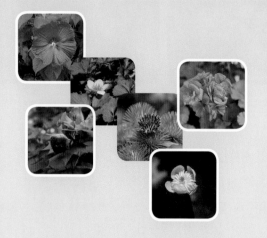

되리라는 오렌지빛 환상을 가지고 있었다. 급기야는 항생제의 시대를 개막한 페니실린의 발견으로 과학의 시대는 한층 더 빨리 다가올 것으로 모두들 믿고 있었다. 항생제의 등장과 함께 의사들은 환자 개개인의 감염뿐만 아니라 집단적인 전염병을 억제할 수 있게 되었다. 오늘날의 제약산업이 지금과 같은 모습을 갖추게 된 것은 항생제 덕분이며 제약산업은 이 시대를 거치면서 의학의 치유력과 더욱 긴밀하게 결합되었다.

이제 과학은 더욱 발전하여 만성 미감염성 질환에도 적용되었다. 과학적인 의학에 의해 내분비선들은 극소량으로도 인체의 말단 부위에까지 작용하여 각 기관의 기능이나 발육을 제어하는 호르몬을 생산한다는 사실과 각 분비선 중의 어느 하나의 기능이 이상해지면 인체 말단의 특정 질병을 일으킬 수 있다는 사실이 밝혀졌다. 이렇게 해서 생기는 병이 '당뇨병'인데 인슐린의 발견을 통해 당뇨병을 정복한 것이다. 이 또한 의학을 과학에 적용한 중요한 성공사례가 되었다.

어쨌든 병은 살아있기 때문에 생긴다고 볼 수 밖에 없다. 식물이든 동물이든 살아있는 모든 것은 자라면서 병이 생기고 번식을 하면서 병들어 죽어간다. 죽을 수밖에 없으니까 유성이든 무성이든 번식을 하게되고 유전자를 지켜나간다. 어떻게 보면 병이란 유전자가 활동하는 한계를 지켜나가기 위해 생겨난 것인지도 모른다. 요즘은 의학의 차원에서보다도 생물학적 차원에서 병을 더욱 깊이 연구한다. 질병을 치료하는 차원이 이제 의학의 차원이 아니다. 그야말로 생물학적 차원에서 더욱 타당한 설명을 할 수 있다는 것이다. 그러므로 그 변수적 유전자 연구가 필수적이다.

유전의 법칙은 1900년 이전부터 알려졌음에도 불구하고 1900년에야 재발견되어 유전적 형질의 전달을 담당하는 미지의 물질에 '유전자'라는 이름이 붙여졌고 '유전학'이 탄생하였다. 그리하여 1941년에는 하나의 유전자가 갖는 기능은 하나의 단백질 생산을 조절하는 것이라는 사실이 밝혀졌다. 드디어 1990년대에는 생물학계 초유의 거대 과학법칙인 인간 유전체 프로젝트가 시작되었다. 이것의 목적은 인간 유전자 전체를 복제하고 배열을 밝히는 것이다.

과학적 의학으로 하여금 질병 치료를 위한 유전자 이식의 시대로 돌입하게 하는 주요 동력이 되었다. 의학계에서는 유전자 대체요법을 사용하여 결함 유전자를 정상적인 것으로 교체할 수 있으리라는 기대를 가지고 질병에 관계하는 유전자를 찾고 있다. 그러나 시간이 갈수록 과학자들 사이에는 우리가 현재 어디까지 와 있는지 그리고 과연 질병의 원인이나 치료에 대한 해결책을 유전자로부터 알아낼 수 있을지에 대한 이견의 폭이 커지고 있다. 그리고 사실 유전적 요인이 관여하는 질병들에는 대부분 여러개의 유전자가 관여하고 있어 어떤 유전자가 가장 중요하고 그것들이 서로 어떻게 상호작용을 하는지 인체 및 환경과 어떤 관련이 있는지를 밝히는데는 오히려 복잡성만 느끼게 될 것이다.

사람들은 기술과 의학에 대한 불안과 두려움이 날로 커가고 있으며 인근의 원자력 발전소가 가져올 수 있는 가공할 파괴력이나 도시 생활의 스트레스, 여기저기 묻어 있는 농약, 그리고 심지어는 과학적인 의학치료에 불안해한다. 이 가운데 1990년에는 미국인 세 명 중 한명이 기존 과학적 의학에 추가하여 동양의학, 영적치료, 자연요법 등의 대체의학을 이용하였다.

세계에는 대체의학의 바람이 거세게 불고 있다. 현대 의학에 밀려 빛을 못 봤던 대체의학, 자연의학이라는 이름으로 꽃을 피우고 있다. 독일에는 자연요법으로 치료하는 의사가 2만여 명이나 되며, 영국도 1999년에 5백만 명의 환자들이 23억 파운드를 자연요법에 쏟아 부었다. 미국의 국립보건원은 1992년도에 대체의학 연구원을 설립했으며 1998년도에 국립보완 대체의학센터 (NCCAM)로 명칭을 바꾸고 조직을 확대 개편했다. 미국의 의대중 상당수인 2003년 97개 대학이 대체의학을 선택 또는 필수 과목으로 개설하고 있다.

이제 의학의 패러다임이 변하고 있다. 앞으로 계속 변화할 것이다. 이런 상태에서 우리에게 산야초란 어떤 의미를 지속적으로 가질 수 있을까 삶과 죽음에 대한 인식의 변화도 중요할 뿐 아니라 몸과 마음, 병과 약에 대한 생각도 변해야 한다. 병은 사람을 따라다니고 사람은 약을 따라다닌다. 그리고 약은 병을 따라 다닌다. 여기에서 약이란 과학적인 의학치료뿐만 아니라 각종 대체의학을 포함하며 구체적인 의미로서 산야초도 그 중의 하나이다.

2004년 봄
최 양 수

추천사

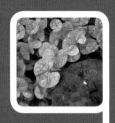

근래 우리 주변에 피어나는 들꽃을 즐기는 애호가들이 늘어나며 자연사랑 모임이 부쩍 많아졌다. 단순히 들꽃을 찾고 감상하며 사진을 촬영하는 수준을 넘은 관심있는 애호가들에게 들꽃에 대한 생김새, 식물의 어원, 유래, 종속을 분석 정리하여 애호가들의 호기심을 만족시키는 안내서가 있었으면 하고 생각해 왔다.

좀 더 나아가서는 이 들꽃 중 우리에게 유용한 산야초로 알려진 꽃을 모아 꽃의 부분이나 특정 성분이 우리 몸에 어떤 영향을 주고 이들을 활용하는 방법이 무엇인지를 체계적으로 정리한 지침서가 나오기를 은근히 기대하고 있던 것이 이 분야에 전문가로서의 마음이었다. 이러한 방대한 작업은 식견과 열정 그리고 많은 시간이 소요되기에 정작 식물을 전공하고 깊이 연구하는 이는 보기 드문 상황이었다.

그러나 최양수님은 배낭에 『식물도감』과 『신농본초경』, 『본초비요』, 『동의학 사전』 등의 전문서적을 넣고, 묵직한 카메라 2대를 메고 이른 아침부터 열정과 해 내겠다는 신념으로 똘똘 뭉쳐 오랜기간 산과 들판을 누비는 강인함은 자신도 모르게 끈길긴 산야초의 생태를 닮은 듯하다. 식물에 대한 탐구욕과 내재된 잠재력을 바탕으로 식물연구를 자력(自力)으로 공부한 지 30여 년이 흘렀다. 하루도 거르는 날이 없이 산야에서 생활하고 카메라 사진을 촬영하며 전문서적을 읽어 방대한 자료들을 수집 정리하는 모습을 옆에서 지켜보니 점점 더 연구가 성숙하고 학문적 깊이가 더 심화되어 가는 것을 같이 채집을 다니면서 느낄 수가 있었다.

최양수님은 그냥 꽃만 촬영하는 것이 아니라 식물 분류학적인 측면에서 꽃의 색깔과 모양, 암수를 가리고, 잎에 형태학적인 체계분석과 감촉(感觸), 그리고 냄새를 일일이 맡아가면서 식물의 기원(基源)을 상세하게 분류하고 기록하였다. 식물들은 변이(變異)가 심하여 소위 독학을 한다는 것이 매우 어렵고 힘든 작업이지만 열정은 식지 않았다. 기존식물도감과 신농본초경 등의 수많은 전문서적들을 탐구하여 비교 분석하고 쉴 사이 없이 자연을 찾아 현장에서 확인하고 기록하는 작업은 식물학에 대한 애정이 없으면 알아 낼 수가 없는 것이다. 그 힘든 과정을 거쳐 최양수님은 식물의 어원(語源)부터 생태적인 자연환경과 종(種)의 분류를 면밀하게 조사하고 비교 분석하여 명칭에 옳고 그름을 분별하고 일목요연하게 정리하였다. 필자도 약용으로 만 50년을 보냈지만 최양수님은 분류학적인 체계에서 나보다 한 수 위이다. 그만큼 생생한 살아있는 연구와 현장에서 확인하는 생동감이 앞선다는 의미이다.

국내외의 문헌들을 상고하며 사진으로 연구하고 고증과 실증을 통하여 새로운 종 들을 밝혀내어 앞으로도 후학들의 연구에 계속 도움을 주고자하는 모습에 필자는 이 분야의 전문가로서 최양수님을 마음속으로 격려하며 한편으론 경의를 표한다.

지금까지 유사한 여러 책들이 나왔지만, 이 책을 읽는 독자들은 식물들의 생태에서부터 분류체계, 식용, 약용으로 활용되는 임상사례들의 종합적인 기록을 읽을수록 흥미를 더해가며 어느덧 스스로 산야초에 대한 충분한 전문적인 지식을 습득한 자신을 바라보게 되길 기대한다.

2018. 5. 13.
한의학박사 안 덕 균

차 례

색인

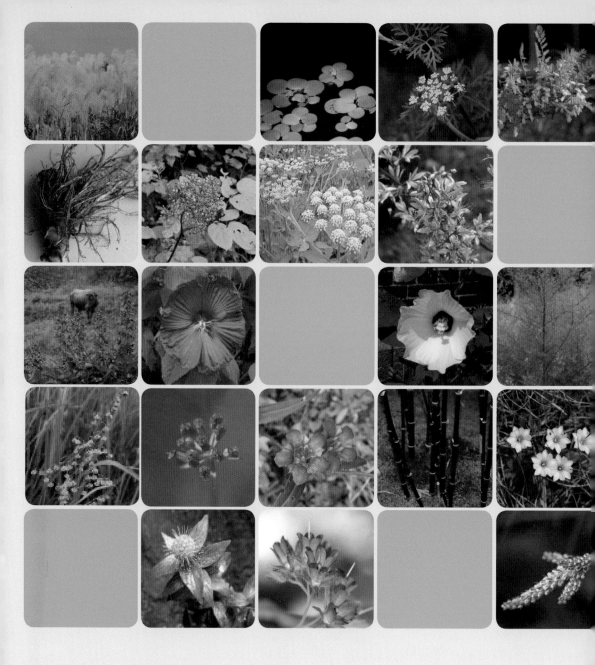

제1장
열을 물리치는 산야초

● ○ ○ ■ ■ □

산야초를 통해 도의학을 추구하는 것이 어떤 것일까.
정답은 없을지라도 스스로 선택할 수 있는 방법은 어떤 것일까.
그것이 문제고 답이다.
자연의 질서에는 오직 하나만이 유일한 해결책이 될 수 없다.
인간의 몸은 자연 질서의 핵심이다.
아무리 의학이 발전된다 해도
오직 하나의 약물로만 고칠 수 있다는 건 극단적인 상황이다.

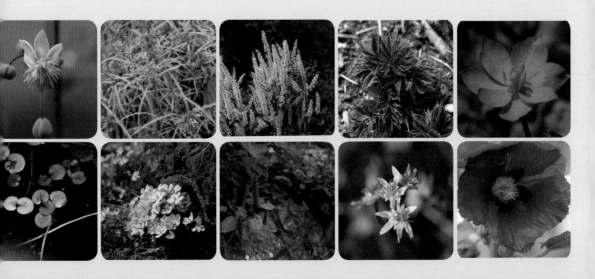

방 풍

(防風) *Saposhnikovia divaricata Schischk*
Saposhnikovia seseloides Kitagawa

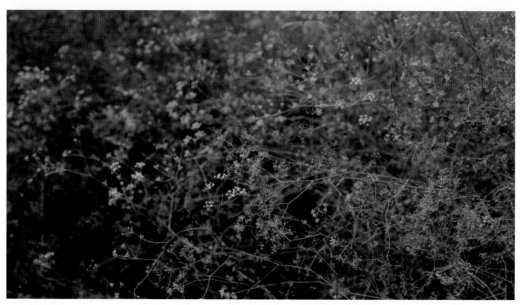

자생지	개화기	채취시기	채취부위
중북부산지, 산골짜기(재배)	7~8월	10~11월	뿌리

특징

성질은 따뜻하고 달고 맵다. 해열 · 발한작용이 좋으며 특히 땀을 내는데 좋다.

• 생김새 •

방풍은 중북부 지방의 높은 산이나 산골짜기에서 자라는 약용식물로 산형과의 여러해살이 방향성 식물이다. 1m 정도 자라고 전체에 털이 없으며 가지가 많다. 뿌리에서 나온 잎은 모여나고 줄기에서 나온 잎은 어긋난다. 긴 잎자루의 밑부분이 칼집 모양으로 3회 깃꼴겹잎은 갈래가 선형이며 끝이 뾰족하고 단단하다.

꽃은 흰색으로 7~8월에 원줄기와 가지 끝의 겹 우산 모양의 꽃차례에 많이 매달려 핀다. 총산경 끝에서 5~6개의 작은 산형화서가 갈라지며 작은 꽃이 많이 달린다. 5개의 꽃잎은 안쪽으로 굽어 피고 수술은 5개로서 황색 꽃밥이 달린다. 열매는 분과로 납작한 타원형이다.

뿌리는 원주상을 이루고 길이가 15~20cm이고 지름이 7~15mm이고 아래쪽은 약간 가늘다. 뿌리줄기의 윗부분에는 돌림마디 모양의 세로 주름이 촘촘히 있다. 뿌리에도 가는 뿌리 자국과 세로 주름이 많이 있으며 특이한 냄새가 있다.

뿌리에는 정유, 마니톨, 고미배당체, 다당류 및 유기산 등이 함유되어 있으며 예로부터 여러가지 풍과 두통을 치료하여 왔기에 '방풍' 이라 불리워 왔다.

관절 통증 풍습과 통증을 없애는 효능이 있어 풍습으로 인한 관절통에 상용약으로 쓰인다. 특히 초기 증상에 사용하면 매우 효과적이다.

각종 피부병 모든 피부진균에 대한 억제작용이 있으며 방풍을 군약으로 쓰는 방풍통성산(防風通聖散)은 옛부터 각종 피부병의 상용약으로 임상치료에 사용해 왔다. 습진이 발병했을 초기에 사용하면 신속하게 가려움증을 중지시키며 완화기에 사용하면 예방효과도 갖는다.

신경성 질환 신경성 경련이 일어나면 증상에 따라 사용할 수 있다.

어린 순을 나물로 먹으며 가을에 토황색을 띤 뿌리를 채취하여 햇볕에 말려 썰어서 사용한다.

병증이 가벼울 때 방풍만으로 효과를 얻으나 증상이 심할 때는 형개와 같이 쓴다.

방풍을 볶아서 쓰는 경우 발한 효과는 약해지는 대신 땀을 멈추게 하며 고삽용을 일으킨다. 황기와 백출을 함께 쓰며 체질이 약하거나 진액이 부족한 사람은 신중히 사용한다.

기타 방풍은 예부터 두통을 없애고 머리를 맑게 하며 정기를 북돋아 주는데 효험이 있는 약재로 알려져 있어 수험생이나 직장인의 정신 건강에도 좋다. 또한 요리의 재료로서 흰쌀로 죽을 쑤다가 방풍을 섞어 끓인다. 맛도 좋고 건강에도 좋은 음식이자 약이 된다.

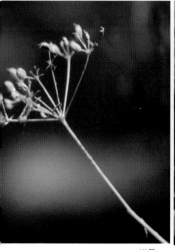

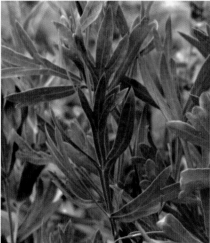

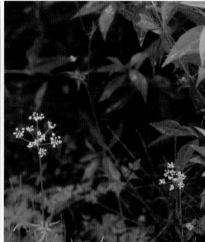

방풍   방풍   왜방풍

갯방풍

(해방풍, 빈방풍) *Glehnia littoralis Fr. Schm*

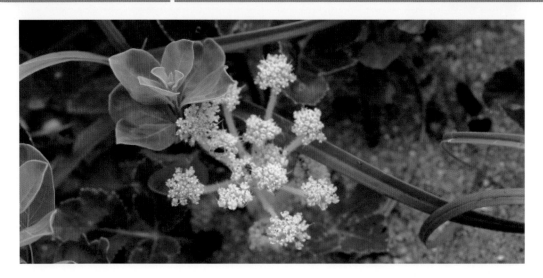

• 생김새 •

잎자루는 길고 잎은 깃꼴겹잎으로 삼각형 또는 달걀 모양 삼각형이다. 작은 잎은 타원형으로 두껍고 윤이 나며, 가장자리에 톱니가 있다. 전체에 흰색털이 나고 뿌리는 모래 속에 깊이 묻히며 높이는 20cm 정도이다. 열매는 달걀 모양으로 길이 4mm로 긴 털로 덮여 있다.

바닷가 모래땅에서 자란다. 한국, 일본, 타이완, 중국, 쿠릴열도, 사할린섬 등지에 분포한다.

• 효능 •

땀을 나게 하여 몸의 풍사를 제거하고, 몸속의 습(濕)을 제거하고, 통증을 가라앉히는 효과가 있다. 감모로 인한 두통, 어지러움, 뒷목이 뻣뻣함, 몸이 저리는 증상, 골절이 매우 시리면서 아픈 경우, 사지에 경련이 일어나는 경우, 파상풍 등에 다양하게 이용된다.

• 질병에 따라 먹는 방법 •

복합처방에 매우 다양하게 응용되는 약재이다. 체질이 뚱뚱하거나 비만 체질에 많이 응용한다. 뿌리를 말린 것을 '해방풍' 이라 하여 한방에서 발한, 해열, 진통약으로 쓴다.

폐기종 갯방풍의 열매 또는 뿌리 5~6g을 1회 분량으로 끓여 1일 2~3회 10일 정도 먹는다. 복용중에는 황기를 금한다.

뇌일혈 갯방풍의 뿌리 또는 씨 5~6g을 1회 분량으로 달여 하루 2~3회씩 3~4일 복용한다.

피부 가려움증 갯방풍 열매나 뿌리 6g을 1회 분량으로 달여 4~5회 복용한다.

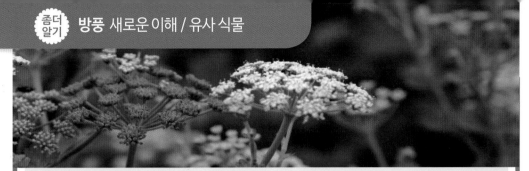

갯기름나물

방풍은 중국에서 중풍, 감기등의 약재로 알려졌다. 우리나라에서 흔하게 사용했던 것이 기름나물, 갯기름나물, 갯방풍인데 최근 갯기름나물이 재배되어 시장에서 쉽게 구하며, 소위 '방풍나물' 이란 이름으로 사용된다. 기름나물속 식물은 중국이나 한국에서 '석방풍' 이란 약명을 가지고 있어 효능도 방풍과 닮은 꼴이다 중국 방풍은 divaricata종으로 '산근채', '백모초' 라 한다.

우리나라에선 갯기름나물 peucedanum속이 '식방풍' 으로 판매된다. 기름나물은 '석방풍' 이라 하며 우리의 산에서 자라는데 잎면이 짙은 녹색이고 윤택이 난다. 자르면 액이 끈적하게 묻어난다. 열매엔 유선이 있어 향이 색다르고 줄기는 자색이 돌고 잎자루가 길고 뾰족한 톱니가 있다.

우리나라에는 중국방풍인 원방풍은 자생하지 않지만, 대용으로 쓰는 자생종으로 기름나물, 갯기름나물이 들어가는 peucedanum속이 있다. 방풍이란 이름이 들어가는 자생종으로 왜방풍, 가는잎방풍, 돌방풍, 갯방풍이 있는데, 이들을 방풍 대용으로 쓰지는 않는다.

중국에선 대용으로 죽엽방풍, 신강방풍, 운방풍이 있다. 제주엔 세슬리속의 털기름나물이 있지만 대용 여부는 불확실하다. 가는잎방풍도 같은 속이다.

왜방풍 속명이 aegopodium, 미나리과 식물로 북방풍이라고도 한다. 왜방풍은 방풍과는 거리가 멀다. 키는 50~70cm로 왜소하다. 뿌리는 옆으로 퍼지며, 줄기도 굳세지 못해 서로 어깨를 잡고 자라는게 듯하다.

특징은 소산경들을 받쳐주는 총포의 갈래가 없기에 열매가 없는 상태에서 왜방풍이란 걸 확인할수 있다. 중국에선 왜방풍을 '동북양각근' 이라 부르며 양의 뿔을 닮았다는 의미이다.

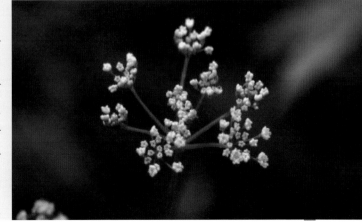

왜방풍

시호

(柴胡) *Bupleurum flacatum L.*
Bupleurum chinense DC.

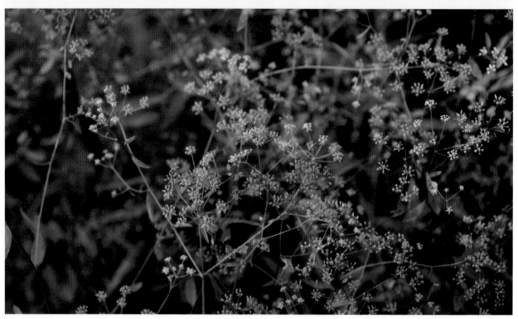

자생지	개화기	채취시기	채취부위
산야(재배)	8~9월	가을~봄	뿌리

특징

성질은 차고 맛은 쓰다. 효능은 해열·진통·소염·청간·승양 작용이 있다.

• 생김새 •

시호는 전국 산야의 풀밭에서 드물게 자라는 산형과의 여러해살이풀이다. 야생종은 거의 없고 주로 약용으로 재배를 한다.

줄기는 곧게 서고 가늘고 길며, 털은 없으며 키가 40~70cm로서 상부에서 많은 가지가 갈라진다. 뿌리에 나온 잎은 밑부분이 좁아져서 잎자루처럼 되며 길이가 10~30cm이고 줄기에서 나온 잎은 넓은 선형 또는 피침형이며 길이가 4~10cm로 평행맥이 있다. .

꽃은 8~9월에 피며 황색이고 원줄기 끝과 가지 끝에 우산대 모양 같이 방사상으로 갈라진 꽃자루에 소형의 노란꽃이 달린다. 꽃이 필 때 꽃대를 잘라주면 뿌리가 굵어진다.

향기가 나고 맛이 좋아 뿌리를 식용으로 쓴다. 재배하는 시호는 뿌리에 목질이 적고 방향도 떨어진다. 뿌리는 굵고 짧으면서 잔뿌리털이 많이 있다.

봄에 줄기나 잎은 나물로 무쳐먹기도 한다. 전염성 간염으로 두 눈과 피부가 황색이 되고 경미한 오한과 발열이 있으며 전신에 무력감이 들 때 사용하면 좋다.

만성 간염일 때 간이 커지고 붓는데 사용하면 염증과 간의 종대를 모두 없앨 수 있다. 보통 울금, 백작약, 사인 등을 배합해서 쓴다.

해울작용 흔히 히스테리 및 심인성 정신병에 쓰는 시호는 꿀에 구어서 사용하면 보익승제(補益升提)의 효능이 생기며 체질이 허약하여 일어나는 하수증 치료에 유효하다.

산후조리 산후 몸이 허약하고 자궁이 이완되어 수축되지 않고 월경이 멈추지 않을 경우에 시호를 배합한 '보중익기탕(補中益氣湯)'을 쓰면 자궁을 수축시켜 월경을 정상화하는데 좋다.

《본초강목》에는 '산채', '여초'란 말은 싹을 의미하며, 뿌리 부분은 '시호'라 한다. 민간에선 싹이 미나리처럼 향긋하다서 '멧미나리'라 부른다. 중국에는 시호가 40여 종있는데 약용 시호는 20여 종이 있다. 그 중 chinense종을 '북시호', '죽엽시호'라 한다. 이외에 협엽시호, 막연시호, 장경시호, 대엽시호, 소시호 등이 있다.
假) 요복동통 등의 증상에도 마땅히 사용한다."고 한다.

· 질병에 따라 먹는 방법 ·

시호는 가을에서 이듬해 봄 사이에 채취하여 줄기를 제거하고 햇볕에 말리는데 썰어서 쓰거나식초에 볶아서 사용한다. 사포닌, 지방유가 있어 종기나 염증을 없애고 알레르기를 개선한다.

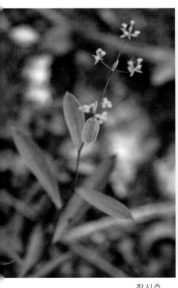
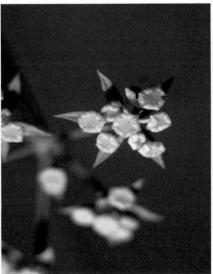
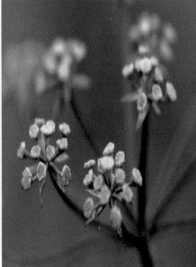

참시호   시호   삼개시호

산형과 시호 속의 식물은 전 세계에 백여 종이 있는데 주로 북반구의 온대 아열대지역에 분포한다. 시호는 그동안 남획되어 이제는 자생지가 매우 드물다.

시호의 '호'는 잡풀을 의미하는 뜻이다. 시호란 말은 '식물이 어릴 땐 식용하고 여름이 지나 쑥처럼 무성하게 자라 땔감으로 쓴다.' 해서 나온 이름이다.

한국에서의 자생 시호는 falcatum종과 참시호인 변종이 있으며, 이외에 개시호도 대용으로 쓰기도 한다.

시호는 강정 식품으로 이른 봄의 어린 줄기와 연한 잎을 데쳐 나물로 무쳐먹고 미나리처럼 뿌리째 이용하거나 김치에 넣어 별미로 먹는다.

이 땅엔 시호, 참시호, 개시호, 등대시호, 섬시호가 있다.

시호는 옛날에도 중요한 약재였지만 현대에도 더 중요한 약물이다. 인삼 다음으로 많이 연구되고 있다.

중국 의학의 성전이라 하는 《상한론》에 소양병을 치료하는 대표적인 처방으로 〈소시호탕〉이 수재되어 있다.

약용으로는 소요산에 백작약, 당귀, 백출, 복령과 함께 쓰는데 소간해울의 효능이 있다. 이외에 소시호탕, 대시호탕 등 많은 처방이 있다.

시호는 전호와 함께 '이호'로 불린다. 약 처방전이 1,500여 개가 넘으며, 현대 의약에서도 추출물을 스트레스 질환, 치매, 파킨슨병, 뇌질환, 중풍, 간질의 치료 예방에 쓴다.

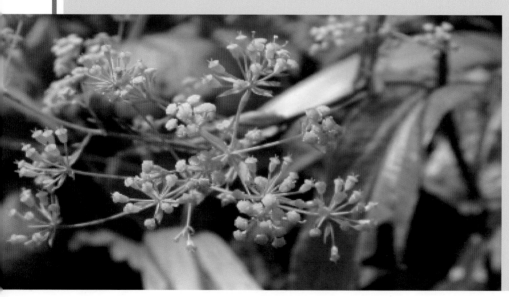

개시호

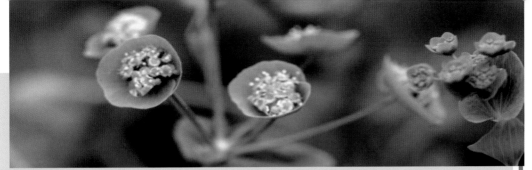

섬시호 멸종위기종으로 울릉도 바위 지대에서 자란다. 1m까지 자라고
꽃이 5~6월에 핀다. 근생엽은 넓은 난형에 잎자루가 길다. 경생엽은 어긋나게 달리고 위로
갈수록 짧아지며 줄기를 감싼다. 줄기와 잎겨드랑이에 달리는 복산형화서에 노란꽃이 모여
피고 소산경은 8~10개고 총포엽과 소총포는 5개씩이다. 열매는 분과로 달걀형이다.

등대시호 덕유산 이북의 속리산 설악산 바위에서 드물게 보이는 다년초로 화서의 모양이
등을 거는 등대와 비슷하여 붙여진 이름이다.
줄기는 바로 서지만 위쪽이 휘어진다. 키가 10~40cm며 전체가 매끈한 편이다. 근생엽은

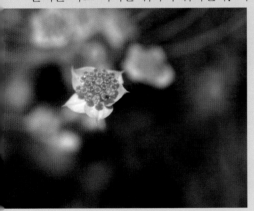

5~8장이며 피침형이다. 경생엽은 호생하며 밑
이 줄기를 감싸고 가장자리가 밋밋하다. 난상피
침형이며 밑부분이 줄기를 감싼다.
꽃이 보통 7~9월에 피는데 줄기와 가지 끝에 산
형화서로 달리며 노랑색이나 녹황색이다. 포엽
은 달걀꼴이고 세장으로 끝이 길게 뾰족하다. 소
산경은 7~8개고 소포엽은 대여섯장인데 자주색
반점이 있다. 암술대는 자주색으로 뒤로 말리고
열매는 자주색으로 익는다.

개시호 전국 산지에 드물게 자라는 다년초로
시호보다 크므로 큰시호 라고도 부른다. 키가
50~100cm 정도로 곧추서고 근생엽은 잎자루
가 없고 잎은 넓으며 피침형이다.
노란색 꽃은 윗부분의 줄기끝이나 잎겨드랑이
에서 나오고 겹산형화서로 달리고 포엽은 한두
장으로 작다. 꽃잎은 5장이며. 열매는 긴타원
형으로 능선이 있다. 시호와 개시호의 다른 점
은 개시호의 경생엽은 줄기를 감싼다.

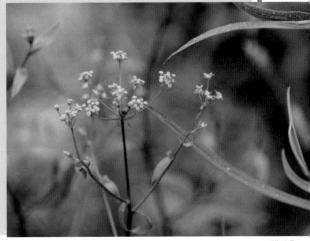

독 활

(獨活) *Angelica pubescens Maxim* (땅두릅)
(땅두릅) *Aralia continentalis Kitag.*

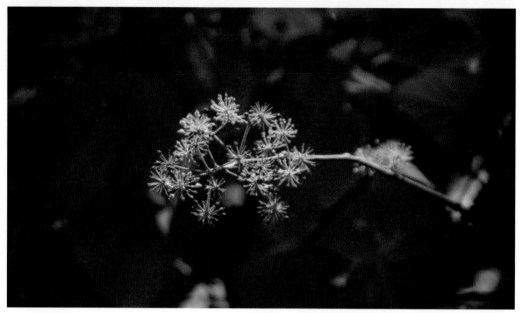

자생지	개화기	채취시기	채취부위
산야	7~8월	가을~봄	뿌리

특징

맛은 쓰고 달며 강장성분이 있다. 해열 · 진통 · 소염 · 혈액응고촉진작용 등이 있다.

• 생김새 •

독활(땅두릅)은 한 줄기로 곧게 자라서 바람이 불어도 꿈쩍하지 않는다. 그런데 바람이 불지 않을 때는 신기하게 홀로 움직인다 하여 옛부터 그렇게 불리워졌다고 한다. '토당귀', '뫼두릅', '땅두릅' 으로도 불리며 전역에 야생하는 오갈피 나무과에 속하는 대형 여러해살이풀이다.

키가 1.5m가량 되는 큰 풀이나 속은 비어 있어 단단하지 못하다. 원줄기는 갈라지지 않으며 긴 가시가 밀생한다. 전체에 털이 있고 잎은 넓은데 어긋나 달리며 심장형, 깃꼴겹잎으로 끝이 날카롭다. 작은 턱잎의 밑동에 붙은 끝이 뾰족하고 가장 끝에 톱니가 있다.

꽃은 암수가 한 그루이다. 7~8월에 연녹색의 꽃이 피는데 꽃차례는 가지 끝에 달리고 갈색털이 있다. 총상으로 갈라진 가지 끝에서 산형화서가 발달하는데 긴 화축에 꽃자루의 길이가 같은 꽃들이 밑에서부터 핀다. 열매는 둥근 모양의 액과이며 검은 자주색으로 9~10월에 익는다.

예전에 독활 별칭을 '강활'이라 하였는데 현재는 독활 가운데 좋은 것을 '강활'이라 한다. 독활은 강활보다 진통 효과가 세지만 바람을 내보내는 효과는 못하여 임상에서는 류머티스, 관절통에 두 개를 모두 쓴다. 중국에서는 미나리과의 Angelica 속의 식물 뿌리를 독활로 쓴다. 뿌리에는 정유, 스테아린산, 살리찔산과 미량 원소로 동, 망간, 니켈 등이 들어 있다. 잎에는 0.6%의 정유가 있으며 향기는 주로 피넨(pinene) 냄새이다.

풍습·진통작용 신경, 간경, 소장경, 방광경에 작용하며 풍습을 없애고 아픔을 멈춘다. 약리 실험에서 해열, 진통, 소염작용, 혈액 응고촉진, 강심, 혈압낮춤 작용이 있음이 입증되었다.

거습·퇴열작용 독활은 발한작용은 약하나 거습작용은 뚜렷하다. 독활에는 안겔롤, 안겔리콘, 스코폴레틴이 함유되어 있으므로 풍습에 의한 비통(痺痛)을 제거하며 관절통에도 적합하다.

심폐기능 강화 땃두릅 뿌리 추출액은 동물 실험에서 심장운동을 강화하고 심장수축의 진폭을 크게 한다. 또한 숨쉬기, 장윤동 운동을 항진시킨다.

땅뚜릅은 봄이나 가을에 뿌리를 캐서 씻어 말린 후 사용한다. 주로 어린순을 나물로 먹으며, 어린줄기 껍질은 벗겨서 날것으로 된장이나 고추장에 찍어 먹는다.

급성 관절염에 통증이 매우 심한 경우에 강활과 함께 사용한다. 진교와 방풍을 가미하면 거습지통(祛濕止通) 효과가 강화된다. 관절염에는 독활로 약술을 만들어 마시면 좋다.

감기로 인한 근육통과 관절통에 주로 감기 초기에 열이 잘 안 내려가며 근육이나 관절통을 수반하는 경우 방풍, 강활, 생강을 배합해 땀을 발산시키고 풍습을 제거한다.

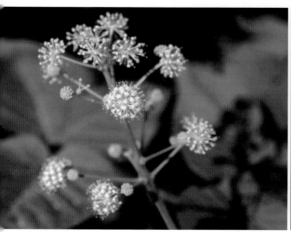
독활(땅두릅)

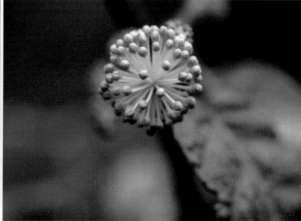
독활(땅두릅)

《신농본초경》에는 "맛은 쓰고 달며 성질은 평하다. 풍한이 침범한 병을 다스린다. 외상의 진통을 치료하며 간질환과 경련을 치료한다. 여성 생식기 종양을 치료한다."고 한다.
《명의별록》에는 "성질은 약간 따뜻하고 무독하다. 여러 나쁜 풍을 치료하며 전신 관절, 급·만성 통풍을 치료한다"고 한다.
《본초경》에는 "맛은 쓰고 성질은 약간 차며 기(氣)는 향이 있다. 오르는 가운데 내리며 기체한 것을 잘 행하게 하는 까닭으로 신과 방광경에 들어가 하초의 풍습으로 양족 통비, 습양구련(濕痒拘攣)하는 것과 또는 풍습으로 인해 치통, 두통, 천역(喘逆)하는 것을 다스리는 데 분돈(奔豚), 산가(疝假) 요복동통 등의 증상에도 마땅히 사용한다."고 한다.

● 땅두릅 발효액 담그기

줄기나 잎을 가지고도 발효액을 만들 수도 있지만 뿌리의 효능이 단연 으뜸이다. 뿌리를 잘 씻어 잘게 잘라 물기를 빼고 용기에 담는다.
가능하다면 줄기나 잎도 잘게 잘라 넣어도 좋다. 같은 양의 흑설탕을 잠기도록 넣어 발효시킨다. 만일 뿌리가 건조된 것이라면 감초, 생강, 대추를 달인 물이나 엿기름을 달인 물을 추가하면 발효가 손쉽게 된다.

● 독활 (약)술 담그기

중국에서는 미나리과의 Angelica 속의 식물뿌리를 독활로 쓴다. 표면이 회갈색인 두릅나무는 '총목', '구안독활' 로도 불린다. 둥근 홈이 9개 있어 '아홉 눈을 가진 독활' 이라는 의미이다.. 독활 100g에 소주 1,800cc를 붓고 2~3주 동안 밀봉한 후 걸러 80cc씩 하루 2번 마신다. 독활 열매 600g, 설탕 300g을 소주 1되에 담가 그늘진 곳에서 2개월이 지난 후 하루에 30~60cc씩 복용한다.

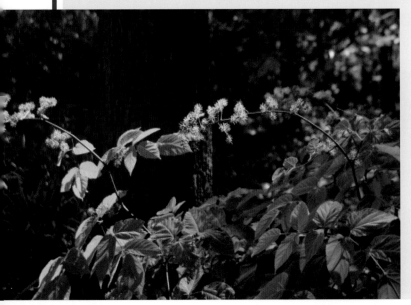

독활

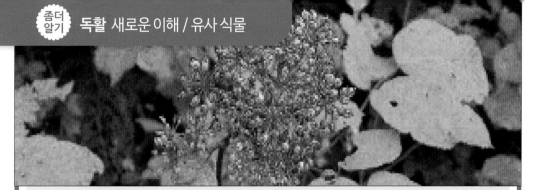

땃두릅

독활은 강활과 함께 풍한습에 기인한 근육통이나 관절염, 외감성의 두통과 사지통에 오랫동안 쓰여진 유명한 약재이다. '땅두릅' 이라고도 부르는데 두릅나무과다. 놀라운 건 식물의 종류가 너무 많으며 대부분 산형과로 주로 안젤리카속이다.
중국 한방에선 어떤 것으로 독활의 약성을 기대하면서 써 왔을까?
물론 우리처럼 땃두릅도 있지만 주로 써온 것은 '중치모당귀' 다. 중국의 사천성 섬서에서는 '천독활' 로 유통되고 약재는 해발 1000~2000의 고산지에서 나온다.

중국에서는 독활이란 이름과 방제를 쓰면서도 왜 독활이란 이름의 약재보다 (중치)모당귀를 쓰는 것일까? 독활이란 이름이 들어간 식물이 실제 독활보다 명백하게 식물학적으로 당귀와 유사한 모당귀를 지칭하는지?
독활을 사용하다 시간이 흘러 어느 때인가부터 모당귀를 사용했는지?
모당귀는 중국에서만 자생하며 일본과 한국에서는 재배도 하지 않는다. 만일 한방의 본초학적 근거와 일치시키고자 한다면 오직 모당귀만이 독활일 뿐일 것이다.

독활의 대용품으로 가능했던 것으로 우리 산야에도 자생하고 있는 식물로 '어수리' 가 있는데 한방에선 '단모독활(동북우방풍)' 이라 한다. 같은 어수리속 식물로 한국에는 자생하지 않는 연모독활, 백량독활, 우미독활도 있다.
두릅나무과의 독활은 자생지가 산의 입구이기에 오랫동안 재배종으로 길들여진 거 같다.
사람들과 멀리 떨어지지 않은 곳에서 마치 환자를 위해 대기하는 듯한 뿌리가 인상적이다.

두릅나무 땅뚜릅과 비슷한 것으로 가지가 뿌리보다 약효가 더 있다. 그러나 가지는 위장에 부담을 준다. 주로 고혈압에 말린 두릅나무 가지를 달여 먹으며 당뇨병, 신경통에는 두릅나무 껍질이나 뿌리껍질을 달여 마신다. 어린순의 겉껍질을 벗겨 나물이나 튀겨 먹는다. 날것은 볶은 뒤에 양념장을 곁들여 먹기도 한다. 향기가 강해 입맛을 돋구며 칼슘, 인, 철분, 비타민 등 영양이 풍부하다.

고 본

(藁本) *Ligusticum tenuissimum Kitagawa,*
Angelica tenuissima Nakai

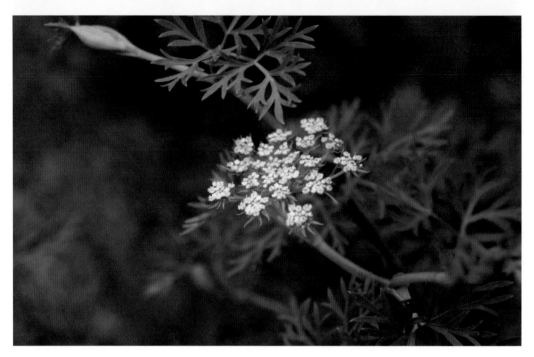

자생지		개화기	채취시기	채취부위
깊은 산야		8~9월	가을	뿌리

특징
특이한 향기가 있고 따뜻하고 맛은 맵다. 풍한을 발산하며 효과는 백지와 비슷하다.

• 생김새 •

고본은 우리나라 각처의 깊은 산에서 나는 산형과의 여러해살이풀이다. 키는 30~80cm이고
전체에 털이 없고 향기가 강하며 뿌리가 거칠고 큰 편이다. 뿌리잎과 줄기의 아래 잎은 잎자루
가 길며 세 차례 깃꼴로 갈라지며 윗부분에서는 잎자루 전체가 칼집 모양으로 굵어진다.
꽃은 8~9월에 피며 원줄기 끝과 가지 끝에 우산 모양이 달린다. 꽃잎은 5개로서 거꾸러진 달
걀꼴이며 안으로 굽고 흰색이다. 수술은 5개이며 꽃밥은 자주색이다.
열매는 분과로서 편평한 타원형이고 3개의 능선이 있고 가장자리에 날개가 있다. 뿌리는 고르
지 않게 갈라진 긴 원추형이고 근두부에는 줄기의 잔기가 남아있다.

· 효능 ·

감기에 강한 효과 보통 감기에 두통과 지체통이 수반될 경우에 효과가 크다. 특히 앞 이마에 두통이 있을 경우에 효력이 가장 뛰어나다.

풍습병의 초기 통증 거습지통(祛濕止通)의 효능이 있어 풍습병의 초기통증에 특히 좋다.

· 질병에 따라 먹는 방법 ·

고본의 뿌리를 가을에 채취하여 햇볕에 말려 썰어서 사용한다. 처방에 고본을 쓰자면 일본이나 한국에선 세엽고본(개회향)이나 화고본을 쓸 것이다. 만일 신강지역에서는 신강고본을 쓸것이다. 약재로서 이것이 고본(중국고본, sinese)을 대용하는 최상의 것이다.

풍습병에 풍습병으로 두통이 매우 심하고 사지가 피곤하고 가슴이 미어지는 증상이 나타나면 고본을 군약으로 쓰고 방풍, 백지, 창출을 배합하여 복용한다. 약을 센불로 짧은 시간 끓여 뜨거울 때 먹는다. 그런다음 이불을 뒤집어쓰고 발한시켜 통증을 멎게 한다.

풍습성 관절염에 통증에 독활, 방풍, 위령선(威靈仙)(으아리), 당귀와 배합하여 상복한다.

위경련에 위에 통증, 딸꾹질, 쓴물을 토하면 향부자, 곽향, 후박을 배합하여 복용한다.

신경성 두통에 통증 부위가 일정하지 않을 때에도 쓴다. 만일 장기간 통증이 멎지 않고 체질이 약해지면 8g 정도의 소량으로 시작해서 서서히 12g까지 증가시킨다.

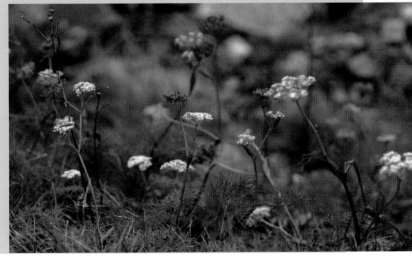

《약초의 성분과 이용》에선 "북부와 중부의 산허리, 양지쪽의 마른 곳. 흔히 바위사이에서 자라므로 돌반향이라고 한다. 옛 동의 문헌에는 고본의 식물 모양과 냄새가 궁궁이와 같거나 또는 궁궁이의 잔뿌리라고 기록되어 있다. 중국에선 산천궁의 뿌리를 고본으로 쓴다. 이처럼 고본의 가원식물은 예로부터 혼동되어 있으므로 아직 밝혀져 있지 않다."고 한다.

고본

신강고본은 식물학적인 속명이 conioselinum이다. 한반도의 산천궁, 두메천궁이 이에 들어간 식물이다. 이와 같은 속들의 식물은 추정컨대 고본이나 천궁처럼 활용했을 것이다. 전 세계의 식물이나 본초를 연구하자면 국력이 강해야 한다. 다국적 기업은 식물에서 신약을 개발해 특허권으로 전 세계의 유통망을 흔든다.

고본이란 명칭을 가진 한방식물 중 첨엽고본은 황아고본 수고본 장경고본이라고도 부르고 학명은 ligusticum acuminatum이다. 속명은 달리해도 고본이라하고 약성은 달라도 고본이라 한다. 이 종은 중국에서 자생한다.

고본이라 함은 한방 약재로 중요한 것으로 신농본초경 중품에 기재된 이래 널리 연구되어온 산형과 식물이다. 여러 대용식물이 있지만 과연 진품 고본은 어떤 것일까. 해발 1000에서 2700의 숲속의 습한 곳에서 자라는데 중국 곳곳에 자생한다고 하며 한국에선 자생도 재배도 안된다. 단지 대용품으로 전혀 다른 식물로 식물명을 고본이라 하고 있다.

중국에서 나는 고본은 학명이 ligusticum sinense다. 중국에서도 여러 종류를 대용하는데 대표적인게 요고본이며 수고본이라고도 하고 한반도 북쪽에 자생한다. 대용품 중 화고본은 우리나라에서 전국 고산에서 자라며 고본이라 부르는 것이다. 재배도 한다. 개회향과 생태나 모습이 유사하다.

화고본이나 요고본은 약재명으로 북고본이라 유통한다. 이외 대용품중에 황고본 신강고본이 있고 우리나라에서 자생하는 것으로는 개발나물(산고본토고본) 처녀바디(골연당귀)가 있다. 한마디로 한방 약재의 효능이 본초에 의거한다고 볼 때 동일한 효과는 어떻게 기대할 수 있을까.

고산에서 개회향을 만난다. 암석 사이 양지 바른 땅 힘이 좋은 곳에서 시원한 바람과 수분을 뿌려주는 안개의 도움으로 싱싱하게 다른 식물들 사이에서 자라나고 있다. 잎이 코스모스보다 가늘다. 비벼보면 향이 고본보다는 약하다. 잎이 3~4회 복엽으로 퍼지고 실제 고본보다 약간 가늘다. 갈래 잎은 실 모양 선형이고 매끈하다. 뿌리는 곧게 내려간다. 뿌리에서 바로 올라온 근생엽은 길이가 20cm이며 잎자루는 길고 경생엽은 잎자루가 짧아지며 줄기를 감싼다. 꽃은 7월에 핀다.

개회향 속이 다르지만 외형이나 생태가 너무도 유사하다. 진한 향기도 난다. 펜넬/회향과는 전혀 다르다. 그럼에도 비슷하다하여 붙여진 이름인데 정작 고본과 너무도 닮아서 민방에선 혼용할 수도 있지만 주로 음위, 보익, 대하, 부인혈증의 치료에 사용한다.

개회향은 고본에 비해 전체가 10~30cm정도로 작고, 고본은 30~80cm/잎 갈래 조각이 보다 짧고 좁다. 개회향은 꽃이 좀 일찍 피고 화서가 좀 빈약하다. 잎은 4회까지 깃꼴로 갈라지고 총산경도 10개 정도로 15~20개인 고본보다 작다. 문제는 고본을 대용할 수 있느냐 하는 것이다. 고본과 개회향의 관계는 어떤 것일까.

자생하는 고본은 속명을 리구스티쿰 또는 안젤리카로 쓴다. 역시 자생하는 개회향은 고본과 거의 비슷하나 소산경의 숫자 10개 미만이란게 큰 차이다.
개회향의 속명은 크니디움 리구스티쿰 틸링가로 쓴다.
중국에선 암회향 세엽고본으로 쓴다.

산지에서 만나는 고본과 개회향은 너무도 흡사해서 이 둘 약용으로 대용이 가능한 것일까. 중국 자료의 개회향 효능을 보면 거의 유사하다. 추정컨대 세엽고본이라 함은 같이 쓸 수 있다는 걸 말한다 볼 수 있다. 식물학적이나 본초학적으로 유사한데 왜 우리 자료엔 전혀 언급이 안될까. 본초연구자들이 갖고 있는 한계가 아닐까?

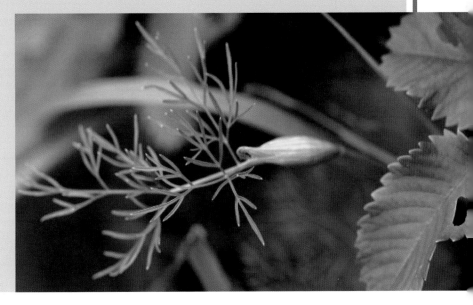
개회향

토방풀

아불식초(鵝不食草), 석호유(石胡荽), 중대가리풀
Centipeda minima L. A. Br. et. Aschers

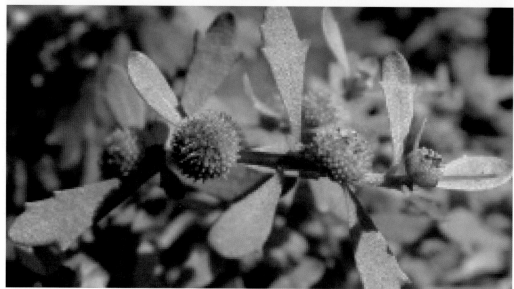

자생지	개화기	채취시기	채취부위
밭, 인가	7~9월	7~9월	전초

특징

성질은 따뜻하고 맛은 맵다. 산한 · 진해 · 화담 · 퇴열의 효능이 있다.

• 생김새 •

밭 근처에서 자라는 한 해 살이 풀로서 줄기는 키가 2~10cm이고 무리 지어 땅을 긴다. 옆으로 10~20cm 정도 뻗으면서 뿌리가 내리며 가지가 갈라지고 꽃대는 거의 없다.

잎은 서로 어긋나고 잎자루는 없고 주걱모양이고 길이가 7~20mm로서 윗부분에 톱니가 약간 있고 뒷면에 선점이 있다. 꽃은 7~8월에 피는데 잎겨드랑이는 녹색 또는 갈색이 도는 자주색 두화가 1개씩 달린다. 두상화의 지름은 0.3~0.4cm로 작고 관모양 꽃으로만 되어 있다. 양성 화는 중앙부에 10개 정도 달리고 화관이 4갈래진다. 암꽃은 주변에 피는데 양성화보다 많고 열 매는 수과 형태이고 9월경에 맺히는데 가는 털과 5개의 능선이 있다.

• 효능 •

토방풀을 한방에서는 '석호유(石胡)' 또는 '아불식초(鵝不食草)'로 부른다. 토방풀은 타락사스 테롤 및 팔미탄산, 플라보노이드, 아미노산, 비타민 A 등을 함유한다.

담과 기침 폐기종을 예방하며 후두에 담이 막히고 기침이 나와 허덕이는 증상을 치료한다.

토방풀은 채집시기는 일년내내 가능한데 생장력이 센 한 여름에 캔 것이 가장 좋다.

7~9월 개화시에 전초를 채취하여 햇볕에 말린 후 그대로 썰어서 사용한다.

풍한에 열이 나고 콧물이 흐르는 증상에 박하, 전호, 형개, 금은화, 연교를 넣고 끓여 복용한다.

눈에 통증이 있고 홍조를 띠면 통증에 곡정주, 황금을 더해 끓여 1첩씩 5일간 복용한다.

각종 비염에는 신이화, 창이자를 배합하여 가루 내어 소량씩 하루 2번 비강 내에 삽입한다.

 좀더 알기 토방풀 새로운 이해 / 유사 식물

토방풀이란 이름을 대신하는 토속적인 정감어린 이름으로 중대가리풀이 있다. 토방이란 흙마루를 의미하는데 논두렁 밭두렁에 사는 토방풀이란 서식지하고 어울린다. 속명 센타페다는 많은 다리를 땅위를 기어다니는 지네와 같다는 의미에서 붙여진 이름이다.

줄기가 땅위를 기어가면서 잎이 사방으로 퍼져나가는 모습에서 붙여진 라틴어로 된 이름으로 생태적인 특징을 잘 나타낸 이름이다.

한자명 석호유는 식물의 잎, 줄기, 열매를 문지르면 약간 역겨운 냄새가 코를 자극한다. 아불식초란 이름은 작은 소동물이나 벌레들이 안 먹을 것이란 생각에서 붙여진 것인데 도시의 길바닥에 잘 퍼져 비둘기는 먹을 수 있다.

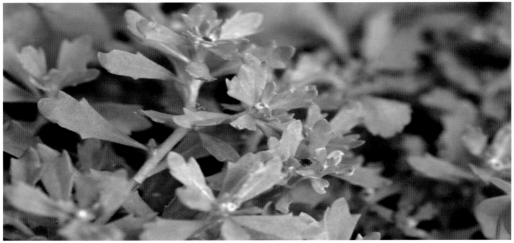

토방풀

용담

(龍膽) *Gentiana Scabra var. buergeri Max.*

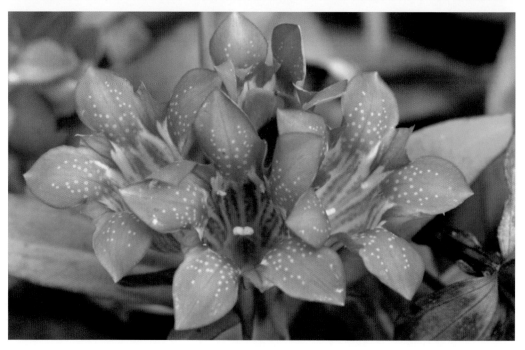

자생지		개화기	채취시기	채취부위
산지		8~10월	가을	뿌리

특징
성질은 차고 맛은 쓰다. 효능은 건위·해열·이담·소염·사간작용이 있다.

• 생김새 •

용담은 우리나라 각처의 산지에서 자라는 용담과의 여러해살이풀이다. 줄기는 곧게 자라고 키는 60㎝ 정도 되고 4개의 가는 줄이 있으며 뿌리는 수염 모양인데 짧고 굵다.

뿌리 길이는 약 2cm, 지름은 약 7cm, 수염뿌리 길이는 10~15cm로 거친 세로 주름이 있으며 질은 유연하다. 약간 특이한 냄새가 난다. 잎은 서로 마주보고 잎자루가 없으며 피침형이다. 끝이 뾰족하고 세 개의 맥을 갖는다. 잎 가장자리는 밋밋하지만 깔깔하며 물결 모양이다.

꽃은 8~10월에 피고 자주색이며 줄기 끝 잎겨드랑이에 들러붙는다. 밤에 오므라들고 해가 나면 다시 핀다. 꽃부리는 종 모양으로 가장자리가 5개로 갈라지고 갈래 사이에 또 갈래가 있다. 열매는 11월에 여물고 삭과로서 좁고 길며 2갈래로 벌어지고 씨는 날개가 있다.

항균 · 소염작용 장티푸스에 대한 항균 · 소염작용을 한다.

해열 · 의식각성의 효과 고열로 인해 일어나는 헛소리에 대해 해열 및 의식각성의 효과가
있다. 이때 황련, 황백과 함께 사용한다.

과남풀이란 식물의 이름은 비교적 최근에 알려졌지만 용담이란 본초명이 조선시대에
선 관음초라고 불리웠던 기록을 보면 이에 유래한 것으로 생각된다.
용담속 식물은 생육지, 잎, 꽃에 따라 용담과 과담풀로 나누어 진다.
높은 산지에 과담풀이 살고 낮은 산지나 용담이 분포하는데 요즘 과담풀이 더 많고 용
담이 살던 낮은 서식지가 파괴되어 용담이 귀해졌다

● 용담 사간탕 만들기

용담, 시호, 택사 각4g, 목통, 차전자, 적복령, 생지황, 당귀, 치자, 황금, 감초 각
2g으로 1첩을 달여 마신다.

● 용담 (약)술 담그기

잘 말린 용담초300g
에 소주 1,800cc 정도
붓고 흑설탕을 조금
넣어 밀봉한다.
그후 서늘한 곳에서
1~2개월 숙성시킨
다. 걸러서 담은 후 공
복에 1잔씩 마신다.

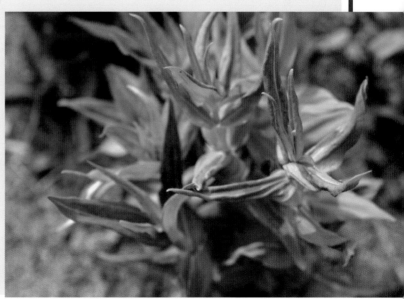

용담

가을에 뿌리를 채취하여 말려서 그대로 썰어 사용한다.

급성 전염성 간염으로 전신에 황달증상이 있을 때 눈의 흰자위가 노랗고 누런 소변에 발열, 협통, 간종대가 보이면 '용담사간탕(龍膽瀉肝湯)' 을 사용하여 치료한다.

음낭의 외피가 심하게 가려울 때 음낭의 외피가 축축했다가 마르면 아주 심한 가려움으로 마구 긁기 때문에 다시 진물이 난다. 이렇게 반복하면 피부가 두껍게 되는데 이때 용담에 사상자를 가미하여 분말로 만들어 꾸준히 발라주면 효과가 좋다.

입안이 허는 궤양에 용담의 진한 액을 바르면 입안의 염증이나 붓기를 없애고 헐은 부위를 보호하고 건조시킨다.

어린아이가 고열을 내며 경기를 일으키고 경궐(驚厥)상태에 이르면 용담초에 영양각, 석결명, 조구등을 가미하면 병상의 진행을 억제할 수 있다.

인후종통에 용담에 우방자, 길경, 감초를 배합해 끓여 복용하면 인후가 붓고 아픈데를 없앤다.

혈압이 오르면서 머리가 아플 때는 용담을 가루 내어 4~6g을 치자 1개와 함께 찻잔에 넣어 뜨거운 물을 붓고 5분 정도 우린 후 마신다. 1일 2회, 아침 · 저녁 공복에 마신다.

만성 위염에 용담과 더덕을 함께 달여 공복에 마시거나 (용담)술을 만들어 먹는다.

기타 급성 중이염으로 귓속이 붓고 냄새가 나는 농이 나오는 경우, 소변의 양은 감소되나 자주 마렵고 배뇨통이 있는 경우, 부인의 외음부에 염증이 나는 증상의 경우 모두 용담에 황련과 황금을 배합해 쓴다.

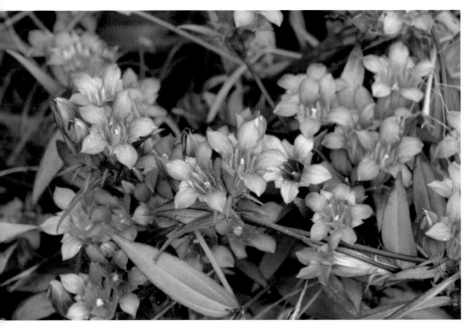

용담

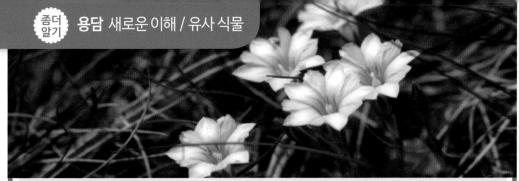

흰그늘 용담

용담의 속명 젠티아나(Gentiana)는 발칸반도 서부 아드리아해 동쪽에
자리잡고 있던 고대국가의 왕 이름에서 유래한다.
미나리아재비과의 진범을 진교라 부르는 오류를 범해선 안 된다. 같은 속의 식물인
용담, 과남풀, 진교의 효능면에서 본초학적인 차이는 무었을까?

칼잎용담 중부이북에서 자라고 근생엽과 털이 없고 밑잎은 작고 위로 갈수록 커진다.

과남풀 과남풀은 백두산 지역의 습지에서 자라며 칼잎용담과 비슷하지만 잎이 조금
더 넓으며 꽃은 7~8월에 피는데 하늘색이다. 용담에 비해 크고 꽃받침 조각이 젖혀
지지 않는다. 용담풀은 활짝 피면 꽃이 수평으로 벌어져 종모양이 되는데 과남풀은
살짝 펼쳐져 통모양이다.

큰잎용담(Gntiana macrophylla) 중국의 동북, 화북 및 사천에 분포하고 시베리아
및 몽골에 자생하며 신농본초경 중품에 기재된 진교의 정품이다.

석용담 자생하는 구슬봉이 큰구슬봉이, 봄구슬봉이 등이 있다. 지상부를 약용하며
효능은 열을 내리고 독을 풀어준다. 구슬봉이는 5~6월에 줄기끝에서 하나씩 피고 꽃
색은 연한 하늘색이다. 잎이 성숙하기 전에 활짝 핀다.

흰그늘용담 젠티아나속 중의 한라산 1500m 이상 고지대와 북부지역의 높은 산 풀
밭에서 자라는 두해
살이 풀이다. 꽃은
5~6월에 가지 끝에
1개씩의 흰색이다.
전체에 작은 돌기가
많고 꽃받침이 피침
형이다.

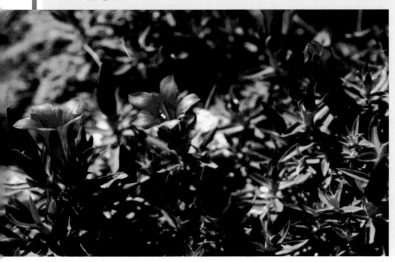

과남풀

승마

(升麻) *Cimicifuga heracleifolia Kom,*

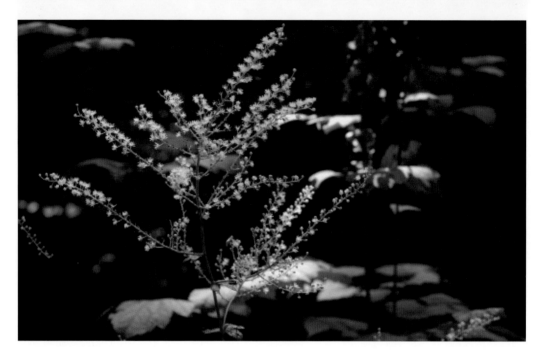

자생지	개화기	채취시기	채취부위
산골짜기	8~9월	가을~봄	뿌리

특징
성질은 차고 맛은 달고 맵고 약간 쓰다. 승양 · 발한 · 해열 · 해독작용이 있다.

● 생김새 ●

승마는 미나리아재비과의 승마속에 들어있는 승마, 눈빛승마, 촛대승마, 황새승마 등을 말한다. 중부이북의 수목이 울창한 숲이나 초지에서 자라는 대형의 여러해살이 약용식물이다.

뿌리는 굵은 마디 모양을 가지고, 바깥면은 회흑색이며 뿌리에 잔기가 붙어있거나, 몇 개의 큰 줄기 자국이 있다. 잎은 어긋나 달리고 자루가 길며 3개씩 1~2회 갈라지고 소엽은 달걀꼴이다. 가장자리는 보통 2~3개로 갈라지며 불규칙한 톱니가 있고 털이 없다. 꽃은 8~9월경에 긴 꽃대에 자루가 있는 흰색의 작은 꽃이 총상화서(總狀花序)로 총총히 핀다.

황새승마는 소엽의 가장자리에 결각상의 톱니가 있고 3개 중 양쪽 것은 다시 2개로 깊게 갈라진다. 눈빛승마는 키가 2m에 달하고 이름처럼 꽃차례가 크고 희기 때문에 그리 불린다.

발한 · 해열 · 소종작용 승마는 발진을 유도하고 산열해독하는 작용이 있다. 승제익기(升提益氣)하는 효능도 큰데 체질허약으로 하함(下陷) 증상이 나타난 경우 승마와 함께 기혈을 보익하는 작용을 가진 약과 배합 사용하는 대표적이 처방이 '보중익기탕(甫中益氣湯)이다.

· 질병에 따라 먹는 방법 ·

가을에서 이듬해 봄 사이에 채취하여 줄기와 수염뿌리를 제거하고 햇볕에 말린 후 잘게 썰어 사용한다.

풍열 감기에 의한 두통, 발열, 오한, 인후통에 승마에 갈근(葛根)(칡), 박하, 상엽, 국화 등을 배합하여 사용하면 좋다. 또한 체질이 허약해서 감기가 쉽게 안 물러가고 열이 조금씩 나면 승마에 시호를 배합하여 보약과 함께 사용하면 좋다.

위 하수증에 위가 항상 팽만감이 있을때, 그 처방으로 승마, 황기, 당귀, 백출 등의 온양보익약을 더해 상시 복용한다. 늘 과식하지 않도록 하고 소화 흡수기능을 강화해야 한다.

유산을 막으려면 승마에 황기, 당삼, 상기생, 하수오를 배합하여 사용하면 태아를 안전하게 할 수 있다. 또한 승마는 자궁수축을 증강시키는 작용을 가지고 있어 월경과다, 자궁출혈 등의 치료에도 효과적이다.

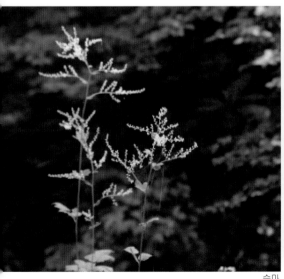

승마

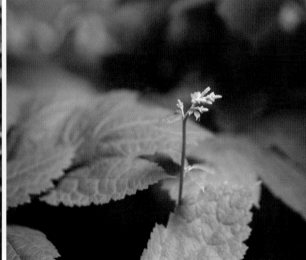

승마

승마라는 이름이 붙은 식물로 승마외에도 눈빛승마, 촛대승마, 세잎승마, 숙은촛대승마, 왜승마, 눈개승마, 한라개승마 등이 있다. 이들은 모두 자생하는 식물이다. 이중에 전통적으로 약용으로 이용가능한 것은 주로 미나리아재비과의 눈빛승마, 촛대승마, 승마(세잎)이다. 이들의 속명은 Cimicifuga이다.

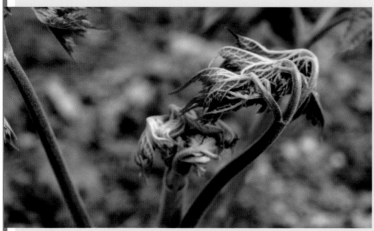

한라개승마 장미과 식물로 미나리아재비과 승마들과는 외형이 비슷하지만 전혀 다른 식물이다. 이들은 aruncus속이다. 서양승마로 불리우는 black cohosh는 속명이 Actaea로 자생하는 노루삼과 같은 속에 있다.

승마

세잎승마 한국에서 주로 써왔고 중국산은 다후리카종인 눈빛승마, 북승마라 하고 세잎승마를 관승마 foetida종을 서승마, 천승마로 부르며 약용한다. 적승마라 부르는 것은 아스틸베 속으로 자생하는 노루오줌과 유사한 것이다. 이 많은 종류중에 고전에서 말하는 승마의 효능을 가장 잘 발휘하는 것이 어떤 것일까? 과학적 분석을 통해 유효성분으로만 설명이 충분히 되는 것일까?

승마로 부르던 heracleifdia종은 세잎승마로도 부르며 중부이북 산지에서 쉽게 볼 수 있다. 눈빛승마에 비해 잎이 3출옆으로만 달리고 양성화가 핀다.

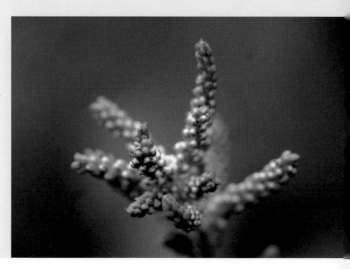

승마

눈개승마 키가 크고 전국에서 자생하며 재배해서 이용하는데 소엽이 깃꼴로 갈라지지 않고 5월에 꽃이 핀다. 을릉도에서 삼나물로 부르고 대량 재배한다.

눈빛승마 산지 숲속에 자라며 세잎승마에 비해 잎이 2회 3출엽이거나 깃꼴겹잎이고 암수 딴그루다. 암그루에는 양성화와 암꽃이 달리고 수그루에는 암술은 거의 퇴화하고 없다.

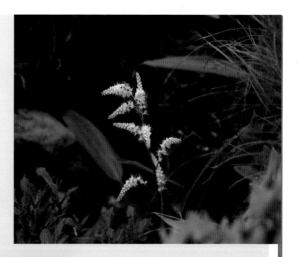

한라개승마

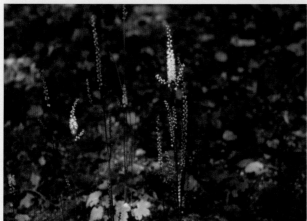

왜승마 제주의 숲속에서 자생하는 것으로 높이가 1m 이내로 작은 모습인데 개승마라고도 말하지만 엄밀한 의미에도 개승마는 극내에 자생하지 않는다.

한라개승마는 한라산 고지대에서 잘 자라는 것으로 잎이 깃꼴겹잎이고 가장자리의 높이가 결각처럼 깊다.

왜승마

촛대승마 깊은 산의 숲속에서 흔치 않은 것인데 줄기가 곧게 서고 흰색털이 있다. 포엽이 꽃자루 밑부분에 달리며 꽃차례가 곧게 선다. 전라도 경상도 지역에 자라는 숙은촛대승마는 줄기는 곧게 서지만 꽃차례가 아촛래로 휘어지는 점 다르다.

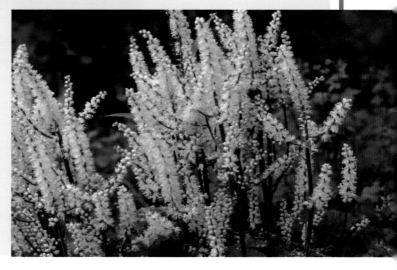

촛대승마

개구리밥

(浮萍) *Spirodela polyrrhiza Schleid, Pistia stratiotes L.*

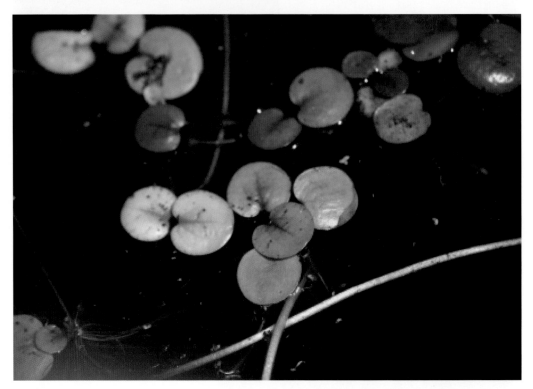

자생지	개화기	채취시기	채취부위
연못(물위)	7~8월	7~8월	잎

특징
성질은 차고 맛은 맵다. 효능은 발한 · 이수 · 해독 · 소종작용이 있다.

• 생김새 •

개구리밥(부평)은 논이나 연못의 물 위에 떠서 사는 개구리밥과의 여러해살이풀이다. 가을철에 모체에 생긴 둥근 겨울눈이 물 속에 가라앉았다가 다음 해에 다시 물 위에 떠올라 번식을 시작한다. 물위에 떠서 수면과 평행선을 이루며 자라나므로 '부평' 이란 이름으로 불린다.

식물체는 잎처럼 넓게 생긴 거꾸러진 계란꼴이고 5~11개의 손바닥 모양의 맥이 있다. 뒷면 중앙에서 뿌리가 나오며 옆에서 새로운 싹이 생긴다.

꽃은 흰색이며 7~8월에 핀다. 이때 채취하여 햇볕에 말려 사용한다.

부평에는 오리엔틸, 비텍신, 아비오제, 루테올린 외에 초산칼륨, 염화칼륨, 옥소가 함유되어 있다.

발진촉진의 보조약 발진을 촉진하는 작용은 그다지 강하지 않으므로 주로 보조약으로 사용된다. 뿐만 아니라 양혈(凉血)과 해독의 작용이 우수하므로 혈열, 습독에 의하여 나타나는 많은 병증의 치료에 사용된다.

어린아이의 마진(홍역)에 사용 내복과 외용이 모두 가능하며 약한 해열작용이 있어 가벼운 부열을 치료하는데도 사용된다.

개구리밥의 잎처럼 보이는 부분은 잎이 아니라 줄기다.

몸의 구조를 단순하게 하기 위해 잎을 퇴화시키고 대신 줄기를 잎처럼 발달시켜서 줄기와 잎 양쪽 기능을 겸하는 특수한 기관을 만들어 낸 것인데 식물학에선 그것을 엽상체라 한다.

이 속엔 공기를 담을 수 있는 공간이 있어 떠 다니는 부평초가 된다.

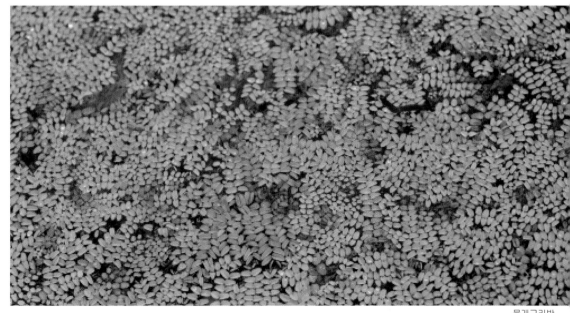

물개구리밥

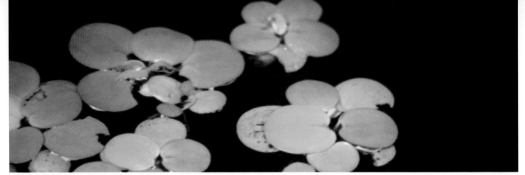

개구리밥

열이 내리지 않을 때 부평초에는 약한 해열작용이 있어

여름철 고열이 아닐지라도 열이 좀처럼 내리지 않을 때 곽향, 패란, 금은화를 배합하여 사용하면 해열·이습의 효과를 얻을 수 있다. 약하게 뜨는 부열을 치료하는데도 사용된다.

어린아이의 미열에 여름철에 어린아이가 매일 미열이 있으면서 잘 내리지 않으면 박하, 형개, 곽향을 배합해 사용하면 한·열을 발산시키는데 효과가 있다.

입안에 종창이 생겼을 때 부평초는 혈열, 습독에 의해 나타나는 많은 병증의 치료에 사용한다. 입안에 종창이 생긴 경우에 석고, 황련고를 배합하여 사용하는데 효과가 좋다.

피부 창양이 화농하지 않았을 때는 신선한 부평을 찧어 대황, 용뇌 등을 더해 바르면 좋다.

어린이 구내염에 갈증이 멎지 않을 때 부평초와 감초를 가미하면 통증, 구갈을 멈출 수 있다.

기타 내복용으로 사용할 때는 끓이거나 환 또는 가루로 만들어 쓰고 외용엔 물로 달여 환처에 김을 쐬고 그 물로 닦아내거나 가루를 개어서 붙인다. 내복하는 경우에는 마른 부평을 4~12g, 생부평이면 12~40g내에 사용한다.

주의 허약하거나 소변량이 적은 사람에겐 신중히 쓴다.

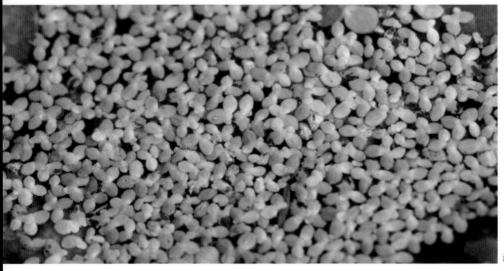

좀개구리밥

개구리밥은 속명이 Spirodela 이고, 좀개구리밥은 속명이 Lemna 이니 전혀 다른 식물이다. 좀개구리밥은 개구리밥보다는 더 오염된 곳에 살고 서식범위가 더 넓어 우리나라 중남부 지역에서 살고 있다.

개구리밥은 벼를 농사짓는 수준의 부 영양파 수질에서 왕성하게 번식한다. 개구리밥을 부평초, 자배부평이라 하며, 좀개구리밥은 청평이라고 한다.

좀개구리밥 우리나라 각지의 늪과 못에는 같은 속(屬)의 '좀개구리밥'이 있다. 이를 '청개구리밥'이라고도 한다.

개구리밥은 뿌리가 여러개이며 엽상체 아랫면이 보통 붉은 색을 띠지만 좀개구리밥은 뿌리가 하나이고 엽상체 아랫면이 녹색이지만 자색을 띠는 경우도 있다.

물상추 개구리밥과 같은 효능이 있는 것으로 대부평이 있는데 학명이 Pistia Stratiotes 이며 우리 이름으로 물상추(물배추)라 하지만 자생은 하지 않는다. 천남성과 식물이다. 아프리카 원산의 수생식물로 관상용으로 기르지만 낮은 온도에선 자리가 힘들다.

물에서 자라고 상추배추를 닮았다 해서 그리 부르지만 영명은 Water Lettuce다. 뿌리가 깃털 모양으로 길게 자라 아래로 늘어진다.

잎사이에서 면한 녹색꽃이 작게 핀다. 불염포는 심잠모양인데 가장자리에 실같은 털이 많다.

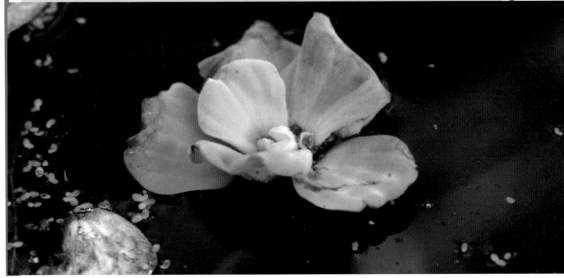

물상추

황련

(黃連) *Coptis chinensis Franch*
(毛黃連) *Jeffersonia dubia Benth. et Hook.(깽깽이풀)*

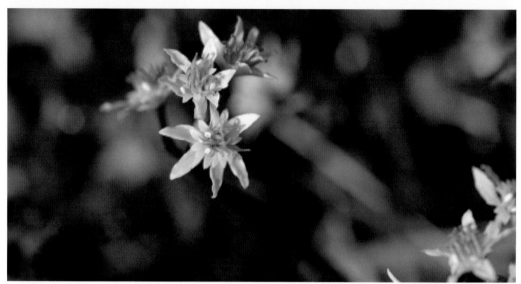

자생지	개화기	채취시기	채취부위
깊은 산	4~5월	가을	뿌리

특징
성질은 차고 맛은 쓰다. 건위 · 진정 · 사화 · 조습작용이 있다.

• 생김새 •

황련(깽깽이풀)은 미나리아재비과의 '천황련'과 매자나무과의 모황련이 있다. 황련은 뿌리가 무리로 퍼지며 한줄기에서 많은 뿌리가 나온다. 그래서 '련(連)'이라 한다.

천황련은 여러해살이풀로서 뿌리줄기를 봄이나 가을철에 햇볕에 말린 후 썰어서 생강즙에 볶아서 사용한다. 같이 쓰는 식물로서 '삼각황련'과 '일황련'이 있다.

봄에 일찍 피며 '선황련(鮮黃連)'이나 '토황련' 등으로 불렀으며 3~5년쯤 되면 뿌리줄기가 두툼해서 황련대용으로 썼다고 한다. 줄기는 없으며 잎과 잎자루가 뿌리로부터 여러 잎이 10~30cm 정도 자란다. 잎은 긴 자루 끝에 달리고 둥근 심장형이며 길이와 직경이 10cm 정도 되며 가장자리가 물결 모양이다. 마치 연잎을 보는 듯 잎 모양이 매우 아름답다

개화기는 4~5월로 꽃대가 잎보다 먼저 나와 끝에 연보라색 꽃이 1개씩 핀다.   전체가 딱딱하며 물에 잘 안 젖는다. 열매는 골돌이고 넓은 타원형이다. 종자에 당분을 지닌 밀선이 있어 개미가 물어 번식시킨다. 그래서 자연상태에서는 개미들의 집 근처에 무리를 지어 산다.

중국 황련은 자생하지 않는다 해도 깽깽이풀이라 부르던 식물이 황련과 효능이 유사하다는 걸 알고서 이를 채취해 황련의 대용으로 하였다.

산지엔 더 이상 깽깽이풀(모황련)이 없어 이제 중국, 일본 수입품을 쓴다.

모황련이 황련의 대용품으로 사용되었으며 현삼과 식물로 자생지가 히말라야 이며 인도의 아유르베다 의학에서 널리 쓰였고 중국엔 당나라때 전해져 개보본초에 처음으로 주재 되었겠다. 학명은 Picrorrhiza이며 산스크리트어에 기원을 둔 명칭으로 Katuka로 부른다.

일본이나 중국에서 자라는 Coptis 속 식물은 우리 깽깽이풀처럼 매자나무과가 아닌 미나리아재비과로 대부분 식용보단 약용으로 이용된다. Coptis속 중 북미에서 자생하는 Trifolia종은 꼭 우리 아네모네 식구들과 많이 닮았다. 영명으로 Goldthread라 하는데 뿌리가 황금색으로 가늘다는 의미인데 중국 일본의 황련과 비교하여 뿌리가 매우 가늘다.

황련은 풍습, 향균, 소염작용을 한다.

풍습작용 황련은 수(水)와 화(火)가 서로 혼란스럽게 하는 질병인 습열에 좋다. 신체의 습열을 없앤다. 황련도 쓴맛으로 습을 말리고 찬 성질로서 열을 없앤다.

항균작용 황련에는 티푸스균 항균력과 결핵균 억제력이 있어 장티푸스로 고열이 내리지 않고 의식이 혼미할 때에 사용하면, 티푸스 균을 죽이는 좋은 효과가 있다. 상용되는 방제에 '황련해독탕(黃連解毒湯)' 이 있다.

소염작용 모든 피부의 종기에서 환부가 벌겋게 되고 아프면서 열이 나고 부어오르면 황련즙을 바르면 소염, 소종 및 화농을 방지하는 효과도 있다.

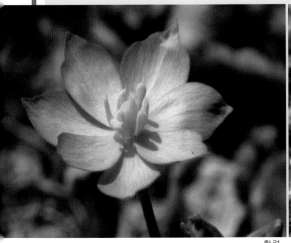

황련

황련

갈 대

(蘆根) *Phragmites communis Trin.*

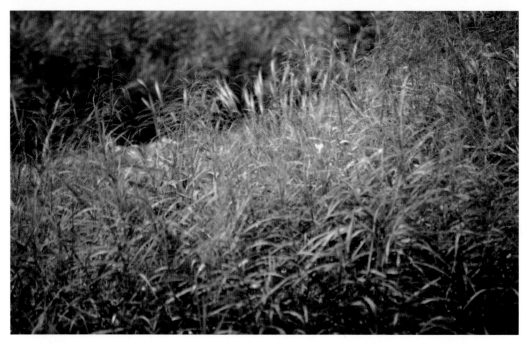

자생지		개화기	채취시기	채취부위
습지		9월	봄~가을	뿌리

특징
성질은 차고 맛은 달다. 효능은 해열·생진·이뇨·해독작용이 있다.

• 생김새 •

인류와 함께 쓰인 갈대는 습지에서 자라는 벼과의 여러해살이 풀이다.

갈대가 처음 나올 때를 가(葭)라 하고, 조금 커지면 노(蘆)라 하며, 장성하면 위(葦)라 한다.

어린순은 식용이 가능하며 성숙한 원줄기는 자리를 만드는데 쓴다. 줄기를 '노경', 뿌리를 '노근'이라 한다.

키는 1~3m이고 축축한 곳에 내린 뿌리채는 흰색으로 옆으로 뻗고마디에서 수염뿌리가 난다.

원줄기는 속이 비어 곧게 선다. 잎은 두 줄로 어긋나고 끝이 뾰족해진다. 꽃은 9월에 원추화서로 꽃밥은 자주색에서 자갈색으로 변한다.

10월에 씨가 익으며 색깔이 담자백색으로 변하여 열매를 맺는다.

48

갈대 땅속 어린 순은 '노순' '위아' 라 하며 죽순처럼 육질이 두텁고 부드러워 귀한 요리에 쓴다.

유행성 열성병에 사용 열성병에 의한 해열 및 구갈증에는 반드시 노근이 사용된다. 노근은 발열시간의 장단, 열의 고저에 관계없이 사용하며 합병증을 고려하지 않는 장점이 있다.

여름철의 열증에 사용 땀이 많아 진액이 손실되고 열이 높아져 탈수현상이 날때 노근을 쓴다. 노근은 맛이 달고 향이 좋아 물리지 않으므로 모든 발열병으로 적합한 약물이다.

노근을 봄에서 가을 사이에 채취하여 줄기와 수염뿌리를 제거하고 햇볕에 말려 썰어 사용한다.

갑작스러운 위통에 음식물의 자극으로 갑자기 위통이 일어나고 심한 오심, 식중독 증상에는 노근에 생강, 죽여를 가미하여 진하게 달인 것을 자주 복용시키면 좋다.

기타 노근을 단독으로 사용하는 경우에 이뇨작용은 나타나지 않으나 백모근, 차전자와 함께 사용하면 확실한 이뇨작용을 나타낸다. 게다가 의이인, 도인이 배합되면 배농, 살균작용이 더욱 강해지는데 이 처방이 '위경탕' 이다.

이 처방은 장중경의 『금궤요략』에서부터 오랫동안 폐농양 치료에 널리 사용되었고, 당나라 시대에는 『천금방』에 기재되어 있으며, 위경이 군약으로 되어있는데 위경은 갈대의 줄기로 노근과 그 효용이 같다고 되어 있다.

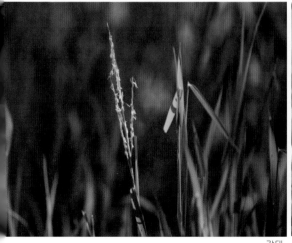

갈대   갈대

갈대의 속명은 그리스어 담장에서 나온 말로 냇가를 따라 담장을 쳐 놓은 것 같이 모여사는 모습을 보이기 때문에 붙여진 이름이다. 전국에 자라며 난대지방으로부터 아한대 지방까지 널리 분포한다.

종자와 뿌리로 번식하는데 결실을 맺는 종자로는 실효가 없고, 생명력이 왕성한 뿌리줄기가 발달하여 수면이나 지면을 통해 급속히 번진다.

갈대는 토양의 침식과 유실을 방지하는 뛰어난 토양 결속제 역할을 하며, 무기양분과 중금속의 흡수력이 강하여 수질 정화용으로 이용된다.

갈대와 유사한 식물로 참억새, 물억새, 달뿌리풀 등이 있다.

참억새 잎 가장자리에 예리하고 억센 침이 돋아 있다. 게다가 짧은 뿌리줄기 다발로 묶여 있어 억센풀이다.

억새라는 것은 참억새의 변종으로 꽃차례의 색이 자주색을 띤다.

물억새 뿌리줄기를 깊게 뻗으며 마디사이가 참억새보다 길고 추위에 강하다.

물억새의 줄기는 다발로 묶이지 않고 질서정연하게 하나씩 돋아난다.

참억새는 적당히 건조한 곳에서 살지만 물억새는 홍수로 물이 들어오는 땅에서만 산다. 물억새는 물이 흐르는 하천변이 최적지이다. 물억새는 부드러운 잎을 가축 사료로 이용한다.

달뿌리풀 갈대와 같은 속으로 산소가 풍부한 모래자갈 땅을 좋아한다. 뿌리줄기가 지상으로 뻗으며 꽃차례가 갈대보다 더 성기게 달린다.

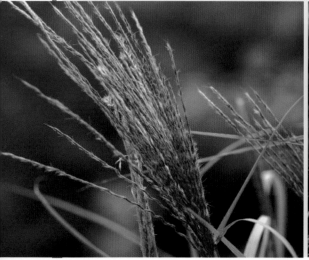

물억새　　　　　　　　　　　　　　　　달뿌리풀

백선

(白鮮) *Dictammus dasycarpus Turcz.*

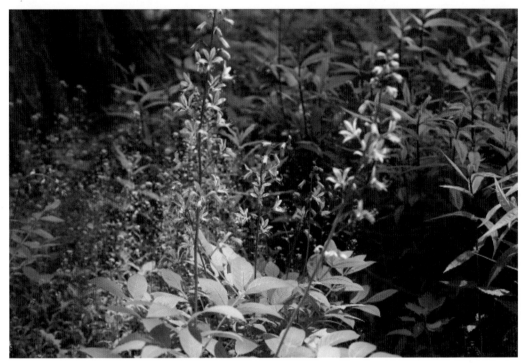

자생지	개화기	채취시기	채취부위
산지	5~6월	가을~봄	뿌리

특징

성질은 차고 맛은 쓰다. 거풍 · 조습 · 해열 · 해독 · 청열 · 이습 · 지양작용을 한다. 백선 속명은 그리스어로 '산'이란 뜻이고 종명은 '거센 털이 있는 열매'라는 뜻이다.

· 생김새 ·

백선은 운향과에 속하는 식물로 세계에 단 한종인 여러해살이풀로 시베리아, 만주에서 자라며 우리나라의 산지에서 자란다. 굵은 뿌리가 있고 원줄기는 곧추 자라며 키가 90㎝에 달한다.

잎은 어긋나 달리고 2~4쌍의 소엽으로 구성된 깃꼴겹잎이다. 중간축에 좁은 날개가 붙고 소엽은 타원형이고, 양끝이 좁고 가장자리에 잔 톱니가 있고 투명한 작은 선점이 있으며 독특한 냄새가 난다. 꽃은 5~6월에 피며 연한 홍색으로 원줄기 끝에 총상화서로 달린다. 소화경에 털과 함께 선모(腺毛)가 있다. 수술은 10개이며 암술대와 더불어 끝이 위를 향하여 구부러진다.

피부진균을 억제 백선은 습열에 의해 생기는 피부질환에 상용되는 약물이다. 내복, 외용 어느쪽에도 효과가 있다. 자극적인 음식을 먹고 알레르기 반응을 일으켰을 때 생기는 피부염과 신경성 피부염에도 사용된다.

뿐만 아니라 습열, 습독에 의한 반점을 치료하는 작용도 있다. 반점은 피부의 색소가 변화한 것으로 열이 나는 증상에서 때때로 나타난다.

· 질병에 따라 먹는 방법 ·

약용으로 뿌리 껍질을 쓰며 목심을 빼내어 햇볕에 말려 조피를 제거하고 잘게 썰어 사용한다.

손으로 눌렀을 때 피부색이 변하면 목단피, 생지황, 금은화, 연교를 가미해 쓰면 혈분에 있는 열독을 제거하므로 치료가 된다. 그러나 어혈에 의해 생기는 경우 손으로 눌러도 색이 변하지 않으므로 적작약, 목단피, 지정초 등을 배합한다.

또한 혈열과 습독이 들어와 붉은 점이 밀집해 돋아나면 중증이므로 백선피와 대황, 황금, 생지황을 사용한다.

습진이 특정부위에 오랫동안 지속되면 그 부분의 피부가 두껍고 굳어져 가려움이 아프도록 심한 경우에 백선피에 당귀, 백작약, 생지황을 써서 양혈, 보혈작용을 돕는다.

기타 해독 · 거습의 작용이 있어 보신약과 함께 사용하면 보허 · 거습의 효과를 거둔다.

주의 허한증의 습진에 단용으로 복용시키는 것은 좋지 않다.

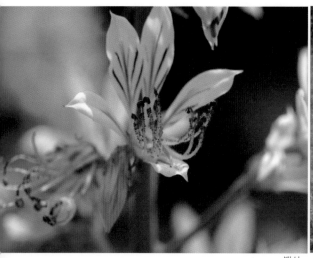

백선

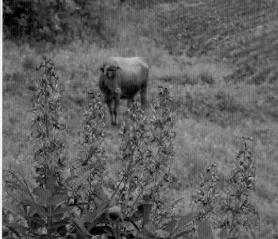

백선

백선

백선의 속명은 그리스어로 '산' 이란 뜻이 있고, 종명은 '거센 털이 있는 열매' 라는 뜻이다.

백선은 운향과 식물로서 속명이 Dictemmus이다. 이 세상에 유일한 속 이며 유일한 자생종으로 알려진 아름다운 식물이 한때 이 땅에서 들과 산에서 곳곳에 자라고 있었다.

약용하고 있었는데 이 뿌리가 아름다워 마치 봉의 형상을 닮아 삼이라 포장해서 이 땅의 어리석은 사람들이 봉삼이라 하며 팔아치워 돈을 벌던 때가 있었다.

우리나라 전역(제주 제외)의 산지 반그늘 상태나 습기가 많은 양지에서 잘 자라는 여러해살이풀로 자생지가 동북아시아 지역이다.

꽃은 5~6월에 줄기 끝에 달리는 총상 꽃차례에 연한 홍자색 꽃이 아래에서 위로 피어 올라간다. 꽃잎은 5개이고 보라색 줄무늬가 있다. 열매는 별 모양의 삭과이고 털이 있다. 전체에 기름샘이 많아 독특한 향이 난다. 줄기는 곧게 서고 목질화된다.

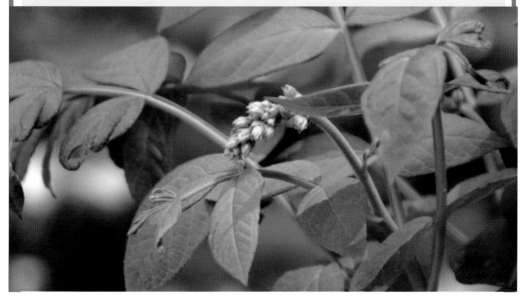

백선

솜 대

솜 대 *Phyllostachys nigra var. henonis statpf*
조릿대풀 *Lophatherum gracile*
담죽엽 *Lphatherum gracile Brongn.*

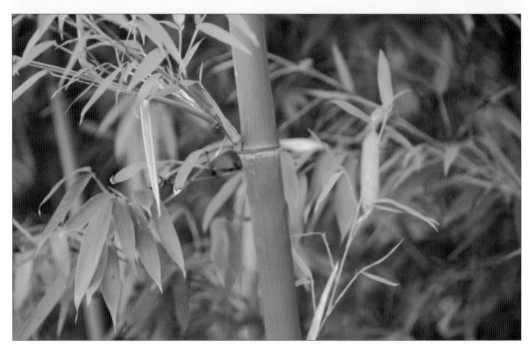

자생지		개화기	채취시기	채취부위
• 산지		• 5~7월	• 사시사철	• 잎

특징

• 성질은 약간 차고, 죽엽은 차고, 죽력은 매우 차다. 맛은 대체로 달다.

• 생김새 •

솜대는 벼과의 식물로서 키가 1~2m인데 우리나라 산중턱 이하에서 자라는 식물이다. 잎은 긴 타원 피침형이며 길이는 10~30㎝이다. 가장자리에 가시같은 톱니가 있다. 개화기는 5~7월 인데 5년마다 한번씩 꽃이 피고, 핀 다음에 지상부는 죽는다. 원추화서(圓錐花序)는 2~5개의 작은 이삭으로 털과 흰가루로 덮여 있고, 포는 자주색으로 2~3년 간 줄기를 싸고 있다.

우리나라에서 자생하고 있는 조릿대류로는 섬조릿대, 이대, 신이대 등이 있다. 조릿대와 같이 쓰는 것으로 '솜대'와 '담죽엽'이 있다. 솜대는 '담죽' 또는 '분죽'이라고도 한다. 중국이 원 산지로 중부 이남에서 재배하며 키가 10m이상 된다. 처음에는 흰 가루로 덮여 있지만 점차 황 록색으로 변한다.

5~7월에 꽃피지만 60년 주기로 개화한다. 솜대의 외피를 제거한 중간층 껍질을 '죽여'라고
하고 경간을 불에 태워서 나오는 즙액을 '죽력'이라 한다. 잎은 죽엽인데 어느 때나 채취 가능
하며 채취 후 그늘에서 말려 잘게 썰어서 사용한다.

입덧과 유산방지 구토를 멈추게 하며, 임신초기 미식미식하는 증상을 막고 유산을 예방한다.

거담작용 담을 삭이는 효과가 뛰어나 호흡 곤란할 때 패모, 원지, 창포와 함께 사용하면 좋다.

진정작용 죽력은 열을 맑게 하고 담을 삭히며 놀란 것을 진정시키고 몸이 뻣뻣해짐을 막는다.

· 질병에 따라 먹는 방법 ·

감기로 고열 날 때 석고와 함께 담죽엽을 사용한다. 열이 나고, 가슴 속이 답답할 때, 강한 갈
증이 날 때 담죽엽을 끓여 복용하면 좋다. 석고 · 맥문동과 함께 사용하면 효과는 크다.

유명한 '죽엽석고탕'이 이것인데, 열이 지속되고 정신이 혼비하면 '삼황탕'과 함께 배합한다.

소변의 양이 적고 색이 붉으면 담죽엽은 이뇨작용을 한다. 방광이나 요도에 열이 나면 담죽엽
을 복용하면 소변이 잘 나간다. 구강이 헐 때 석고, 치자를 가미하면 효과가 더욱 높아진다.

유행성 감기에 전호, 금은화, 연교, 박하 등의 약물을 함께 사용하면 효과가 좋다.

오랜 기침과 가래에 기침과 진한 담에 남사삼, 생지황, 천문동, 맥문동, 패모를 함께 쓴다.

출혈성 뇌졸중에 반신불수, 구안와사 등의 증상이 나타나고 고열이 있으면 죽력을 계속 복용
시켜 담액을 토하게 하며 동시에 용담초, 황금, 황련, 석고로 열을 내리고 통변을 하게 한다.

어린아이의 가래에 죽여는 청열화담(淸熱化痰)의 효능이 있다. 어린아가 기관지천식처럼 담으
로 호흡곤란의 증상을 일으킬 때 패모, 원지, 구절초, 창포 등과 함께 사용한다.

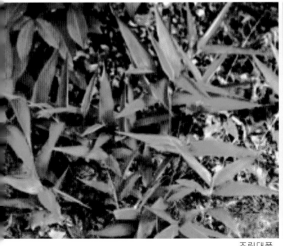

조릿대풀

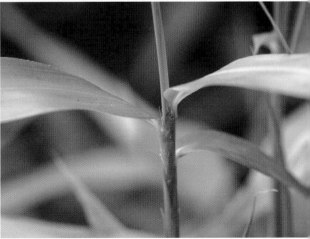

조릿대

대나무는 열대와 아열대에 약 40속 600여종 되는 화본과 식물이다. 솜대나 반죽은 60~120년을 1주기로 개화하나 조릿대류는 5~10년이면 개화 결실한다.

보통 죽엽이라 하면 솜대, 조릿대, 이대, 신이대류의 잎을 말한다. 신농본초경의 죽엽은 담죽이라고 부르고 담죽엽, 고죽엽으로 부르지만 왕대나 죽숙대는 아니다.

일반적인 대나무는 왕대나 죽순대인데 남부 지방의 숲을 이루는 대표적인 식생 자원이다. 이들은 키가 10m 이상 높게 크는 대나무 종류다. 하지만 솜대는 관목 또는 아교목 수준이다.

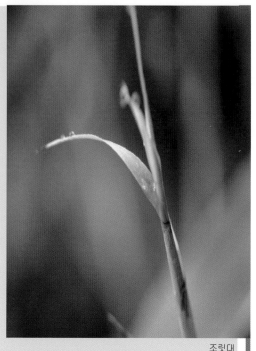

조릿대

제주조릿대, 조릿대, 섬조릿대는 속명이 SaSa인데 우리 남부지방 산중턱 숲에서 잘 자란다. 겨울에도 잎이 푸르고 키가 1~2m 정도 무성하게 자란다. 어긋나는 잎은 길죽한데 잎의 밑은 둥글고 끝은 뾰족하며 가장자리엔 가시같은 톱니가 있다.

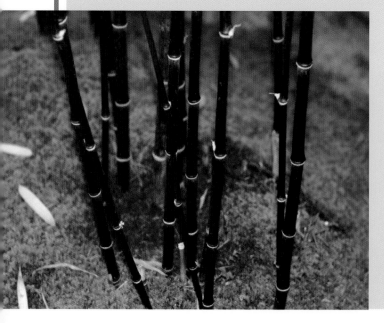

오죽

조릿대풀 조릿대보다 훨씬 작은 풀을 말하는데 속명이 Lophatherum으로 전 세계에 단 2종만이 사는데 중약명으로 담죽엽으로 부른다. 비록 식물은 다르지만 효능은 같다는 의미에서 붙여진 이름이다. 흔하고 보잘 것 없는 식물처럼 보이지만 이것으로 건강음료가 나오고 있다.

청 호

개사철쑥, 청호(靑蒿) *Artemisia apiacea Hance*
개똥쑥, 황화호(黃花蒿) *Artemisia annua L.*
제비쑥, 모호(牡蒿) *Artemisia japonica Thunb.*

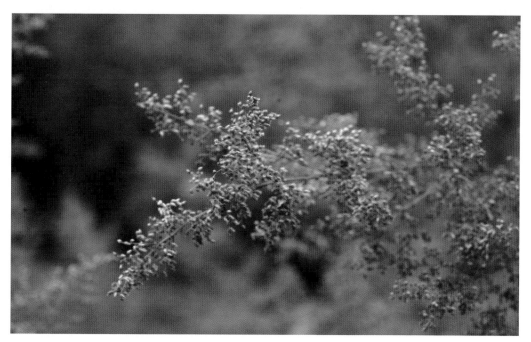

자생지	개화기	채취시기	채취부위
산지	7～9월	여름	전초

특징
성질은 차고 맛은 쓰고 약간 맵다. 해열 · 양혈 · 이담작용을 한다.

• 생김새 •

청호는 중부 이남의 들, 개울가 모래땅에 흔한 국화과의 월년초로서 전체에 털이 많고 줄기에 가지가 많다. 근생엽은 밀생하며 꽃이 필 때 없어지고 긴 타원형이다. 길이는 10～15㎝ 정도 되고 깃 모양이 2회 갈라진다. 끝이 뾰족하고 가장자리에 치아 모양의 톱니가 있다. 꽃은 7～9월에 피는데 반구형이고 가지끝과 원줄기 끝에 한쪽으로 치우쳐 있는 총상화서에 달린다.

동류 식물로 '개똥쑥'과 '제비쑥'이 있다.

개똥쑥은 도로변, 강가에 자라는 국화과의 한해살이풀로 키가 1m 정도이고 냄새가 강하다. 잎은 서로 어긋나고 3회 깃털모양 겹잎이다. 표면에 가루같은 잔털과 선점이 있다. 두상화는 녹황색으로 총상으로 달려 전체가 원추화서 모양이다.

청호(개사철쑥)는 인진과 같은 약물로 열을 내릴뿐만 아니라 전염을 막는 작용도 있다. 황련, 황금, 금은화보다는 효과에서 약하나 연교와 황백과는 비슷한 효험이 다.

지혈효과 청호는 비출혈에 대해선 지혈효과가 창상출혈에 대해선 지통과 지혈효과가 있으며, 산후출혈에 대해서도 같은 효과를 얻을 수 있다.

시력을 회복 비타민 A가 풍부하게 포함되어 시력이 떨어진 경우에 차로 복용하면 좋다.

· 질병에 따라 먹는 방법 ·

청호는 여름철 꽃피기 전 채취하여 그늘에서 말려 썰어서 사용한다.

치질의 염증에 청호의 쓰고 찬 성질은 괴화, 형개, 지실을 배합하여 치질이 발생할 때 따라오는 염증에 사용하면 소염과 지혈의 효과를 볼 수 있다.

잇몸 출혈에 청호에 석고를 가미하여 쓴다. 이는 청열지혈 효과로 얻어지는 것이다.

며칠 열이 지속되고 체력이 약해 오한과 발열이 반복되 때 만성 염증에 보통 미열이 계속되는데, 흔히 보이는 것은 풍습성 관절염, 심근염, 신염, 장염 및 임파선염 등으로 만성 염증에 미열이 계속될때는 청호에 구갑, 생지황,지모, 목단피, 은시호, 석곡 등을 배합해 쓰면 미열제거에 효과적이다.

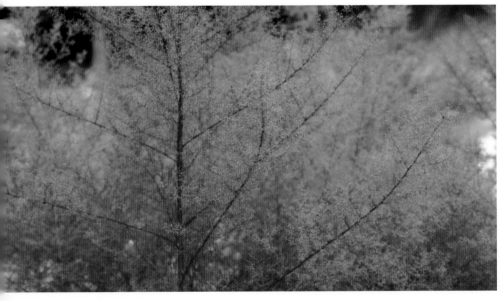

개똥쑥

청호는 본초서적에 초호, 향호, 신호로 불리운다. 식물명으로는 개사철쑥, 개똥쑥, 사철쑥 등을 청호로 사용하며 이 외에 제비쑥, 비쑥 등도 이용한다. 개사철쑥을 청호라 하지만 개똥쑥은 황화호라 하는데 같이 쓸 수 있는 것일까?

제비쑥 '모호'라 하고 비쑥은 빈호라 부르면서 대용할 수 있다니 과연 맞는 말일까. 이들 모습은 비슷하나 생태나 맛은 달라 대용으론 부적합하다. 제비쑥은 산지에서 흔한 국화과의 여러해살이풀로서 잎은 서로 어긋나고 쐐기형이다. 양면에 비단 같은 털이 드문드문 나며, 윗부분은 결각 모양으로 피고 밑부분이 점차 좁아져 잎자루가 없고 직접 원줄기에 달린다. 꽃은 7~9월에 피며 황록색 두상화로 줄기 끝에 원추화서 모양이 달리는데 계란꼴이고 광택이 난다.

개사철쑥 개사철쑥은 길가 황무지에서 자라는데 잎을 비비면 강한 악취가 특징인데 향이라곤 볼 수 없는 냄새다. 개사철쑥은 줄기잎이 어긋나고 긴 타원형이며 2회 깃털로 갈라지고 갈래조각은 끝이 뾰족하다. 두상화 지름 0.5cm로 개똥쑥보다 크다.

개똥쑥 자생지는 동유럽, 아시아 전역, 북미에 걸쳐있고 중국 동부나 인도 아프리카에서 재배했다 한다. 중국에선 전통적으로 열을 내리는 허브라 생각하고 강장, 소화불량, 해열제로 널리 써 왔다. 근래엔 항말라리아 상품에 유용한 자원이다. 또한 암세포를 죽이는 능력이 탁월하다 하여 약으로 개발되고 있다. 개똥쑥은 잎이 어긋나게 달리고 난형이며 3회 깃꼴로 잘게 갈라지고 표면에 가루같은 잔털과 샘점이 있다. 두상화의 지름은 0.2cm정도로 작다.

사철쑥 강이나 바닷가의 모래땅에서 자라는데 이것을 인진호라 부른다. 아르테미시아 (쑥) 종류는 매우 많고 유사하지만 식물분류학적 기준에선 차이가 많이 난다. 과연 사철쑥은 청호난 인진호로 부르며 대용할 수 있다는 기준은 무얼까? 성분분석을 통한 차이점이 나타나 치료제로 사용할 근거가 밝혀지고 있다.

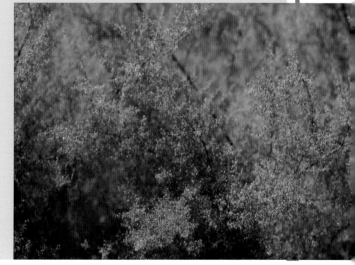

사철쑥

고 삼

(苦蔘, 도둑놈의 지팡이) *Sophora flavescens Ait.*

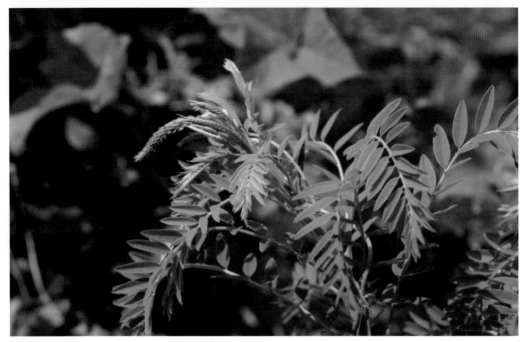

자생지	개화기	채취시기	채취부위
산지	6~8월	가을	뿌리

특징
뿌리에 특이한 냄새가 있고 맛은 매우 쓰며 성질은 차고 건위 · 해열 · 이뇨 · 조습작용을 한다.

• 생김새 •

고삼은 우리나라 산과 들에 나는 여러해살이풀로 보통 키가 80~120㎝ 정도 된다. 풀이면서 나무처럼 자라고 굵은 새 줄기가 나와 곧게 서며, 잎은 아카시아 나뭇잎처럼 생겼다. 고삼은 '도둑놈의 지팡이'란 이름을 가지고 있기도 하다. 전체에 노란색의 짧은 털이 난다.

잎은 서로 어긋나고 잎자루가 길고 깃꼴겹잎이다. 소엽은 15~40개의 타원형이고 가장자리가 밋밋하다. 꽃은 6~8월에 피고 연한 황색으로 원줄기와 가지 끝의 총상화서에 많은 꽃이 달린다. 열매는 9~10월에 열리며 협과로서 원통형이며 씨와 씨 사이가 잘록하게 들어가 염주 모양으로 된다. 뿌리는 크고 아주 쓴 맛이 나며 원추형을 이루고 길이가 5~20㎝, 지름이 2~9㎝이다. 바깥면은 어두운 갈색 또는 황갈색이며 세로 주름이 뚜렷하고 가로로 긴 피목이 있다.

· 효능 ·

고삼의 잎에는 강한 살균력을 가진 성분이 있어 농작물의 해충과 가축의 기생충을

없앨 수 있다. 보통 물이나 술, 쌀뜨물에 담갔다가 잘게 썰어 쪄서 건조시킨 후 사용한다.

종자는 '고삼자'라하고 뿌리를 가을에서 이듬해 봄 사이에 채취하여 잔뿌리를 제거하고 햇볕에

말린다. 신체 허약자, 소화기 질환자, 임산부 및 습관성 유산자는 신중히 사용한다.

고삼은 가루 또는 알약으로 복용하거나 외용하는 것이 좋다.

주의 고삼은 독성이 있어 사용 경험이 없는 자는 사용하지 않는 편이 좋다.

항균 · 소염작용 소화기, 호흡기에 효과가 있다. 소화기질환 중에서 세균성 이질에 많이 쓰이

며 단방 또는 복방에서 내복용으로 사용해도 좋고 관장에 사용해도 좋다.

이뇨작용 고삼에 함유된 알칼로이드에는 이뇨작용이 있어 요도 염증, 빈번한 소변 마려움, 혈

뇨에 탕제로 내복하며, 급성 장염 환자에게도 고삼은 지사효과를 갖는다.

호흡기 질환 고삼을 군약으로 하여 상기도의 급 · 만성 염증을 치료시 좋은 효과를 얻는다.

살충 · 해독작용 외용시 우수한 살충, 해독 효과가 있다. 피부진균에 대한 억제작용을 한다.

· 질병에 따라 먹는 방법 ·

대하(트리코모나스 질염)에 질염에 대하가 점차 많아지며 아주 가려운 증세가 나타날 때 고

삼, 사상자, 고반을 가미하여 미세한 가루로 만들어 국부에 사용한다.

급성 간염에 간염으로 피부가 노랗거나 누런 소변이 나올 때 분제 혹은 탕제로 복용해도 좋다.

당뇨병에 당뇨병을 빨리 낫기 위해 고삼을 가루 내어 1회 4g씩 1일 3회 공복에 복용한다.

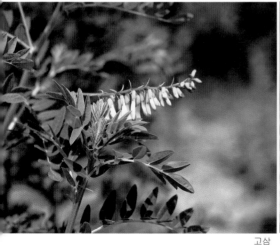

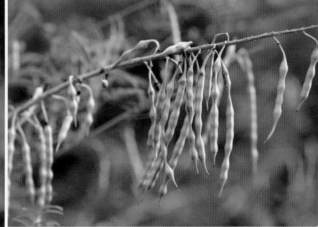

고삼   고삼

전 세계에 고삼속(sophora)에는 70여 종류가 있다. 우리나라엔 도둑놈의 지팡이라 하는 고삼과 개느삼 회화나무가 있다. 고삼은 제주도에서 백두산까지 전역에 분포한다.

고삼이라는 이름외에도 한자어에서 비롯한 다양한 명칭이 있는데 고식, 야회, 지회라는 다양한 명칭이 있다. 한글이름으로 오래된 것이 쓴너삼이 있다. 이는 단맛이 나는 단너삼인 황기와 더불어 모두 오래된 민속식물이다.

이 속의 식물들은 열대, 온대지역에 까지 넓게 분포한다. 고삼의 약재명은 신농본초경에 처음 수록되었으며 역대 본초서적에도 다수의 기록이 있으며 오늘날의 품종과 일치된다.

개느삼 고삼과 같은 속의 낙엽관목으로 한국특산식물로 강원도 이북의 건조한 산지의 능선이나 풀밭에서 땅속줄기를 뻗으며 무리지어 자란다.
꽃은 양성화이고 4~5월에 새 가지 끝에 달리는 총상꽃차례의 축과 작은 꽃자루와 꽃받침에 털이 발생한다. 잎은 어긋나게 달리고 깃꼴겹잎이다.
열매는 협과이고 7~8월에 익는다. 나무껍질은 적갈색이고 껍질눈이 있다. 고삼과 함께 한약재로 이용하는데 조선자괴라고도 부른다. 북한에선 '느삼나무'라 한다.

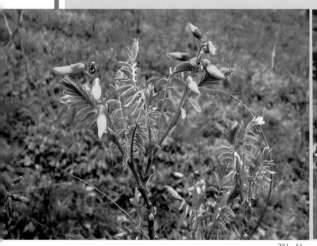

개느삼   개느삼

지 치

(紫草, 자초) *Lithospermum erythrorhizon S. et Z.*

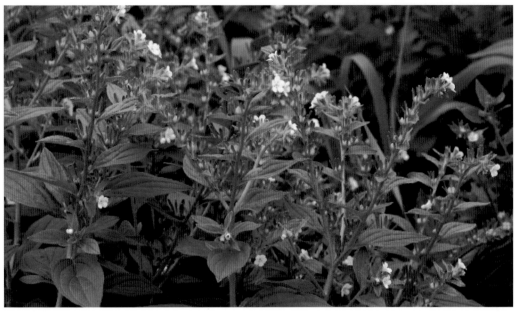

자생지	개화기	채취시기	채취부위
산, 들	5~6월	가을~봄	뿌리

특징

성질은 차고 맛은 달며 짜다. 효능은 해열·활혈·강심·해독·소종작용이 있다.

• 생김새 •

한겨울 눈 쌓인 산에 있는 지치는 그 주위의 눈을 새 빨갛게 물들인다. 지치 뿌리에서 뿜어내는 기운이 하얀 눈을 빨갛게 물들이는 것이다. 그래서 '땅의 피'라고 불리는 지치는 자줏빛 물감으로 쓰기에 '자초'라 한다.

지치는 산과 들의 풀밭에서 자라는 지치과의 여러해살이풀로서 키가 30~70㎝로 곧추 자라고 뿌리가 땅속 깊이 들어가 굵으며 자주색이다.

원줄기는 가지가 갈라지며 잎과 더불어 털이 많다. 잎은 서로 어긋나 달리고 피침형으로 양끝이 좁아져 잎자루처럼 된다. 꽃은 5~6월에 흰색으로 펴서 이삭처럼 달리며 꽃받침잎은 5개이며 녹색이다. 열매는 8~9월에 달리고 뿌리는 가을에서 이듬해 봄 사이에 채취하여 햇볕에 말린 후 썰어서 사용한다.

지치 뿌리에는 아세틸시코닌 색소가 함유되어 있다. 이것은 나프토퀴논 유도체인데,
구조는 비타민 K와 유사하다. 이외에 시코닌, 알간난, 이소부티릴 시코닌 등이 들어 있다.

마진을 예방 지치에는 마진을 예방하는 우수한 효과가 있다.

어린아이의 마진에 어린아이의 마진의 초기단계에 열혈독성으로 인해 마진이 다 나가지 않고
고열이 남아 있는 경우와 발진이 되어도 여전히 피부가 암자색이며 윤기가 없는 경우에 쓰는데,
이때에 생지황, 목단피, 금은화, 적작약을 가미하여 함께 사용한다.

양혈 · 지혈작용 피를 토하거나, 코에서 피를 흘릴 때, 혈뇨를 누는 경우에 그 효과가 좋다.

항균 · 항염 · 배농 · 해독작용 화농성 또는 비화농성 염증에 적용되며 복방으로 배합하여 내
복시켜도 좋고 기름이나 고로 만들어 발라도 효과가 뛰어나다.

· 질병에 따라 먹는 방법 ·

토혈에 치자를 태운 것, 목단피, 생지황을 같이 쓴다.

비혈에   괴화, 과루인, 청대를 같이 쓴다.

혈뇨에   띠, 천초, 비해를 같이 넣어 사용한다.

악성종양에 당귀, 천궁, 인동덩굴, 대황, 함박꽃을 배합해 끓여 쓴다.

● 지치기름

지치기름은 자초뿌리의 껍질을 고운 가루로 만든 후 식물성 기름에 혼합하여 만든
것으로 취침 전에 환부에 바르면 좋다. 자초기름은 응용범위가 비교적 광범히하며
창양, 염증 이외에도 각종 화상을 치료한다.

방제는 '자운고'가 있다. 자운고는 소화기 질환에도 사용되며 급성 전염성 간염에
도 쓴다. 또한 염증성 질환이 있어 열이 계속 나면서 변비가 있는 경우에도 염증을
없애고 장을 매끄럽게 하여 변을 잘 통하게 한다.

● 자운고 만들기

자운고는 참깨기름, 자초뿌리, 당귀뿌리, 황랍, 돼지기름을 두어 녹이고 당귀, 자초
뿌리의 가두를 넣는다. 10~15분 동안 우려낸 후 걸러서 식혀 쓴다.

전남 진도에서는 소주나 고량주에 지치 뿌리를 가지고 술을 담그는데, 술이 붉은색
을 띠면 '홍주'라 한다.

자생식물중에 지치란 이름이 붙은 것이 많다. 모래지치, 당개지치, 뚝지치, 개지치, 반디지치, 대청지치. 왜지치 등이 있다. 외래식물중 한글이름이 붙은 것에 컴프리를 나래지치, 보리지를 서양지치로 부른다.

지치 속명 리토스페르뭄은 암석과 열매를 뜻하는 라틴어에서 유래되었으며 종속명 에리스로리존은 붉은 뿌리라는 뜻에서 나온 것인데 지치의 뿌리가 붉기 때문이다.

자생식물중에 지치와 같은 속의 식물은 지치를 포함해 개지치, 반디지치, 대청지치 뿐이다. 이중 대청지치는 실제 중국에서 바다건너 유입된 것으로 추정한다.

지치는 염료 식물이기도 하며 약 재료로도 으뜸이다. 우리조상들은 귀하게 여겼지만 야생의 지치는 보기가 어렵다. 반면 중국에선 이를 신강자초, 내몽자초라 하며 드넓은 산지의 초지나 황폐한 사막의 모래땅에서도 잘 자란다.

개지치 뿌리에 지치와 같은 색소가 거의 없어 쓸모 없다는 뜻에서 붙인 이름이다. 뿌리가 붉긴 하지만 전체에 거센 털이 누워 있다. 꽃은 5~6월과 줄기 끝부분에서 백색으로 피며 짧은 꽃대가 모여 위를 향한다. 남부지역에 사는 난온대 식물이다.

반디지치 바닷가 주변에서 비스듬히 자라고 보라색꽃이며, 전초에 거친 털이 있다. 겨울에도 가죽질의 잎을 볼 수 있어 관상용으로도 이용되며, 꽃은 보랏빛으로 4~5월 줄기 끝의 잎 겨드랑이에서 피며 열매는 분과로서 흰색이고 8월경에 성숙한다. 꽃이 핀 모습이 반딧불이에 비유되며 일본의 이름에서 따왔다. 종자는 지선도(地仙桃)라 하며 복부동통과 위산 결핍증에 효력이 있다.

보리지(Borage) 지중해 원산의 서양식물이지만 북구, 북미에선 야생화되었다. 잎과 꽃을 이용한 차는 열을 낮춰 감기, 독감에 좋고, 특히 폐렴에 의한 기침에 좋다. 칼륨, 칼슘이 풍부하고 혈액을 맑게 하는데 좋으며 강장제로 사용할 수 있다.

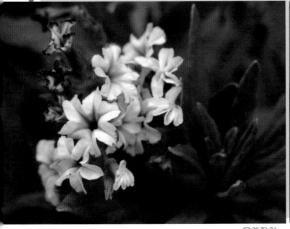

모래지치

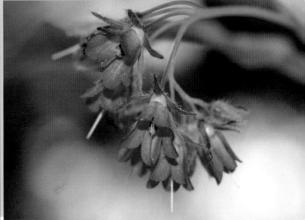

당개지치

부용

(芙蓉) *Hibiscus mutabilis L.*

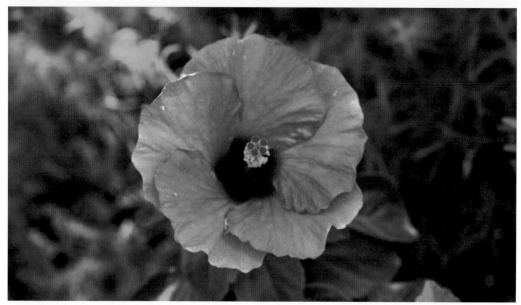

자생지	개화기	채취시기	채취부위
관상재배	8~10월	8~10월	잎, 꽃

특징

성질은 평하고 맛은 매우며 해열 · 양혈 · 소종작용이 있다.

● 생김새 ●

중국이 원산지인 아욱과의 낙엽 지는 반관목 식물로 관상용이며, 약용은 주로 잎과 꽃을 사용한다. 1~3m 정도 자라 가지에 별 모양의 털이 나고, 잎은 서로 어긋난 계란형으로 3~7개로 갈라진다. 잎의 가장자리에 둔한 톱니가 있고 표면에 별모양의 털과 잔돌가가 있어 거칠며 뒷면에 흰 성모가 밀생한다.

뿌리줄기의 윗부분에는 돌림마디 모양의 세로 주름이 촘촘히 있다. 뿌리에 가는 뿌리 자국과 세로 주름이 많으며 특이한 냄새가 있다. 뿌리는 원주상으로 길이가 15~20cm, 지름이 7~15mm이고 아래쪽은 약간 가늘다.

꽃은 8~10월에 흰색과 연한 분홍색으로 총산경 끝에서 5~6개의 작은 산형화서가 갈라져 작은 꽃이 많이 달린다. 5개의 꽃잎은 안쪽으로 굽어 피고 수술은 5개로서 황색 꽃밥이 달린다. 열매는 9~11월에 분과로 납작하고 넓은 타원형이다. 늘다.

청열 · 해독작용 부용화는 내복제, 외용약으로 발적 및 종창을 소실시키는 효능이 우수하다.

항염작용 용제와 내복제를 같이 쓰면 화농, 궤양을 방지하고 염증을 소산시키는 효과가 있다.

· 질병에 따라 먹는 방법 ·

꽃은 '부용화'라 하며 8~10월 개화 시작할 때 맑은 날을 택해 채취한 후 말린다.

부용의 잎에는 플라보노이드, 글리코시드, 페놀류, 아미노산, 환원당 및 점액질이 함유되어 있고 꽃에는 게르시메르트린과 소량의 메라틴이 들어 있다.

어린이 유행성 이하선염 초기에 건조된 부용잎 가루에 청대가루와 용뇌가루를 섞어 이하선 부위에 1일 3회 2일간 내복하며 이때 금은화, 천화분, 황련 등을 배합하여 복용한다.

후두 양쪽의 피부 발적 황련, 사간, 용담초, 금은화, 목단피, 적작약을 끓여 먹으면 효과 있다.

피부가 발적, 종창, 화농으로 파열되었을 때 부용엽, 황련 가루를 와셀린으로 혼합하여 바른다. 화농전이면 그대로 흡수되고, 화농되었으면 부위가 말라서 껍질이 생긴다.

산모 유선염에 산모가 유즙과다로 유선염이 생기면 부용잎, 금은화, 황백의 분말을 와셀린으로 혼합하여 유방 주위에 바른다. 이때 부용엽, 황련, 황백, 황금, 감초, 맥아를 끓여 함께 복용하면 유즙 분비가 중지되어 화농되거나 궤양이 생기는 것을 방지할 수 있다.

창절에 농포 방지하려면 부용잎 가루, 황백 가루를 혼합해 부은 곳에 1일 2회 바른다.

눈에 염증이 생기면 염증 초기 눈꺼풀이 부어 감고 뜨기가 힘들면 부용잎, 황련, 용담, 목적을 끓여 복용한다. 1일 1첩씩 3일 동안 연속해서 먹는다.

이시진의 『본초강목』에 '부용엽은 폐를 맑게 하고 피를 차게 한다. 열을 없애고 해독의 효능이 있다. 모든 크고 작은 옹종을 없애고 악창을 치료하고 소종 · 배농 · 지통의 효과가 있다. 성질은 평하고 맛은 약간 맵고 옹종에 신기한 효력이 있다.'고 하였다.

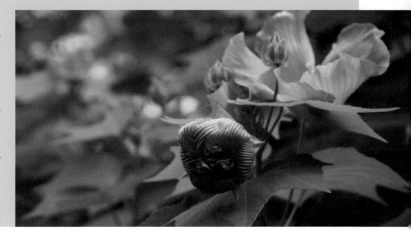

부용

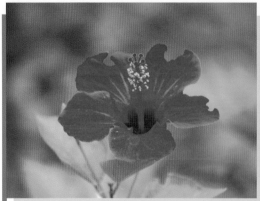
하와이무궁화

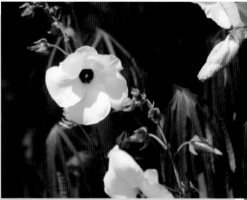
닥풀

부용은 히비스쿠스 속이다. 이 속엔 무궁화를 비롯해 황근, 수박풀, 닥풀, 미국 부용이 포함된다.

닥풀 중국원산의 식물로 뿌리의 점액 성분을 제지용 풀감으로 이용하기 위해 심어 기른다. 꽃과 뿌리, 씨를 이뇨작용을 돕는 약으로 쓰기도 하는데 황촉규라 한다. 줄기가 곧게 서고 가지가 거의 갈라지지 않으며 전체에 털이 있다. 잎은 어긋나게 달리며 손바닥 모양으로 5~7 갈래진다. 꽃은 8~9월에 줄기 끝에 달리는 총상꽃 차례에 연한 노란색 꽃이 옆을 향해 핀다.

미국부용 부용이 목본인데 비해 미국부용은 반목본형 관목이다. 북미 원산으로 관상용으로 심어 기른다.

줄기가 곧게 서고 잎이 어긋나게 달리고 손바닥 모양이지만 깊게 갈라지지 않으며 끝은 꼬리처럼 뾰족하고 가장자리에 둔한 톱니가 있다. 꽃은 8~9월에 위쪽 줄기의 잎겨드랑이에 1개씩 피는데 흰색이나 홍자색이다.

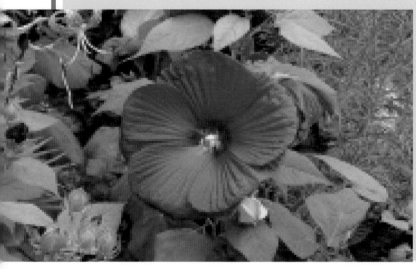
미국부용

향유

(꽃향유)(香薷, 노야기) *Elsholtzia ciliata Hylander*

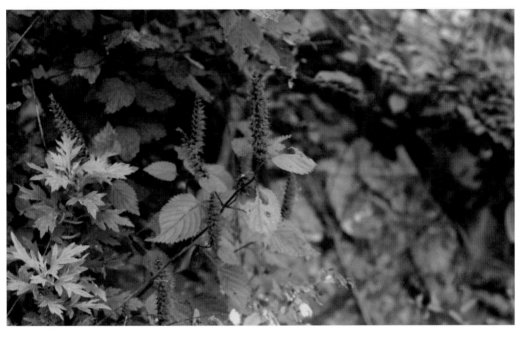

자생지	개화기	채취시기	채취부위
산야(재배)	8~9월	가을	꽃, 열매, 줄기

특징

'밀봉초'라고도 불리는 아주 매운맛이 나며 향기가 진하고 성질은 따뜻하다. 향유차는 차게 마시며, 뜨겁게 마시면 구토가 나기에 행인이나 황련을 가미하면 구토가 방지된다.

• 생김새 •

향유는 우리나라 각처의 들에서 자라는 꿀풀과의 한해살이풀로 강한 향기를 풍긴다. 원줄기는 4각으로 모가지고 키는 30~60㎝ 정도로 잔 가지가 많이 갈라진다.

전체에 연한 털이 있고 잎은 엷은 색으로 마주 달리며 타원형으로 들깻잎과 비슷하고 가장자리에 톱니가 있다. 잎의 밑부분이 뾰족해지면서 잎자루와 붙는다. 꽃은 8~9월경에 원줄기나 가지 끝에서 이삭 모양으로 피고 꽃이 한쪽으로 치우쳐서 빽빽하게 달린다. 꽃의 색은 분홍잎이 나는 진한 자주색이다. 열매는 좁고 거꾸로 선 달걀 모양으로 물에 젖으면 찐득하다. 가을에 꽃과 열매가 붙어 있는 채로 채취해 쓴다.

향유는 꿀이 많으며 주로 어린순과 부드러운 잎은 먹는다. 식용, 관상용, 약용으로 쓰이고 향유의 전체가 모두 쓰인다. 전초(숲草)엔 정유 1%가 있으며, 주성분은 엘솔트 지아케톤, 리날론, 카르보닐기를 가진 물질, 세르쿠이테르펜이다. 씨에는 기름 38%, 푸란, 푸릴, 메틸케톤, 피렌과 기타 테르펜이 있다.

풍습·풍한작용 땀을 내고 서습을 없애며 풍을 쫓는다.

이뇨작용 향유의 휘발성분은 신장을 통해 배설될 때에 혈관의 확장출혈을 촉진하여 여과압을 증대시켜 소변을 잘 보게 한다. 각기의 부종 및 신염의 부종 치료에도 사용된다.

해열작용 열 내림 약으로 감기의 발열오한, 구토, 설사, 광란, 배아픔, 더위 먹었을 때 쓴다.

건위작용 복통, 위장의 소화력이 둔화되고 식욕이 떨어질 때 향유가 예방과 치료에도 좋다.

주의 속이 차거나 음이 왕성한 자는 피해야 한다.

『명의별록』엔 '맛은 맵고 성질은 약간 따뜻하다. 곽란 복통과 구토 설사를 치료하고 수종을 흩어 버린다.' 고 씌어 있다.

『본초정』엔 '맛은 쓰고 맵고, 성질은 차며 가벼운데, 오르기도 하고 내리기도 한다. 여름철에 더위를 먹고 생긴 곽란, 중완교통(中脘絞痛), 소변이 난삽한 것을 치료하며, 위의 열을 내리고 울체를 풀어 준다. 가루 내어 물로 복용하면 비뉵(코피)을 멎게 하고 달여 마시면 풍열로 갑작스런 전근(轉筋)을 치료한다. 습열로 생긴 수종을 제거한다.' 고 씌어 있다.

· 질병에 따라 먹는 방법 ·

여름철 건강 위해 향유는 해표제로서 여름철의 '마황' 이다. 향유는 오래된 것이 좋고 사용시 뿌리는 제거해서 쓴다. 여름철의 발열성 질환에는 차처럼 끓여 두고 마신다.

여름철에 땀을 흘려 물은 보충시 향유와 감초를 끓여 차게 마시면 여름철 건강에 매우 좋다.

기타 향유가 들어간 처방을 살펴보면 후박, 백편두를 가미한 '향유산' 이 있으니 모든 여름철 병으로 토사곽란하는 것을 치료한다. 그 외에 '육화탕', '축비음' 을 들 수 있다.

● **향유 발효액 담그기**

향유나 꽃향유로 발효액을 만드는 시기는 꽃이 한창 피는 8~9월이 좋다. 줄기와 잎은 잘게 부수고 꽃은 열매가 달린 그대로 세 조각으로 잘라서 쓴다. 먼저 물 800g 정도를 기준으로 생강, 대추 각기 20g 정도를 넣고 물이 200g 되도록 끓인 후 식혀서 흑설탕 200g을 향유와 함께 푹 잠기도록 넣고 밀봉해서 응달에서 5~6개월 발효시킨후 발효액만 유리병에 담아 계속 발효시키거나 음용한다.

꽃향유

향유는 전형적인 여름형 초본식물로 양지바르고 촉촉한 곳에서 산다.

우리나라엔 향유, 꽃향유를 비롯하여 가는잎향유가 자생한다. 이외 꽃향유, 애기향유, 좀향유, 변산향유가 있다. 이들은 모두 Elsholtzia 속인데 꽃을 보면 같은 속인 걸 알 수 있으며 꽃이나 잎을 비벼 향을 맡아보면 확연히 알 수 있다.

털향유 속명이 Galeopsis로 원래 북부지방에 자생하는 종으로 알려졌으며, 유럽의 허브인 다우니 헴프 네틀(downy hempmettle)로 보통 갈데오프시스와 같은 속 식물이다. 이러한 부드럽고 깊은 향을 내는 것 이외에 약간 거친 향을 풍기는 Masja 속의 식물로 들깨풀, 쥐깨풀, 섬쥐깨풀 등이 있는데 이들을 향유의 대용을 넘어 이름까지 향유라 붙여 쓴다는 것이 좀 놀랍다. 이들 식물종류가 전 세계에 20여 종이 넘고 중국에도 10여 종이 넘는데 7종이 약으로 쓴다.

꽃향유 산비탈에 기대어 살며, 잎 가장자리 톱니가 향유보다 거칠고 예리한다. 꽃향유는 향유에 비해 꽃이 크고 색이 강하다.

'꽃향유(Elsholtzia splendens Nakai)'는 향유에 비해 꽃이 크고 많이 달리며 색깔이 진하고 아름답다. 또한 향유보다 좀 늦게 피며 잎 뒷면에 선점이 있다. 화관은 입술 모양인데 위의 것은 가운데가 약간 들어가고 아래 것은 3개로 갈라진다.

변산향유 꽃향유에 비해 잎이 가죽질이고 포엽에 털이 없다.

좀향유 한라산 높은 곳에서 바닥을 기어가듯 자라고 잎이 두툼하고 매우 작다. 9월에 줄기와 가지 끝에 달리는 수상화서에 홍자색 꽃이 여러 방향으로 피어난다.

가는잎산들깨(mosja chinensis) 중국 명나라 이후로 이용되었다. 비록 석향유(가는잎산들깨)가 효능은 강하더라도 무조건 향유를 쓰지 말고 증상에 따라 선택하여야만 한다.

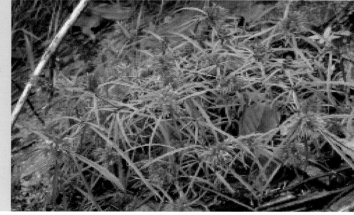

가는잎향유

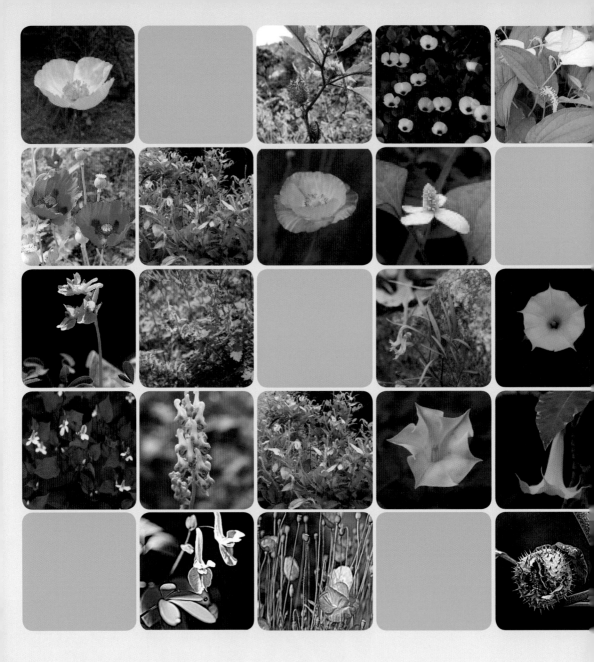

제2장
통증을 완화시키는 산야초

● ○ ○ ■ ■ □

양귀비는 메소포타미아 제국의 아시리아에서는 "기쁨의 꽃"이라는 이름을 지닌다.
고대 세계의 신의 성스러운 식물이었던 양귀비는
그리스 전설에서 아프로디테가 연인
아도니스의 죽음을 슬퍼하며 흘린 눈물로부터 자라났다고 한다.
중국에서는 초나라의 향우가 사랑한 우미인의 무덤에서
피어났다하여 "우미인초(優美人草)"라 한다.

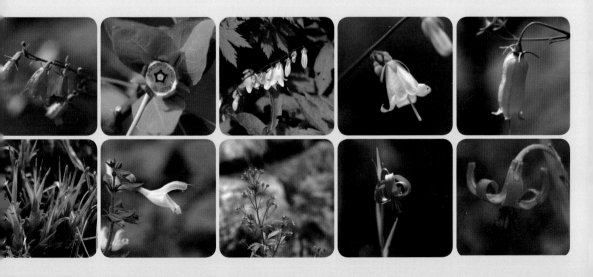

진 교

(진범) *Lyconitum (Aconitum) loczyanum R. Raymund.* (한국)
Gentiana macrophylla Pall (중국)

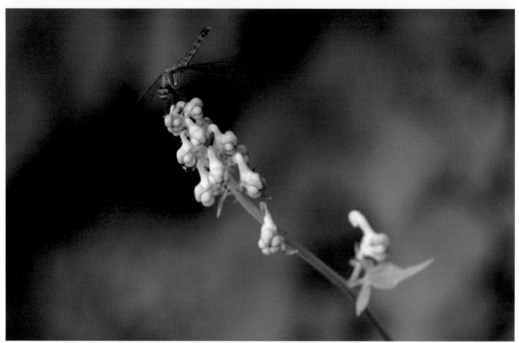

자생지	개화기	채취시기	채취부위
숲속	8~9월	가을	뿌리

특징

"성질은 평하며 약간 따뜻하고 맛은 쓰고 맵다. 효능은 거습 · 지통작용을 한다."

• 생김새 •

진교는 우리나라 숲 속에서 나는 미나리아재비과의 여러해살이풀로서 키가 40~70㎝ 정도 된다. 뿌리는 깊고 흑갈색이며, 줄기는 모가 지고 곧게 선다. 줄기의 윗부분에 잔털이 많이 모여나고 뿌리에서 나는 잎은 잎자루가 길고, 줄기에서 나는 잎은 잎자루가 짧고 손바닥 모양으로 5~7갈래가 나며 갈래의 가장자리는 큰 톱니와 같다.

꽃은 8~9월에 연한 자주색이며 총상화서로 피는데, 원줄기의 끝이나 잎 겨드랑이에서 형성된다. 5개의 꽃받침잎은 꽃잎 같고 뒤쪽 꽃받침잎은 투구같다.

10월에 열매가 열리는데 골돌이 3개이다. 같이 쓰는 식물로 흰진범(흰진교)이 있으며 꽃은 연한 황백색이다.

진교 거풍습약(祛風濕藥)으로 보통 사용되며, 거습·지통에 뚜렷한 효과가 있다. 풍습으로 일어나는 동통증상(관절통, 신경통, 근육통, 두통)은 모두 진교를 쓴다. 거풍습약은 신온조열(新溫燥熱)의 약성이 있어 상용하면 신체를 해친다. 그러나 진교의 약성은 은근하고 윤기가 있어 풍습을 제거할 뿐, 조열은 되지 않으며 허열을 없앤다. 이 때문에 진교는 풍습제거와 허실의 냉증에 사용된다. 특히 풍습병으로 미열이 오래 내려가지 않을 때 사용한다.

진범 고혈압, 뇌출혈, 두통, 복통 등에 쓴다. 뿌리와 줄기를 달인 물은 신경절을 차단해 중추신경을 진정시키고 혈관을 넓히고 혈압을 낮춘다.

『동의보감』에 성질은 평하며 따뜻하고 맛은 쓰고 매우며 독이 없다. 풍·한·습으로 생긴 마비증에 뼈마디가 아픈 것을 다 낫게 한다. 주황(酒黃), 황달, 골증(骨蒸)을 낫게 한다.
『동의학사전』에 맛은 쓰고 맵다. 위경, 대장경, 간경, 담경에 작용한다. 마비증,풍습을 없애고 경맥을 잘 통하게 하고 대소변을 잘 누게 한다. 미친개한테 물린 데에도 쓴다.
하루 6~12g을 달임약, 가루약, 알약 형태로 먹는다. 고혈압에는 혈압을 높이는 성분을 없애기 위해 약재를 5% 암모니아수에 적셔 하룻밤 두었다가 암모니아를 날려보내고 쓴다.

류머티즘 초기 사지 관절에 유주성의 산통이 있다. 특히 어깨, 무릎, 손목, 발목의 관절에 통증이 뚜렷하고 열이 나는 경우에 진교, 방풍, 강활, 적작약을 사용한다.

풍습으로 인한 신경통에
진교를 넉넉히 사용하고, 초기이면 지통약인 천오와 현호색을 배합하고, 길면 활혈을 잘 하는 당귀를 배합한다. 통증이 확산되면 특히 지룡, 우슬을 배합한다.

풍습병에 의한 미열에
진교를 군약으로 우슬, 은시호, 황백, 구갑을 가미해 복용한다.

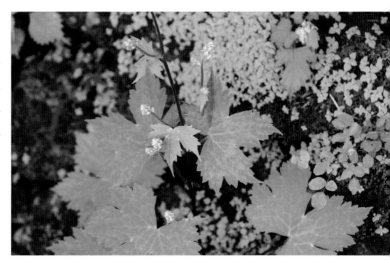
진교

자생하는 미나리아재비과의 진교는 독성 식물로서 주요한 약재 이용해 왔는데 이름이 진범이 맞는지 많은 의논이 있었다. 한자어의 잘못된 이해에서 원래 진교가 진범으로 보는 착오가 생겼다는 것이다. 진범인지 진교인지 이제 중요하지 않다. 중국『신농본초경』이래 'Gentina 속'의 식물을 진교(진범)로 다루고 있다.

신농본초경이래 진교라 부르던 것이 우리땅에 자생하는 진범이나 흰진범이 아니고 용담과 겐티아나 속의 큰잎용담이라는 것이다. 이 식물은 자생하지 않는 종이다. 시장에서 불리우는 진범에는 흰진범이 혼합되어 있다. 일반적으로 뿌리의 모양이 그물처럼 엉켜있다고 해서 '망사초'라 한다.

큰잎용담은 우리가 아는 용담의 종류와 크게 다르지 않다. 용담이란 약재가 특별한 효능이 있음에도 불구하고 유사한 큰잎용담이 또다른 약재로 진교로 이용된다는 것은 이해하기가 어렵다.
한약재가 두 가지 별도의 효능을 가질 수는 있겠지만 진교와 용담이 그런 역할을 한다는 것은 한방체계에서 정리가 필요하지 않을까? 하는 생각이 든다.

진교

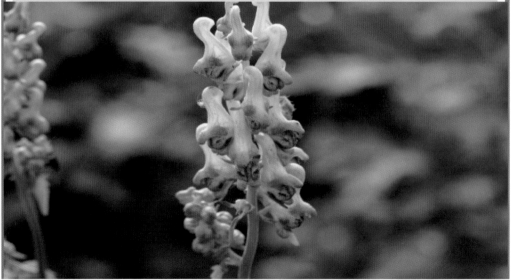

양귀비

앵속각(罌粟殻) *Papaver somniferum L.*

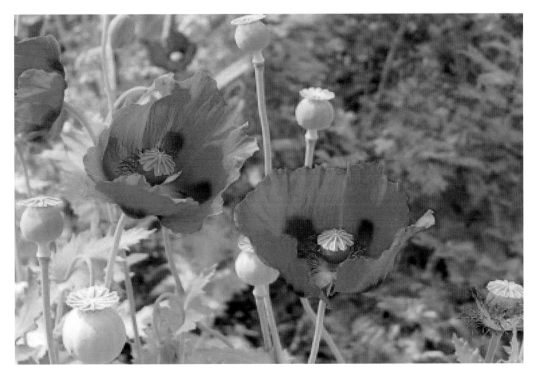

자생지	개화기	채취시기	채취부위
관상	5~6월	7~8월	종자

특징

성질은 평하며 약간 따뜻하고 맛은 시다. 진해 · 진통작용을 한다."

• 생김새 •

약용 또는 관상용으로 기르는 양귀비과의 두해살이풀로서 키는 50~150㎝에 이른다.

잎은 서로 어긋나며 긴 타원형으로 밑 부분의 원줄기를 반정도 감싼다. 끝이 뾰족하며 가장자리에 불규칙한 결각상의 톱니가 있다. 꽃은 5~6월에 흰색, 붉은색 외에 여러 가지로 피며 원줄기 끝에 1개씩 위를 향해 달리며 꽃봉오리가 밑으로 쳐진다.

많은 수술과 1개의 암술이 있고 암술머리가 방사형이며 열매는 삭과로 둥근 형태이고 익으면 윗부분의 구멍에서 종자가 나온다. 씨방에는 3만개 이상의 씨가 들어 있다. 마른 양귀비 열매의 껍질을 '앵속각' 이라 한다.

아편은 익지 않은 열매를 상처 내어 받은 유액으로 만든다.

수렴 · 진해작용 만성적인 해수로 담량이 많지 않은 경우에 좋다.

> 메소포타미아 제국의 아시리아에서는 양귀비가 '기쁨의 꽃'이라는 이름을 지닌다. 고대 세계의 신의 성스러운 식물이던 양귀비는 그리스 전설에서 아프로디테가 연인 아도니스의 죽음을 슬퍼하며 흘린 눈물로부터 자랐다고 한다. 중국에서는 초나라 항우가 사랑한 우미인의 무덤에서 피어났다하여 '우미인초(優美人草)'라 부른다.

· 질병에 따라 먹는 방법 ·

주의 앵속각의 연속 사용은 좋지 않고, 단미의 경우엔 10g을 한도로 끓이거나 가루로 사용한다.

오랜 해수에 해수가 장기간에 걸쳐 치유되지 않아 체질이 점점 약해지고 담이 적으면서 호흡곤란이 보일 경우는 앵속각에 오매를 배합해 사용하면 좋다. 여기에 가자, 오미자, 반하(강)를 가세하면 수렴 · 지해의 효과는 더욱 좋아진다.

만성 설사로 배꼽 주위에 냉복통에 물설사를 하고 기름지거나 조금만 찬 음식을 먹으면 설사를 할 경우가 있다. 이때 당삼, 복령, 백출, 적석지 등에 앵속각을 가미해 쓴다.

오랜 이질에 이질의 경과가 1개월 이상되어 지사제를 복용해도 효과가 없을 때도 앵속각 10g을 꿀에 구어 볶아 쓰며 여기에 백출, 산약, 편두를 배합해 사용한다.

어린이, 노인이 잦은 소변을 보는 경우에 수렴작용이 뛰어나기 때문에 익지인, 상표초, 복분자를 배합해 사용한다.

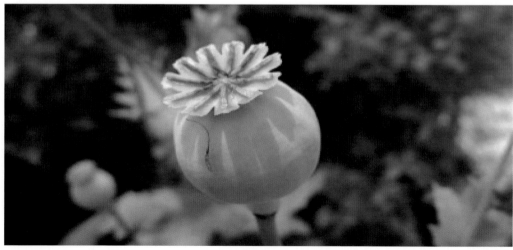

양귀비

물양귀비

양귀비 종류중에서 아편의 성분이 없고 관상용으로 쓰이는 것엔 개양귀비 외에도 여러 종류가 있는데 아이슬란드포피, 브랙티드포피, 캘리포니아포피 등이 있다.

개양귀비 유럽중부 원산의 두해살이풀로 양귀비를 닮았으나 아편의 성분이 거의 없으며 전체에 털이 있고 양귀비보다 가냘퍼 보이면서도 아름다워 진짜가 아닌 가짜의 양귀비란 의미다.

개양귀비는 키가 50cm 정도로 잎이 모두 가늘고 줄기가 곧게 서며 잎은 호생하며 깃털처럼 잘게 갈라진다. 꽃망울은 둥글 납작하며 꽃이 피면 고개를 들고 위를 향한다.

종명은 rhoeas로 여춘화라고 부른다. 한방에선 꽃을 포함한 지상부를 해소, 복통, 이질, 설사 등을 치료하는 약으로 쓴다.

유럽에선 씨를 빵에 넣어서 먹고 기름을 짜서 남은 줄기는 채소로 꽃잎은 시럽이나 술을 담그어 마신다.

두메양귀비 백두산 중턱이상에서 자라는데 뿌리가 곧고 깊게 들어간다. 꽃은 7~8월에 올라오는 꽃줄기 끝에 노란색으로 1개씩 핀다. 흰색으로 피는 것 흰두메양귀비로 부른다.

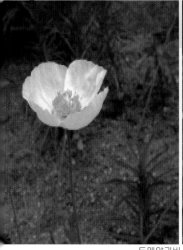
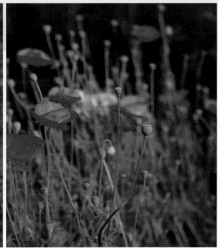
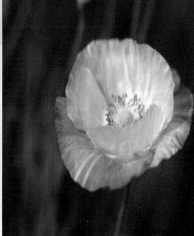

두메양귀비   개양귀비   캘리포녀양귀비

흰독말풀

양금화(洋金花) *Datura metel. L.*
Datura stramonium L.

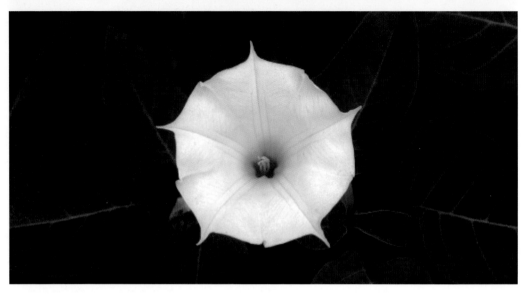

자생지	개화기	채취시기	채취부위
길가	6~7월	여름~가을	꽃, 잎, 씨

특징
성질이 따뜻하고 맛은 맵다. 폐와 천식에 효과가 있고 풍을 제거하고 마취,통증 완화한다.

• 생김새 •

흰독말풀은 열대 아시아가 원산지로 원래 재배하던 것이 퍼져 길가에서 자라게 되었다. 가지과 의 한해살이풀로 원줄기는 높이가 1m에 달하고 곧추 자라며 굵은 가지가 많이 갈라진다.

잎은 어긋나지만 때로는 마주보기도 한다. 잎자루가 길며 넓은 계란꼴로 가장자리에 결각상의 톱니가 있거나 밋밋하기도 한다. 꽃은 6~7월에 흰색으로 피며 잎겨드랑이에 1개씩 달린다.

열매는 8~10월에 달리며 삭과로서 둥글며 가시 같은 돌기가 밀생하고 깨같은 흰색의 종자가 있다. 열매는 잎과 뿌리와 함께 약용으로 쓰며 '만다라자' 라고 한다. 꽃은 7~9월에 개화한 것 을 곧바로 채취해 그늘에서 건조시켜 사용하기도 하며 이를 '양금화' 라 한다.

• 효능 •

진통과 마취작용 성질은 따뜻하고 맛은 맵다. 씨앗도 열매가 성숙되는 여름에서 가을철 사이 에 채취해 햇볕에 말려둔다.

독말풀

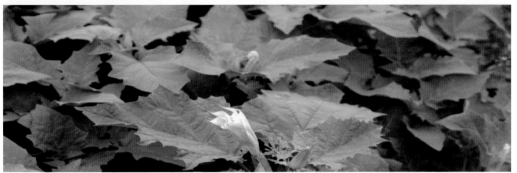
독말풀

• 생김새 •

독말풀은 열대 아메리카가 원산지이며 꽃이 연한 자주색이다. 열매는 계란꼴이고 4개로 갈라져 흑색종자가 나온다. 꽃은 8～9월에 핀다. 열매에 가시가 없는 것은 '민독말풀' 이라고 한다.

• 효능 •

히요신, 히요스치아민, 아트로핀의 성분이 함유되었으며 꽃도 약으로 쓴다. 꽃이 필 때 잎을 따며 말린 후 약으로 쓴다. 줄기를 베어서 말린후 잎을 뜯어내면 알칼로이드 함량이 높다. 독말풀의 꽃, 잎, 씨에는 모두 마취와 진통작용이 있고 그 중에서 종자의 효과가 가장 강하다.

잎과 꽃은 진경 · 지통제 기관지천식, 잦은 기침, 심장병으로 인한 느린 맥에 쓴다. 특히 꽃은 경련을 단시간에 해수 · 천식 발작을 완화시키므로 만성 기관지염에 담이 적을 때 사용한다.

씨는 위통, 풍습 관절통, 신경통의 발작시 높은 지통효과 기침으로 인한 기관지염 급성발작을 경감하는 효과가 있다. 아프로핀류산염의 원료로 쓰며, 마취제로서 만다라(꽃, 잎, 씨)는 천궁, 천오, 황기 등과 배합하여 근육 주사용 주사액으로서 외과 수술의 전신마취에도 사용된다. 이시진의 『본초강목』에는 "씨를 채취해 그늘에서 말린 후 가루내서 따뜻한 술에 타서 먹으면 잠시 후 취한 상태가 된다."고 한다.

• 질병에 따라 먹는 방법 •

주의 어린이에겐 사용을 금하고, 독말풀은 독성이 강한 약재로 사용량은 매회 0.15g이내 1일 최대 0.45g이다. 중독 증세로 환각상태가 되면 입술이 마르고, 구토가 나고, 눈의 동공이 커진다.

풍습으로 사지에 통증이 있으면 독말풀 씨를 소주에 담가 우려낸 것을 마시거나, 꽃을 말려 가루 내어 환약을 만들어 먹는다.

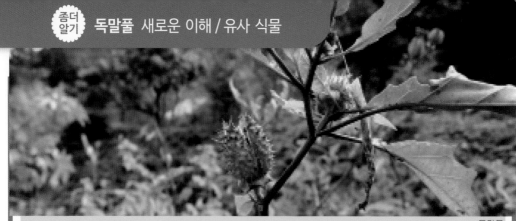

독말풀

독말풀은 속명이 Datura(다투라)인데 한자어로 '만다라', '양금화'로 부른다. 다투락 속엔 전 세계에 16종이 있으며 대다수가 열대와 아열대 지역에 분포하고 소수가 온대지역에 분포한다.

독말풀은 종명이 Stramonium, 흰독말술은 Metel, 털독말풀은 Innoxia인데 기본적으로 유사한 성분구성으로 되어 있다.

털독말풀 털독말풀은 모만다라, 북양금화로 하는데 털독말풀에는 주로 알칼로이드 성분이 들어 있고 스테로이드락튼 등이 들어 있다.

연구결과 북양금화에는 마취, 진통, 항균, 항산화 등의 작용이 있고 효능으로는 기침, 천식을 멎게 하고 통증을 제어한다

털독말 풀은 꽃이 희고 짧고 부드러운 털이 잎, 줄기에 있다.

천사의 나팔꽃 남아메리카 원산으로 독말풀과 비슷한 성분을 갖고 있다.

흰독말풀 흰독말풀을 "백만다라", "양금화"로 부른다. 독말풀은 키가 크고 잎 가장자리가 날카롭고, 흰독말풀은 키가 1m 내외로 피고 잎 가장자리가 밋밋하고 꽃은 훨씬 크다.

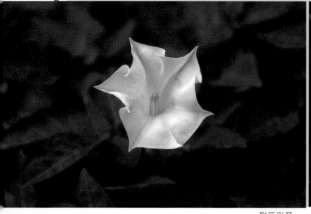

털독말풀

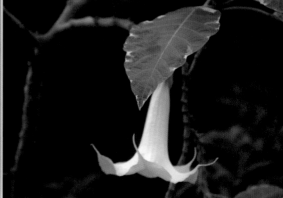

천사의 나팔꽃

약모밀

어성초 *Houttuynia cordata Thunb.*

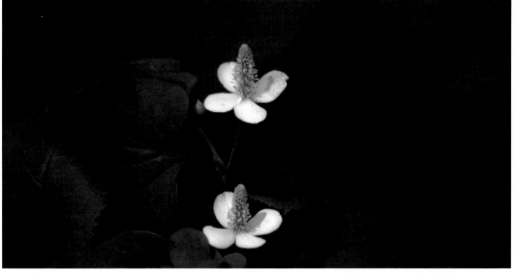

자생지	개화기	채취시기	채취부위
습지(재배)	5~6월	5~6월	잎, 꽃

특징

맛과 성질이 따뜻하며 쓰고 맵다. 진통 · 진해 · 이뇨 · 해독작용을 한다.

● 생김새 ●

약모밀(어성초)은 중남부지방의 습한 곳에서 자라는 삼백초과 여러해살이풀이다. 잎과 꽃, 뿌리가 흰색이라 붙여진 이름인 '삼백초'는 맨 윗부분의 두 세개 잎은 흰색이다. 잎이 메밀잎을 닮았고 약으로 쓴다고 해서 '약모밀', 진한 생선 비린내가 난다고해서 '어성초'라고도 불린다. 땅속줄기는 옆으로 길게 뻗는다. 원줄기에는 털이 없고 키가 20~50㎝로 곧게 자란다.

잎은 어긋나고 잎자루가 1~5㎝ 정도로 밑부분이 다소 넓어서 원줄기를 감싼다. 잎은 넓은 심장형이며 길이는 3~8㎝ 정도로 뚜렷한 5~7개의 맥이 있다. 표면은 연한 녹색이며 뒷면은 흰색이고 끝이 뾰족하고 가장자리가 밋밋하다.

5월경에 원줄기 끝에서 짧은 꽃자루가 나와 1~3㎝ 정도의 이삭화서가 발달하여 흰색의 양성화가 달린다. 포는 4개이고 꽃차례 밑에 십자형으로 달려 꽃같이 보이며 타원형이다. 꽃은 화피가 없고 세 개의 수술이 있어 노란색으로 보인다.

9월에 씨앗이 여물고 삭과는 암술대 사이에서 갈라져 연한 갈색의 종자가 나온다. .

꽃을 포함한 줄기와 잎을 모두 약재로 쓴다. 꽃 피고 있을 때 전초를 채취하여 그늘에서 말린다. 주로 간, 폐에 들어가며 기침, 백일해, 기관지염, 간염, 황달, 위궤양에 쓰인다. 주요성분은 정유, 코르다린, 염화칼륨, 데카노일, 아세트 알데히드, 황산칼륨 등이 들어 있다.

항균작용 이질균에 대한 항균작용을 한다.

이뇨 · 소황작용 황달성 간염으로 인한 황열에 효과적이다.

지해 · 화담작용 호흡기의 염증에 뛰어난 치료효과가 있다.

보통 말린 약재를 하루에 3~6 g 복용한다. 1회 1~2 g 씩 200 cc 물로 달여서 복용한다.

만성 이질에 압척초, 백두옹, 황련, 목향을 사용하면 항균, 소염 및 지사작용을 한다.

황달성 간염에 소변, 눈과 몸에 황열 증상이 나타나면 어성초, 인진, 백작약을 사용한다.

기침이 심하고 황색담을 뱉는 경우 패모, 자원, 관동, 전호, 행인(杏仁)(살구)을 사용하면 지해와 화담 효과가 매우 좋다.

폐의 농양에 심한 기침과 농혈에는 길경, 동과자, 의이인, 황련, 용담초를 가미하여 복용한다.

폐암에 반지련, 원삼, 생지황, 노근, 금은화, 천화분을 가미하여 달인다.

옴, 종기, 뱀과 벌레 물린 상처에 생풀을 짓찧어 즙을 내어 바른다.

● **어성초 차 만들기**

싱싱한 잎을 따서 햇볕에 2~3일 정도 말린 뒤 썰어 그늘진 곳에서 말린 후 끓는 물에 3분 정도 우려내 마신다. 맛은 옅은 보리차 맛이다.

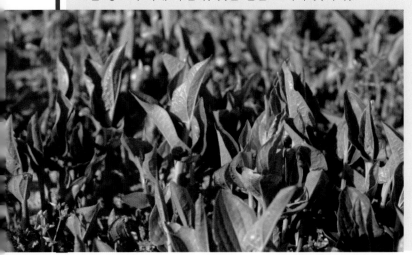

연한 잎과 땅속줄기를 식용으로 쓴다. 비릿한 냄새가 나므로 데쳐서 우려낸 다음 나물로 하거나 기름에 볶아 먹는다. 잎은 찹쌀가루를 입혀 튀김으로 먹는다.

약모밀

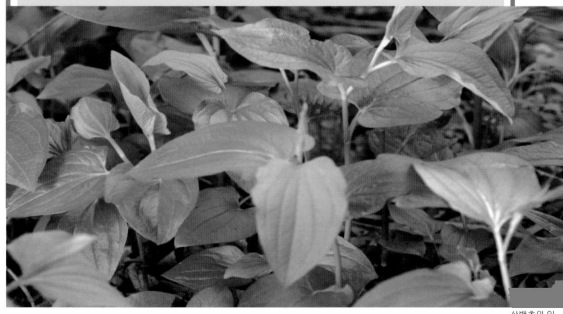

약모밀

전세계에 오직 1속 1종 식물로 원산지가 아시아 동부와 동남부에 분포한다. 가장 넓은 분포지역은 중국이다.

우리나라엔 제주도, 안면도, 을릉도에 자생하는데 비록 외국에서 들여왔다해도 재배가 아닌 선택된 자생지에서 무리지어 자라는 건 틀림없는 자생식물이 된 것이다.

명의별록 하품에 즙채의 "즙으로 처음 기재되었고 어성초란 이름은 본초강목에 처음 기재되었다.

일본에선 십약(十藥) 중약(重藥)으로 부른다. 일반적으로 한방 약재로서 보다 민간요법에서 많이 활용된다.

영양성분으로 섬유질, 단백질, 미네랄이 풍부하고 예로부터 항균, 면역증강, 항염증, 이뇨작용이 있고 화농, 치질, 부스럼에도 사용한다.

삼백초의 잎

현호색

연호색 *Corydalis turtschaninovii Bess*

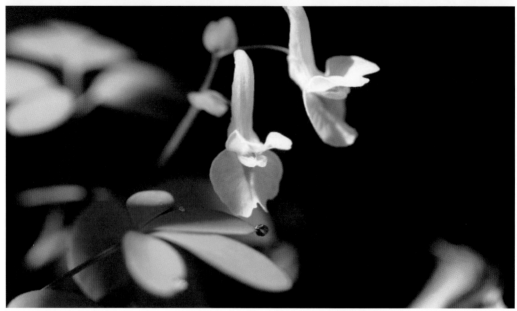

자생지	개화기	채취시기	채취부위
산, 밭	4월	가을~겨울	뿌리

특징

맛은 맵고 성질은 따뜻하다. 간경, 심포경, 폐경, 비경, 소염 · 지통 효과가 있다.

• 생김새 •

현호색은 우리나라 산이나 습기 있는 논과 밭에서 자라는 양귀비과의 여러해살이풀이다.

속명 코리달리스는 종달새란 뜻의 그리스어에서 유래되었다. 이른 꽃 모양이 종달새 머리의 깃과 닮았기 때문이라 한다. 땅속의 뿌리줄기 끝에서 줄기와 잎이 나온다. 줄기는 연하고 약간 비스듬히 서고, 밑동 위에 큰 비늘잎이 있어 그 부분에서 가지가 갈라진다.

꽃잎은 4장이며, 겉에는 아래위로 2장이 보이고 속에는 나머지 2장 혀처럼 뭉쳐있다. 잎은 어긋나게 달리고 삼출복엽으로 갈라진 잎은 녹백색이고 뒷면은 분백색이다. 꽃은 자주색이며 이른봄에 총상화서(總狀花序)로 긴 화축에 꽃자루 길이가 같은 꽃들이 밑에서 피어 올라간다.

7월에 씨가 여물고 삭과는 콩 건덕지 모양으로 긴 타원형이며 한쪽이 평평하면서 양끝이 좁으며 5~6월에 경엽이 말라죽은 후에 괴경을 캐낸다. 주로 약재로는 괴경이 크고 살찐 것을 사용한다. 질이 견실하고 내부에 색이 노랗고 광택이 있는 것이 좋다.

현호색은 기혈을 잘 돌게 하고 어혈은 없애며 아픔을 멈추고 월경을 고르게 한다.

뚜렷한 지통작용 현호색은 급·만성의 통증에 사용된다. 지통효과는 지속성이 있으면서 독성은 없다. 급성 통증에 대량으로 사용할 수 있어 그 효과를 제대로 볼 수 있으며 만성에 대해서도 지속적인 사용이 가능하다. 위통, 신경통, 관절통에 대한 지통효과가 아주 빠르다.

월경통, 산후통의 상용약 각종 원인의 월경통, 산후통에 매우 효과적이다.

『본초비요』에 "맛은 맵고 쓰고 성질은 달다. 폐비, 심포, 간경에 들어간다. 혈중의 기체와 기중의 혈체를 행하게 하고 소변을 통하게 하며 풍비를 없앤다. 기가 엉키고 혈이 맺힌 증상과 상하 내외의 모든 통증을 치료한다.

징가와 붕림(崩淋), 월경부조를 치료한다. 산후의 혈훈과 폭혈이 상충하는 증상을 치료하여 절상(折傷)과 적혈(積血), 위급한 산기를 치료한다. 혈을 다스리고 기를 조절하는 데에 좋은 약이다."고 한다.

『본초정』에 "맛은 쓰고 약간 맵다. 성질은 약간 따뜻하며 간, 담경에 들어간다. 기체를 잘 행하게 하고 체혈을 부수니 혈중기약(血中氣藥)이다.

그러므로 복통을 멎게 하고 월경을 통하게 하고, 질박응어(跌撲凝瘀)한 것을 부수어 주며 낙태를 시키고 소변을 조절하게 한다"고 한다.

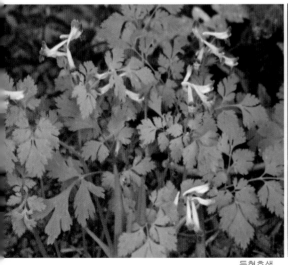

들현호색

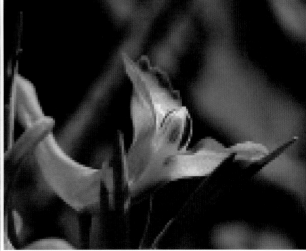

현호색

덩이줄기의 잔뿌리를 다듬어 말려, 증기에 찌거나 끓는 물에 데쳐 말려서 복용한다.

주의 현호색은 기미가 신온하므로 초기 신경통에 관절이 붉게 부으면 사용을 해선 안 된다.

만성 위통에 만성 통증으로 변색이 흑색이면 유향, 포황, 오령지를 배합하여 복용한다.

웨궤양에 현호색에 수렴·지혈제인 지유, 오매, 괴화를 배합하면 어혈과 통증을 멈출 수 있다.

만성 간염에 간장에 통증이 있으면 울금, 지각, 시호를 사용하면 소염, 지통의 효과를 본다.

신경통에 지룡과 천오를 배합해서 쓴다. 풍습성 관절통에 거습, 지통약과 배합하여 사용한다.

월경통에 자궁 안에서 어혈이 뭉쳐있거나 자궁의 경부가 좁아져 생기는 월경통에 효과가 좋다. 이때에는 천궁, 익모초, 홍화, 오령지를 섞어 사용한다.

산후 복통과 산모의 찬 몸에 산후에 피가 부족하여 몸이 차고 배가 늘어나서 생긴 통증, 밥맛이 없으면 향부자, 백작약, 금령자를 더한다.

자궁 염증에 모든 질병에 현호색을 쓴다. 익모초, 적작약, 황금을 배합해 쓰면 좋다.

● **현호색 발효액 담그기**

현호색은 덩이뿌리를 잘 씻어 즙이 나올 정도로 부수어서 흑설탕과 함께 발효를 6-8개월 시킨 후 음용한다. 현호색은 질병에 따라 세심하게 음용을 한다.

● **현호색 식초로 법제(法製)하기**

이기지통(利氣止痛)의 작용을 증대하기 위해 식초를 가지고 법제를 한다. 현호색을 솥에서 3시간 약한 불로 진한 황화색이 될 때까지 볶아 촉촉할 때 꺼내 그늘에 말린다. 너무 볶으면 알칼로이드가 파손된다. 술로 법제를 하면 피의 흐름을 원활하게 하며, 식초로 법제를 하면 조혈을 잘하고, 생것으로 쓰면 파혈을 하는 기능이 있다.

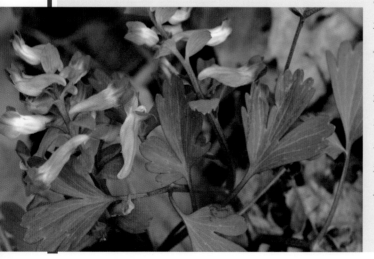

자주괴불주머니

현호색과 corydalis 속중에 과불주머니 종류를 빼고도 많은 종류가 있는데 이름이 완도현호색, 섬현호색, 난장이현호색, 각시현호색, 점현호색 등이 있다.

지금이나 옛날이나 우리나라 약재시장엔 중국산 현호색이 대부분이다. 이 속의 식물의 종류는 세계적으로 400여 종이 넘고 북쪽의 온대지역, 남쪽의 아프리카 인도에 걸쳐 분포되어 있다. 중국엔 300여 종이 있고 이중에 약용 가능한 것이 30여 종이 넘는다고 한다. 이중에 정품으로 인정되는 것이 C. turschaninovii, C. yanhusua이고 그 밖에 C.bulbosa, C. ternata, C.nakaii 가 중요시 된다.

우리 이름으로 말하자면 들현호색, 조선현호색이 학명과 비교하며 해당되지만 정확치도 않다. 자생하는 종류는 많다해도 이제는 재배한 약재를 이용할 수 밖에 없기에 과연 어떤종이 가장 바람직할지는 숙제가 될 수 밖에 없다.

댓잎현호색 줄기 및 가지 끝에 5~6개 붙고 꽃가루는 가늘고 긴 통을 가진 입술 모양이고 잎이 작은 댓잎 같고 꽃은 연한 보라색이다.

갈퀴현호색 강원도 산지 숲속에서 자란다. 꽃이 3~4월에 줄기 끝에 달리는 총상꽃차례에 5~13개의 진한 청자색 꽃이 모여 핀다. 꽃받침이 갈퀴모양인 점이 특징이다.

들현호색 제주도이외 지역의 들녘이나 논 밭근처에서 무리지어 자란다. 꽃은 4~5월에 줄기 끝에 달리는 총상화서 차례에 밝은 홍자색으로 모여핀다.

조선현호색 산지의 숲속에서 자란다. 잎은 어긋나게 달리고 3출엽이다. 소엽이 손바닥 모양으로 깊게 갈라진다. 꽃은 3~5월에 줄기 끝에 달리는 총상꽃차례에 보라색 꽃이 모여 핀다.

빗살현호색 잎 끝은 가늘게 빗살 모양이 찍혀 있으며 많이 야생한다

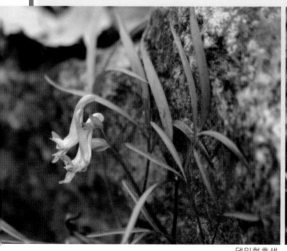

댓잎현호색

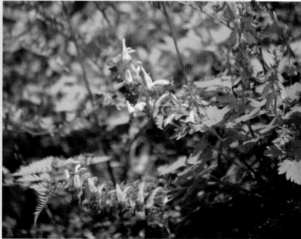

들현호색

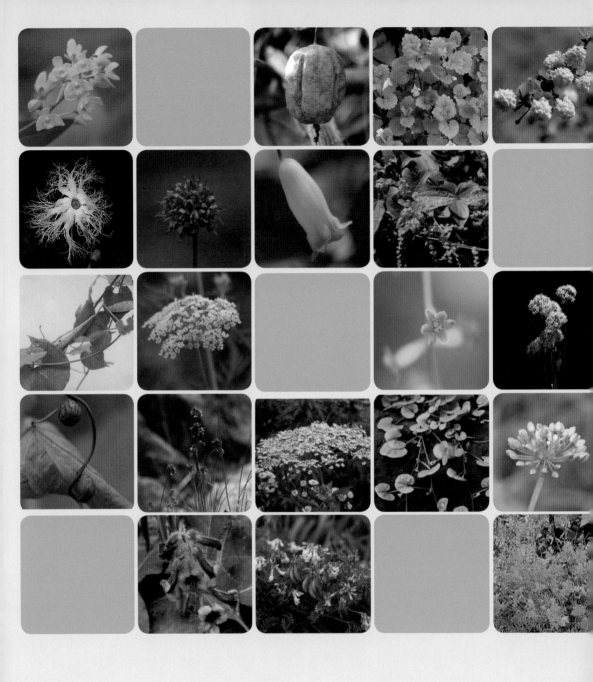

제3장
강장. 자양에 쓰이는 산야초

●○○■■□

삼지구엽초는 양기가 끊어져서 발기하지 못하거나,
음기가 끊어져서 생산할 수 없는 증상을 치료한다.
냉풍노기와 사지가 마비되는 증상을 치료하는데,
북쪽에 어떤 양이 하루에 백번이나 교합하였는데 이것을먹여서
그렇게 강해졌으므로 "음양곽(淫羊藿)"이라 부르게 되었다고 한다.

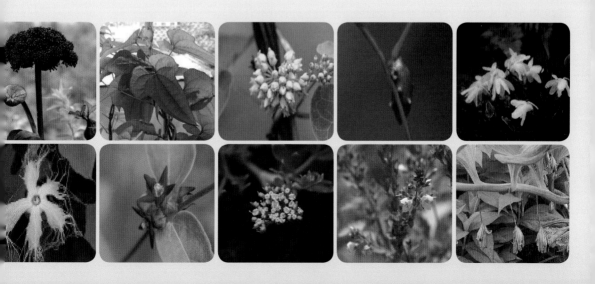

하눌타리

과루(瓜蔞), 괄루 *Trichosanthes Kirilowii Maxim*

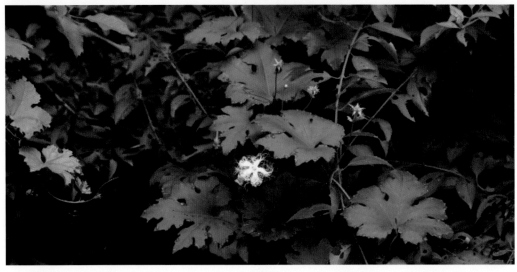

자생지	개화기	채취시기	채취부위
산기슭	7~8월	가을	열매, 뿌리

특징
맛은 쓰고 성질은 차다. 강장 · 해열 · 거담 · 진해 · 소염작용을 한다.

● **생김새** ●

하눌타리는 중부 이남에서 자라는 박과에 딸린 암수 딴그루의 덩굴식물이다. 가을에 참외보다 작은 열매가 황금빛으로 익어 이듬해 봄까지 줄기에 달린다. 다년생 덩굴성 초본으로 줄기는 가늘고 세 갈래의 덩굴손이 나와 다른 물체를 감고 올라간다. 8월에 박꽃과 비슷한 백색 꽃이 피며 꽃잎이 실처럼 여러 개 갈라진다. 뿌리는 고구마처럼 굵고 줄기는 가늘다.

● **효능** ●

생약으로 뿌리와 종자를 사용한다. 뿌리는 '과루근' 이라 하며 강장 · 해열 · 거담약으로 쓰이고 종자는 '과루인' 이라 하며 진해 · 거담 · 해열 · 소염약, 항암으로 사용한다.

뿌리/잎 효능 뿌리 전분은 눈처럼 희고 염기성 단백질인 트리코산틴을 함유해 '천화분' 이라 한다. 가을에 뿌리를 캐야 약으로 쓸 수 있다. 잎은 과루경엽은 더위를 먹고 열이 나는데 쓴다.

열매/씨 효능 열매는 둥글고 지름이 7㎝ 정도이며 사지 통증에 열매 삶은 물로 술을 담가 마시면 효과가 좋다. 씨는 기침 가래약, 변비, 진통약으로 쓴다.

과루인을 쓴 처방에는 '소함흉탕', '과루해백백주탕', '과루지실탕(瓜蔞枳實湯)'이 있고 과루 근을 쓴 처방에 '소청룡탕', '소시호탕', '시호계지건강탕' 등이 있다.

발열을 수반한 병후에 이때는 체액의 소모가 많아지고 입과 입술이 마르는데, 천화분 40g에 석곡, 금은화, 국화를 더해 복용하면 생진과 지갈의 효능을 얻는다.

참고로 천화분은 뛰어난 소염작용이 있으며 감기의 발열을 물리친다.

『신농본초경』에 "과루인의 맛은 쓰고 성질은 차갑다. 소갈과 신체 발열을 치료한다. 갑갑하면서 그득하고 심한 열을 치료한다. 허를 보하여 속을 안정시킨다."고 하였고 『명의별록』엔 "과루인은 무독하다.

장위속의 완고한 열과 8가지의 황달, 입술과 입이 건조해지고 숨찬 증상을 치료한다. 생리를 나오게 하고 소변이 쉽게 흐르는 것을 막는다. 열매는 가슴 저림을 치료하고 얼굴을 윤택하게 한다. 줄기와 잎은 속열과 더위 먹은데 쓴다."고 하였다.

『본초비요』엔 "천화분은 맛은 시어서 능히 생진하고 달아서 위를 상하지 않게 하며 약간 쓰고 차서 화를 내리고 윤조한다. 활담(滑痰)하고 갈증을 푼다. 생기하고 배농하며 소종하고 행수(行水)하며 통경한다. 소변을 자주 보는 증상을 그치게 한다. 열광, 유행병, 위열, 황달, 입과 입술이 마르는 것을 치료하며 중독, 발배, 유옹, 치창(痔瘡)을 치료한다.

● **과루지실탕 만들기**

과루지실탕은 담이 맺혀 가슴이 꽉 찬듯하고 기급(氣急)함을 다스린다.

재료: 과루인, 지실, 길경, 적복령, 패모, 진피, 편금, 치자 각 4g, 당귀 2.5g, 사인, 목향 각 2g, 감초 1.2g을 쓴다.

● **하눌타리 발효액 담그기**

잎이나 줄기가 왕성할 땐 꽃이 피기 전이다. 이때에 줄기와 잎을 걷어내서 잘게 자른 후에 용기에 넣어 감초, 생강, 대추를 진하게 달인 즙을 흑설탕과 함께 넣어 발효시킨다. 여기에 뿌리도 넣어 발효시킬 수 있다.

그렇지만 뿌리만 가지고 발효시키는 것은 마땅하지 않다. 하눌타리의 기는 줄기요 열매에 있다. 열매는 많이 달리지 않지만 효능이 특이하여 잎, 줄기와 함께 발효액을 담그면 좋다. 방법은 잎, 줄기를 발효시키는 방법을 응용하면 된다.

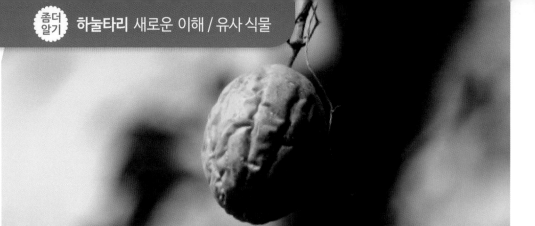

이 속의 식물은 전 세계에 약 50여 종이 있으며 동남아지역에 주로 분포한다.
괄루근의 약명은 신농본초경의 중품에 처음 수록 되었다.
중국약전에 이 종을 천화분, 과루, 과루피, 과루자의 법정기원식물 내원종 가운데 하나로 수록 하였다.
실제 시장의 천화분 상품의 종류가 30여 종에 가깝고 과루피, 과루자의 상품은 20여 종이나 된다. 건강음료로 상품개발을 위한 연구는 향후 전망이 매우 밝다.
하눌타리는 하늘수박 개다래로 부르기도 하지만 원래 하늘다래로 부른 것으로 추정된다.
자생하는 노랑하눌타리는 잎이 3~5 갈래로 얕게 생기고 열매가 타원형이다. 주로 제주도 남부 섬 지방에서 잘 자리고 전체에서 특유한 향이 난다.

과루인(종자)을 꿀과 기름에 법제(法製)하기

과루인의 우량품은 겉껍질이 반들반들하고 회백색이며 종피는 딱딱하여 입자가 고르고 통통하며 맛은 달고 약간 쓰면서 떫고 기름기가 많다. 구기자와 배합해서 사용한다. 장기설사 환자 금기. 야(夜)가 인(仁)보다 우월하다. 과루인은 감미가 있어 보폐(補肺)하고 한성(寒性)으로 윤하(潤下)한다. 능히 상초(上焦)의 화(火)를 맑게 하고 해수를 치료하고 흉중의 울열로 생긴 찌꺼기를 쓸어버린다.

꿀을 쓰는 방법

솥에 과루인을 넣고 약한 불로 볶다가 껍질이 벌어지고 향기가 나면 즉시 꿀물을 가한다. 붉은색이 돌고 광택이 나면 솥에 불지 않게 꺼내어 식힌다. 법제(과루인 100kg, 꿀 6kg)후 거담제인 지수화담(윤폐지수환)에 사용된다.

기름을 제거해 쓰는 방법

과루인의 껍질을 제거하고 속씨를 부수어 기름을 짜내고 채로 쳐서 가루를 쓰면 한열의 작용이 완화되서 청열지해(청기화담환) 등에 사용된다.

석 곡

Dendrobium moniliforme(L.) sw.(石斛)
Dendrobium nobile Lindl.(금채석곡)

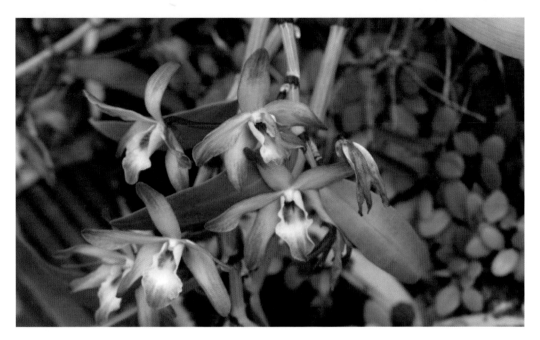

자생지	개화기	채취시기	채취부위
남부지방	5~6월	가을	뿌리

특징

성질은 차고 맛은 달고 담담하다. 효능은 청폐 · 생진작용을 한다.

● 생김새 ●

석곡의 속명인 덴드로비움Dendrobium (덴드로비움)은 그리스어의 '나무' 라는 뜻과 '산다' 라는 뜻의 합성어로 '나무 위에서 산다' 는데서 유래되었다. 남부지방의 바위, 고목 등에 붙어 자라는 소위 착생란인 상록다년초로 뿌리줄기에서 굵은 뿌리가 많이 나며 여러 개의 대가 나와 키가 20㎝ 정도로 곧추 자라고 오래된 것은 잎이 없고 마디만 있으며 녹갈색을 띤다.

잎은 서로 어긋나며 빤질빤질하고 피침형이다.

꽃은 5~6월에 원줄기에 1~2송이씩 달리며 흰색 또는 연분홍색이며 향기가 있다.

꽃받침은 피침형이고 끝이 뾰족하고 꽃받침 조각은 길고 가느다란 '거(鉅)'를 이룬다. 순판은 약간 짧고 뒤에 짧은 거가 있으며 밑부분으로 암술을 양쪽에서 감싼다.

석곡은 주로 가을철에 채취하여 음지에서 말린 후 잘게 썰어 그대로 사용한다. 석곡에는 다량의 점액질을 함유하고 있어 진액이 소모된 질병에 상용되는 약이다.

청폐 · 생진작용 오랜 해수에 담은 적지만 끈적거려 뱉기가 어렵고 인후가 건조해 담중에 피가 섞여 나오는데 뛰어난 효과를 보인다.

해열작용 풍습병에 의한 미열, 부인의 만성적 미열을 내리게 하는 작용도 있다.

명목작용 석곡은 눈을 밝게 하는 효능이 있다. 이외 성대의 수종 및 충혈을 없앤다

· 질병에 따라 먹는 방법 ·

오랜 해수, 가래에 피가 섞여 나오면 맥문동, 원삼, 행인을 가미해 복용한다. 이러한 증상이 만성인 자는 석곡을 차처럼 달여 마신다.

폐결핵에 피를 토하고 마른 해수가 나고, 가슴이 저미고, 담이 많으면서 생선 비린내가 나는 증상에는 사삼, 맥문동, 원삼을 배합해 사용하면 해수를 멎게 하고 증상을 경감시킨다.

풍습병에 의한 미열에 진교와 우슬을 가미하여 복용한다.

부인의 만성병에 의한 미열에 적작약, 단삼을 가미하여 복용한다.

시력감퇴, 야맹증에 안구가 건조하고 뻑뻑할 때는 결명자, 구기자, 여정자를 배합해 '육미지황환' 과 함께 사용하면 효과가 좋다.

목소리가 쉬고, 목구멍이 붓거나 건조하면 석곡을 단미로 사용하여, 박하, 맥문동을 함께 끓여 마신다. 10g을 차처럼 끓여 아침, 저녁으로 마시면 성대가 부드럽고 목소리가 맑고 커진다.

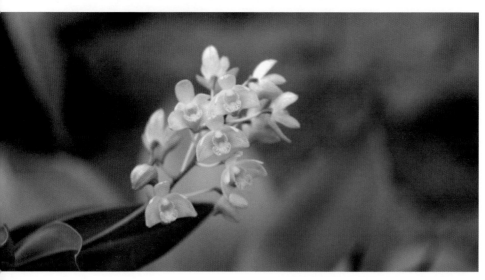

긴기아난

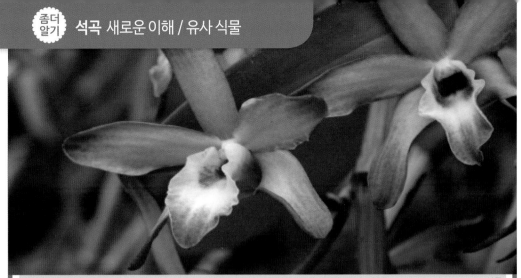

석곡

석곡란의 전초를 한방에서 '석곡'이라 부르며 시중에 유통되는 대부분의 석곡은 중국산이다.

중국산 석곡은 중국약전에 여러 석곡이 법정기원 식물로 수록되어 있지만, 지역에 따라 기원식물이 다르며 상품명이 다양해 세심한 주의가 필요하다.

덴드로비움 속은 세계에 1,800여 종이나 된다. 우리나라엔 석곡 한 종만이 유일하게 자생한다. 담홍색의 꽃이 피는 걸 분홍석곡이라 한다.

금채석곡 중요한 중약으로 꽃모양이 독특하고 아름다워 관상용으로도 가치가 뛰어나다.

수출약재로 중점 보호 약용식물로 관리되고 있으며 주요가 증가되며 현대 인공재배 연구가 진행 중이다.

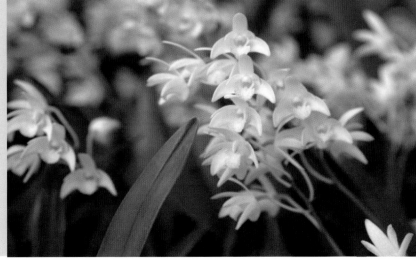

긴기아난

긴병꽃풀

긴병꽃풀 *Glechoma hederacea L. var longituba Nakai* 금전초(金錢草), 연전초
아욱메풀 *Dichondra repens Forst* 소금전초(小金錢草)

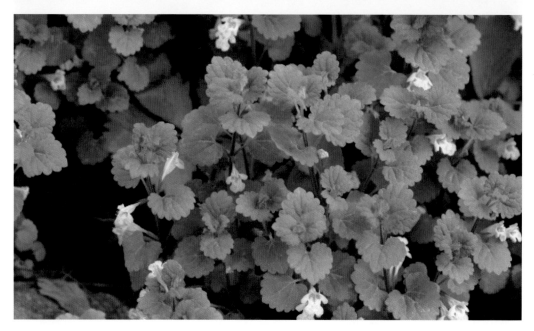

자생지	개화기	채취시기	채취부위
산지	4~5월	봄	전초

특징
맛은 쓰고 매우며 효능은 청열 · 이뇨 · 소염 · 항균작용을 한다.

• 생김새 •

긴병꽃풀은 경기 이북 산기슭의 볕이 잘 드는 풀밭, 길가, 숲 가장자리에서 자라는 꿀풀과의 여러해살이풀이다. 줄기는 모가졌으며 봄에는 곧게 서나 여름에는 덩굴처럼 자라 땅을 긴다.

긴병꽃풀과 같이 쓸 수 있는 것으로 '아욱메풀'이 있다. '소금전초'라고도 불린다.

한방에서는 '금전초' 또는 '연전초'라 부르는데 줄기가 이어지고 잎이 동전같이 둥글어서 생긴 이름이다. 이외에 '활혈단(活血丹)', '화석단(化石丹)'이라고 한다.

잎은 마주보는 콩팥 모양의 원형이며 끝이 둥글고 밑부분은 심장형이다.

그 가장자리에는 둔한 톱니가 있다.

꽃은 4~5월에 연한 자주색으로 잎겨드랑이에 1~3개씩 달린다. 꽃받침은 깊게 5개로 갈라지고 끝이 가시같이 뾰족하다. 화관은 하순이 상순보다 2배나 길고 짙은 보라색 반점이 보인다.

주로 감기, 폐렴, 신장염, 당뇨병 등에 쓰며 강장ㆍ해열ㆍ진통ㆍ진해ㆍ지사ㆍ이뇨의 효능이 있다. 말린 약재는 1회에 2~5g씩 물에 달여 복용한다.

담즙 분비 촉진, 결석 용해작용 계골초와 함께 복용하면 결석을 내보내는 효과가 강화된다.

청열ㆍ이뇨작용 비뇨기 각 부위의 치료에 사용된다. 소염항균, 배뇨량의 증가 작용에 의한 요도 염증, 배뇨가 시원치 않고 황적색으로 조금씩 나오는 증상을 제거한다.

항균ㆍ소염작용 비뇨기의 각종 염증에 효과적이다.

· 질병에 따라 먹는 방법 ·

식용 어린순을 나물로 해서 먹는다. 진한 향기가 나므로 데쳐서 찬물로 잘 우려 낸다.

꽃 피기 전후에 줄기를 걷어낸 후, 잎을 따서 씻는다. 물기를 없애고 뒷면에 살짝 밀가루와 찹쌀가루를 입혀 소금을 조금 넣은 물에 살짝 삶은 후 헹구어 간장에 무쳐 먹는다.

잎, 줄기, 꽃, 뿌리의 모무를 약재로 쓰며 꽃이 핀 동안 채취하여 그늘에서 말린다.

말린 약재를 4배의 소주에 담가 3~4개월 두었다 하루에 2~3회 소주잔으로 1잔씩 복용한다.

급성 방광염, 요도염, 신우염에 이 질병은 차전자, 편축, 구맥을 가미하여 복용하면 좋다. 소종작용도 있어 급성 신염의 증상인 핍뇨, 부종이 나타날 경우 효과가 뛰어난다.

급성 기관지염 초기에 발열, 해수, 담다, 흉통을 수반할 경우 마황, 전호, 행인, 반하를 가미해 사용하면 뛰어난 소염, 지해, 화담의 효과를 얻을 수 있다.

화농성 염증에 탕을 끓여 내복하거나 부수어 외용약으로 사용하면 효과가 좋고, 종기에 통증이 있다면 금은화, 연교, 천화분을 가미해 사용하면 좋다.

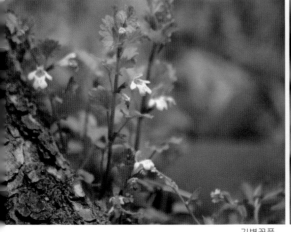
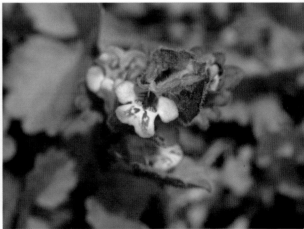

긴병꽃풀   긴병꽃풀

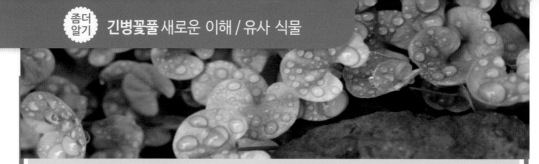

아욱메풀

이 풀은 유럽과 서아시아가 원산지로서 온대지역 특히 약간 습한 땅에서 왕성하게 자란다. 작은 잎사귀가 마치 고양이 발바닥 같다해서 Cat's foot 이라고도 부르고 늘 푸른 잎과 줄기가 그늘진 땅바닥을 기어 뻗어 나가기에 Groundivy(그라운 드 아이비)라 하기도 한다.

고대 그리스의 의사인 디오스코리데스는 이천년전에 좌골신경통 증세에 이를 이용하였으며, 앵글로색슨족의 전통음료인 에일에 향과 순도 유지를 위한 정화제로 사용된 오래된 고전적인 식물이다. 19세기 미국의 의사들은 약초의 즙 또는 차로 이용하였고 장내개스와 열병, 내장의 통증에도 이 약초를 적용하였다. 오늘날에는 강장, 이뇨, 소화 및 신경계통의 문제에 사용한다.

아욱메풀 긴병꽃풀(금전초)을 대용하는 아욱메풀이 있는데 소금전초라 한다. 남부지방 길가와 밭둑에서 자란다. 메꽃과 식물로 5~6월에 잎이 달리는 마디에서 짧은 꽃자루 끝에 황록색 꽃이 핀다. 암술머리가 두개로 줄기가 포복성으로 기어간다.

아욱메풀은 제주, 전남, 추자도의 산들에 나는 메꽃과의 여러해살이풀이며 군생하며 전체에 가는 털이 나고 마디에서 뿌리가 내린다. 잎은 둥근 심장형으로 가장자리는 밋밋하고 잎자루는 길다. 꽃은 5~6월에 노랗게 피며 잎겨드랑이에 한 송이씩 달리고 꽃자루가 있고 꽃잎은 깊게 다섯 갈래 나고 갈래는 꽃받침보다 짧다. 열매는 삭과로 긴 털이 드문드문 있고 2개가 곧게 선다.

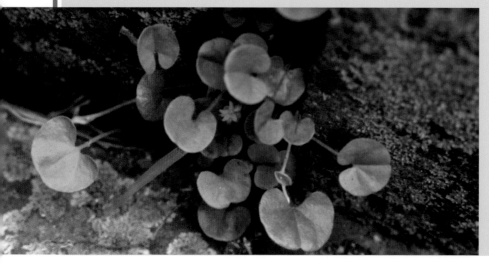

아욱메풀

현 삼

원삼(元蔘) *Scrophularia ningpoensis Hemsl.*
Scrophularia buergeriana Miquel

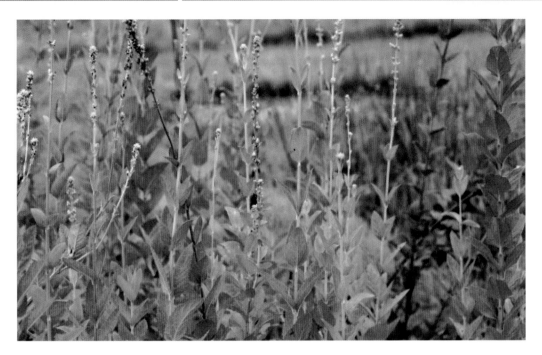

자생지	개화기	채취시기	채취부위
산지	8~9월	가을	뿌리

특징

성질은 서늘하고 맛은 쓰며 짜다. 효능은 자음 · 해열 · 강화 · 해독 · 소종의 작용을 한다.

• 생김새 •

현삼은 우리나라 각처 산지에서 나거나 밭에서 재배하는 현삼과의 여러해살이풀이다. 줄기는 사각형으로 80~150㎝ 정도 자란다. 윗부분에서 약간의 가지를 친다.

잎은 서로 마주나고 긴 달걀꼴로 가장자리에 뾰족한 톱니가 있다. 잎자루에는 날개가 있거나 없기도 한다.

꽃은 8~9월에 피며 황록색으로서 원줄기 끝에 취산화서가 모여 긴 이삭 모양의 원추화서를 형성한다. 줄기 끝과 끝에 가까운 부분의 잎 겨드랑이로부터 기다란 꽃대가 자라나 많은 꽃이 핀다. 꽃은 항아리 단지 모양이며 끝이 입술같은 모양으로 갈라지고 아래의 입술은 뒤로 말린다. 열매는 9~10월에 열린다. 뿌리를 약재로 쓰는데 개현삼, 토현삼 등의 뿌리도 같이 쓴다.

해열작용 원삼은 고열로 진액이 손실되어 일어나는 증상, 만성 미열을 없앤다.
인후염증 각종 인후염증, 인후종통에 많이 쓴다.

· 질병에 따라 먹는 방법 ·

뿌리를 가을철에 채취하여 불로 검게 만들어 햇볕에 말린다. 노두를 제거하고 잘게 썰어 사용하며 혹은 볶아서 사용하기도 한다.

고열로 진액이 손실되어 일어나는 증상에 생지황, 맥문동, 황련을 배합해 사용한다.
고열에 출혈을 동반하는 경우 피부 아래에 반점이 나타나고 대변에 피가 혼합되면 목단피, 생지황, 서각, 황금을 배합하여 사용한다.
신체 허약자의 만성 미열에 미열이 계속되며 얼굴이 벌개지고 잠을 못자거나, 자한이 나고 설태가 없고 맥이 가늘고 빨리 뛰며 힘이 없는 증상에는 시호, 귀갑, 석곡을 배합하여 복용한다.
뇌졸중에 의한 중풍에 하고초, 조구등, 백질려를 배합해 쓰면 강압작용을 하여 효과적이다.
결핵에 딱딱한 것을 무르게 하는 효능이 있어 경부 임파선 결핵의 치료에 사용한다. 원삼을 40g 이상으로 하여 패모, 생지황, 모려를 더해 전제, 환제, 고제로 복용한다.
외용시에 부서졌을 때 위의 방제에 다시 천산갑, 천화분을 가미하면 배농효과가 강화된다.
인후염증 초기 단계에 종통, 발열이 있을 경우에 산두근, 사간, 우방자를 배합해 사용한다.
인후종통에 화농을 동반하면 금은화, 연교, 천화분을 배합하여 사용한다.

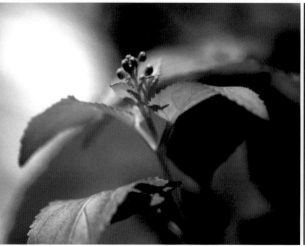

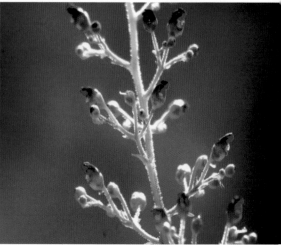

섬현삼   섬현삼

현삼은 이제 산지에서 보기 어렵고 오로지 재배를 할 뿐이다. 우리나라 자생종 현삼을 중국의 종으로 보는 경향이 있지만 인식이 잘못된 것으로 중국, 일본, 한국에 자생하는 종이다.

현삼은 신농본초경 중품에 수재되어 있는데 현삼속 식물은 전세계에 200여 종이 자라며 주로 유럽, 아시아 온대 지역에 분포한다. Ningpoensis 종을 비롯해 30여 종이 중국에 자생하나 이 종은 중국의 고유종으로 각 지역에 많이 재배되고 있다.

중국약전에 이 종을 중약 현삼의 법정기원 식물 내원종으로 수록하였다.
중국에서 이용하는 주요종이 Nodosa, Ningpoensis, Buergeriana인데 이 중 마지막은 한국에서 자생한다. 중국에선 북현삼으로 부르지만 우리 도감에 기재되어 있는 이 종이 현삼이다.
자생 이외에 개현삼, 섬현삼, 큰개현삼, 토현삼이 있지만 이와 크게 다른 점은 꽃의 색으로 현삼은 꽃이 녹색이지만 다른것은 모두 붉은 색이다.

토현삼 한국 특산이라는 의미에서 종명이 Koraiensis 는 강원도 의 높은 산 숲에서 자란다. 줄기가 곧게 서고 가지가 갈라지며 네모지다. 8~9월에 위쪽 줄기에 흑자색 꽃으로 된 취산꽃차례가 모여 원추꽃차례를 이룬다.

개현삼 큰개현삼에 비해 꽃받침조각의 길이가 꽃보다 2배정도 길며 끝이 뾰족하다. 개현삼은 강원 이북의 바닷가 가까운 산지에서 자라는데 줄기가 곧게 서고 모가지며 날개가 있다. 6~7월에 줄기 위쪽에 흑자색 꽃이 핀다.

섬현삼 울릉도 바닷가에 자라는데 큰개현삼이나 표현사에 비해 잎에 털이 없고 두껍고 윤기가 있으며 개현삼에 비해선 줄기에 날개가 거의 없다는 것이다.

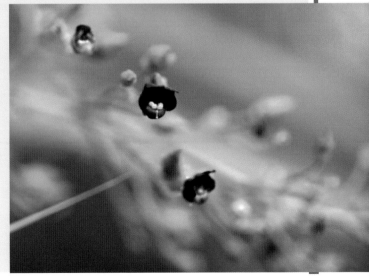

토현삼

지황

(地黃) *Rehmannia glutinosa (Gaertner) Liboschitz*

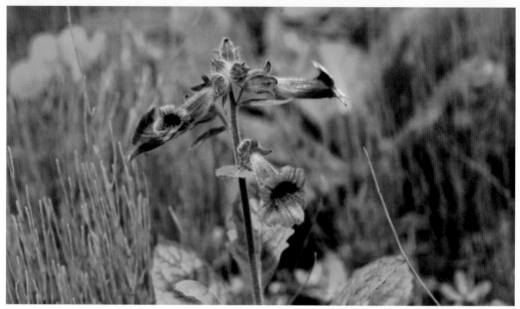

자생지			개화기	채취시기	채취부위
재배			6~7월	가을	뿌리

특징

성질은 차고 맛은 달다. 효능은 청열·양혈·자양·생진작용을 한다. 숙지황의 성질은 따뜻하며 효능은 보혈·강장작용을 한다.

• 생김새 •

일반적으로 뿌리가 황적색인 계통을 '적지황', 꽃색이 황백색이고 형태가 작은 계통인 것을 '백지황'으로 분류한다. 중국이 원산지로 우리나라 각처의 밭에서 재배하는 현삼과의 여러해 살이풀이다. 지황은 내한성이 강해 중부지방에서도 월동이 가능하다. 주로 충남북 이남지역으로 햇볕이 잘 들고, 통풍이 잘 되는 경사진 곳에서 기른다. 토질은 사질토가 좋고 유기질이 많고 표토 밑에 자갈이나 단단한 흙이 있는 땅에서 뿌리가 잘 자란다.

키는 30~40㎝이며 전체에 짧은 털이 있고 뿌리는 굵고 옆으로 뻗으며 감색이다. 뿌리에서 나온 잎은 모여나고 긴 타원형으로 주름이 있고 뒷면은 맥이 튀어나와 그물처럼 되며 가장자리에 둔한 톱니가 있다. 꽃대는 밑에서 잎이 서로 어긋나고 위에서는 잎 같은 포가 어긋난다. 6~7월에 꽃대 끝에 홍자색 꽃이 총상으로 달린다. 열매는 8~9월에 열리는데 삭과로 타원형이다.

11월경에 뿌리를 채취해서 그대로 사용하거나 증기에 쪄서 사인을 넣고 반죽하여 사용한다.

① **생지황** 신선한 지황의 뿌리줄기를 '생지황' 이라 한다.

자양과 생진의 효능 고열 후에 진액이 소모되어 일어나는 증상에 적합하다. 세균 감염으로 일어나는 열병에 대해 세균을 억제하며 염증을 없애고 열을 내리는 효과를 나타낸다.

변비에 특효 장윤, 변통의 진액 부족으로 생기는 변비증상, 차가운 약성의 하제를 사용할 수 없을 때도 쓴다.

청열 · 해독 효능 창양종독을 치료하며, 곪았든 안 곪았든 고루 사용한다.

청혈 · 지혈 효능 갑작스런 출혈, 위궤양의 출혈로 급할 때 포황, 측백엽, 선학초를 사용한다.

생진과 지갈작용 비장이 쇠퇴해서 생긴 갈증이나 혀가 건조한 경우로 소변의 양이 증가할 때 석고, 맥문동, 지모를 배합해 사용한다.

미열에 특효 미열은 대다수의 경우 체력이 허약하고 만성 염증이 있어서 생긴다. 여기에 장양, 생진약을 사용하면 체력을 보강하는 동시에 염증을 없애고어 열을 내리는 효과가 있다.

폐결핵, 풍습병, 신장염에 의한 미열 은시호, 구갑과 함께 사용한다.

② **숙지황** 쪄서 가공한 지황을 '숙지황' 이라 하고, 마른 뿌리는 '건지황' 이라 한다.

보혈의 요약, 빈혈증 치료 약성은 온화하며 당귀, 백작약과 함께 쓰면 보혈 능력은 강화된다.

특히 여성환자에게 많이 사용 그 대표적인 탕제는 '사물탕' 이다.

월경을 조정에 요긴한 약물 체질이 허약해서 오는 월경 불순에는 당귀, 아교와 함께 사용한다. 부인과의 만성 염증은 모두 월경 불순, 백대하 과다, 복부 둔통과 같은 증상을 초래한다. 그때 숙지황에 천궁, 단삼, 시호, 황금을 사용해 소염, 지통, 월경 조정을 할 수 있다.

보혈 · 안태의 효능 평소에 체질이 허약해 유산의 걱정이 있는 임부에게는 숙지황에 당귀, 황기, 백출을 복용시켜 소혈, 강신, 태아의 발육촉진, 유산방지를 도와준다.

· 질병에 따라 먹는 방법 ·

소화흡수를 위해서 숙지황 12~20g에 사인가루 3g을 넣거나 진피를 가미한다.

빈혈에는 얼굴색이 누렇고 혀와 입술, 사지가 창백할 때는 당귀, 아교, 하수오를 배합한다.

사물탕은 이럴 때 쓴다!
당귀와 숙지황을 군약으로 하여 백출, 천궁을 더해 자양 · 보혈을 위한 처방이다.

지황

지황속 식물은 전 세계에 모두 6종인데 이들은 모두 중국에 분포한다. 약용으로 Glutinosa 한종만 이용하며 중국 대부분의 지역에 분포한다.

신농본초경에 건지황이라는 명칭으로 처음 기재되어 이후 역대 본초서적에 기록된 지황은 대부분 재배종으로 중국에선 오랜 전통으로 내려 온다. 그중 하남성 일대에서 생산되는 것을 회지황이라 하며 많이 재배하는데 4대회약으로 널리 알려졌다.

현삼과 식물로 서양의 유명한 식물로 두 가지가 있는데 폭스글로브와 멀레인이다.

폭스글로브(Foxglove) 학명이 Digitalis Purpurea로 1.5m의 높이로 자라는 이년초로 유럽에 널리 분포한다.

여름에 적색, 자색, 백색등의 종모양 꽃이 같은 줄기에 연이어 아래를 향해 핀다. 잎은 특이한 냄새가 있으며 디지톡신이라 성분이 있어 독초로 유명한데 디지탈리스는 강심작용이 뛰어나는 성분을 추출하는데 유용하다.

멀레인 학명이Verbascum Phlomoides이며 이년생 허브로 크고 강한 근생엽이 솜털로 덮여 있고 2개 정도의 공제선 줄기에 원추화서로 꽃이 핀다. 건조한 잎은 약용하는데 기침, 감기에 쓰이며 우단담배풀, 모예화(毛蕊花)로 불리운다.

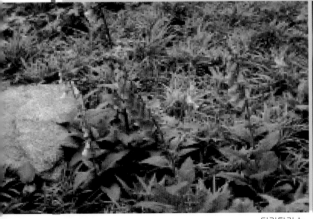

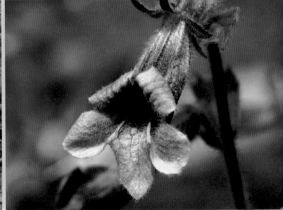

디기탈리스

지황

둥굴레

옥죽(玉竹) *Polygonatum odoradum(Mill) Druce var. pluriflorum Ohwi*

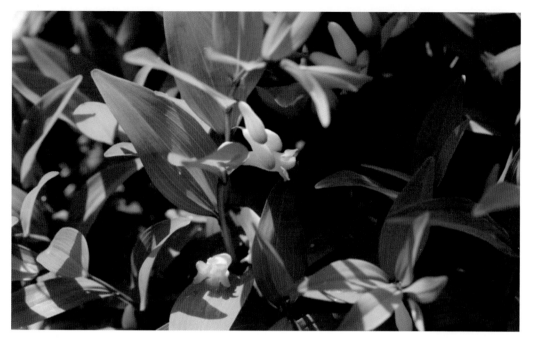

자생지	개화기	채취시기	채취부위
산지	4월	가을~봄	뿌리

특징

맛은 달고 성질은 평하며 진액이 풍부하다. 효능은 자양·생진작용을 한다.

• 생김새 •

둥굴레는 우리나라 전국의 산자락에서 쉽게 볼 수 있는 여러해살이풀이다. 보통 '죽대뿌리', '옥죽', '위유'로 불린다. 죽대라는 말은 둥굴레의 잎과 줄기를 말한다.

이른봄에 어린 싹을 뜯어 나물로 먹었다. 우리나라 대표적인 토종 나물로서 고구마나 감자, 마처럼 쪄서 먹었다. 둥굴레와 비슷한 종류로 '통둥굴레', '왕둥굴레', '용둥굴레'가 있다. 그 쓰임새는 동일하며 어린 싹, 꽃, 뿌리를 모두 먹는다.

둥굴레의 뿌리는 옆으로 뻗으며, 굵은 육질로 마디가 있고 가는 수염뿌리가 있으며 황백색이다. 잎은 가느다란 줄기에 휘어져 타원형으로 어긋나게 매달린다. 꽃은 4월경에 줄기의 밑 부분에서 피는데 은방울꽃보다 작은 연녹색이다. 잎자루는 아주 짧다.

주성분은 점액 다당으로 팔카탄(falcatan)과 풀리고나귀논(polygonaguinone)을 함유한다.

자양 · 생진작용 효능은 보중익기하고 심폐를 윤택하게 하고 안색을 좋게 하고 번갈을 없앤다. 또한 중풍으로 인해 폭열하고 사지가 마음대로 움직이지 않는 것을 치료한다.

허증이면서 풍습을 동반할 경우에도 반드시 옥죽을 사용한다. 꿀로 환을 만들어서 몇근을 복용하면 특이한 효능을 본다. 이것은 하수오나 지황을 복용하는 이치와 같다.

『신농본초경』엔 같은 증상에 '여위'로 말하고 있으며 '위여'는 언급이 없다. 한편 『명의별록』엔 '위여'만 있고 '여위'는 없다. 똑같은 효능을 설명하고 있는 바 이름만 다른 것 같다.

『명의별록』에 의하면 위여는 "가슴과 배에 응결한 기를 치료한다. 치열과 습독으로 생긴 요통, 음경 속이 시린 증상, 눈동통과 눈초리 짓무름과 눈물 유출을 치료한다."라고 되어 있다.

『의학입문』에는 "풍열을 치료하며 사체구련, 질근결(跌筋結)을 치료한다. 풍온의 표리층에 영단이며, 습독으로 인한 허리 동통, 번갈, 설사를 치료한다."고 한다.

식용은 어린 싹을 잘라내 씻은 후 소금을 한줌 넣은 뜨거운 물에 데쳐 물에 헹군다. 떫은맛을 없애고 기름으로 볶아 간을 맞춰 먹는다. 꽃도 뜨거운 물에 살짝 데쳐 간을 해서 먹는다.

약용은 뿌리줄기를 쓰는데 늦가을에 채취해 술로 만들어 매일 한 두잔씩 마시면 강정과 강장에 좋고 달여서 장기 복용하면 노인기미, 식은땀에 좋다. 타박상, 요통엔 생뿌리 줄기를 갈아 환부에 붙인다.

진액이 부족해 생긴 증상에 장복하면 진액이 충만해져 얼굴의 기미나 점들이 없어지고 안색이 좋아지며 기육(肌肉)이 윤택해진다.

오랜 열병에 진액이 상하고 미열이 계속되면 석곡, 맥문동, 북사삼을 가미해 사용한다.

미열에 미열을 쇠퇴시키는 효능도 있는데 백작약, 우슬, 진교, 구갑을 배합해 사용한다.

비뇨기계의 만성 염증에 염증에 의한 소변불통, 요도자통이 있으면 저령, 목령, 택사를 가미해 복용한다. 옥죽은 이뇨작용은 있으나 단미로 쓸 경우 차전자, 택사에 미치지 못하므로 배합해 응용한다.

기타 지갈의 효능이 있는 옥죽은 맥문동, 원삼을 배합해 사용하면 청열 · 생진의 효과가 있다.

황 정

황정(黃精) *Polygonatum sibiricum Redoute et Redoute*

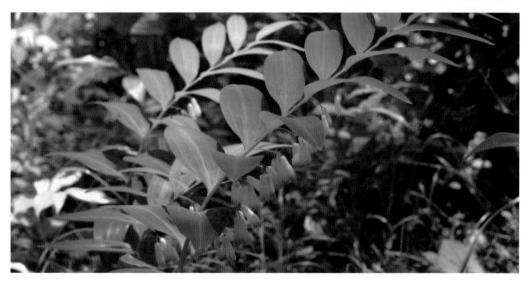

• 생김새 •

둥굴레와 비슷한 것으로 '황정'이 있다. 잎이 둥굴레보다 가늘고 대나무와 비슷하다. 표면은
녹색, 뒷면은 은백색을 띠며 길이는 10㎝ 정도이다. 1년마다 둥근 혹 모양의 마디를 만든다.

• 효능 •

자양 · 강장작용 둥굴레와 용도가 비슷해 뿌리줄기는 자양강장제로 쓰며, 오장에 좋은 영양을
주어 병후 허약자, 결핵, 류머티즘, 해소천식, 통풍, 당뇨에 가미하여 복용한다.

건뇌와 정신을 안정시킴 신경쇠약으로 인한 불면, 다몽, 심계, 두혼 등의 증상에 산조인, 백자
인, 원지, 복신을 가미하여 복용한다.

지혈 · 건위작용 부인의 월경과다, 출혈증에도 황정을 당귀, 아교, 육계, 당삼과 배합한다.

『신농본초경』엔 중초를 보하고 기를 북돋는다. 복용하면 몸이 가볍고 근골을 강화한다.
황정은 『명의별록』의 상품에 올라가 있고 비장을 도우며 폐장을 윤택하게 하는 약물이다.
이시진은 "황정은 복식가(服食家)의 요약으로, 신선가에서는 곤토(坤土)의 정수를 얻는 것
이라는 의미에서 황정이라 한다."고 하였다. 도홍경은 "황정의 잎 형상은 대나무와 비슷
하며 짧다. 뿌리는 위유와 비슷하지만 황련처럼 마디가 있고 건조하여도 부드럽고 기름이
있어 반질거린다."고 하였다.
『의학입문』엔 "오로철상을 대보하여 심폐를 맑게 한다. 풍습을 제거하며 비위의 기를 유
익하게 하고 십 년 복용하면 장생한다."고 되어 있다.

황정 유사한 식물로 이루어진 Polygonatum 속엔 전 세계에 40여 종이 있는데 북온대에 분포되고 중국엔 30여종, 한국에 18종이 자생한다. 명의별록 상품에 수재되어 비장과 폐장을 윤택하게 하는 약초로 전설적인 식물인데 옥죽, 위유로도 불리워졌다. 효능으로는 만성 해수, 동맥경화에 북사삼, 옥죽, 맥문동을 배합해 사용하면 관상 동맥경화를 방지한다. 고혈압에는 여정자, 지황, 하수오를 배합하여 복용한다.

시력감퇴시 구기자에 황정을 가미해 환제를 만들고 목적초, 곡정주와 함께 분말로 하여 복용한다. 이처럼 둥굴레와 황정은 그 효능이 비슷함을 알 수 있다.

현재의 황정과 옥죽의 기원 식물은 모두 백합과 식물이지만 형태적으로 완전히 분별하기가 어렵다. 시장에서 옥죽은 유통이 안된다. 유통중인 것으로 황정은 둥굴레, 층층둥굴레의 뿌리 대황정은 층층둥굴레의 뿌리, 소황정은 둥굴레 시베리아 둥굴레의 뿌리를 말한다.

중국엔 계두황정, 다화황정, 강형황정 등의 이름으로 유통되며 다양한 종이 있다. 일본엔 진황정의 뿌리를 널리 사용한다.

유럽에선 둥굴레를 Solominis Seal을 비롯해 이름이 많은데, 특히 솔로몬 왕의 부러진 팔다리를 이 식물 뿌리로 사용했다함은 옥죽으로 유통되던 신농본초경 상품에 기재된 여위(위유)로서 황정과 유사한 것으로 설명되어 있다.

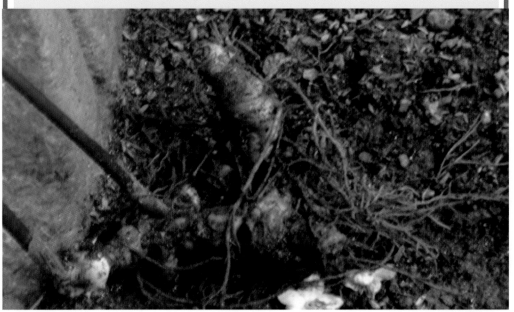

황정

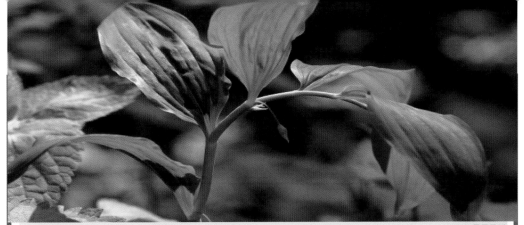

통둥굴레 강원도의 높은 산에서 자란다. 뿌리줄기가 가는 원추형이다. 식물체가 왜소하고 뿌리 줄기가 가늘고 포엽이 작고 맥이 없다. 6~7월에 잎겨드랑이에 달리는 꽃대에 몇 개의 녹백색 꽃이 핀다.

층층둥굴레 충북과 강원도에 걸쳐 자라고 잎이 줄기에 층층이 돌려서 달리는 종류로 북부지방에서 자라는 층층갈고리 둥굴레에 비해 잎이 끝이 갈고리처럼 되지 않는다.

진황정 남부지방에서 자라며 뿌리줄기가 통통하며 마디가 짧아 염주모양이다. 줄기의 횡단면이 원형이라 능선이 없다.

죽대는 전국 산지 숲속에 자라고 꽃대가 길고 좌우로 번갈아 달린다.

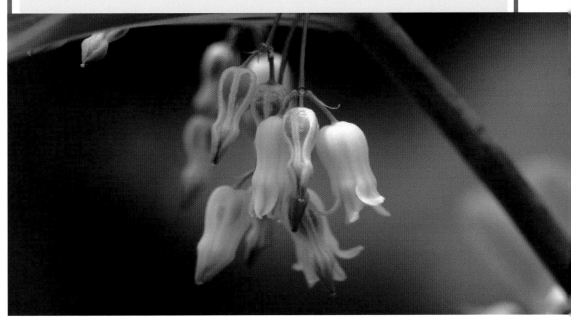

하수오

(何首烏) *Polygonum multiflorum Thunb.*

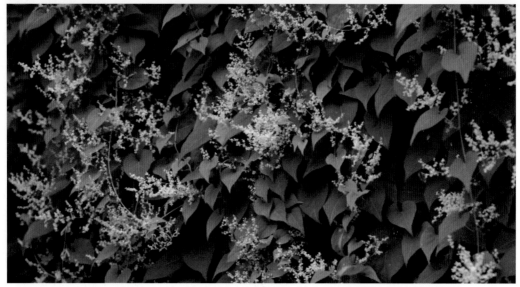

자생지	개화기	채취시기	채취부위
산지	7~8월	가을~봄	뿌리

특징
성미가 쓰고 달며 따뜻하며 맛이 떫다. 효능은 자양·보혈·건뇌작용을 한다.

• 생김새 •

백하수오 박주가리과의 식물로서 산이나 들의 양지바른 풀밭, 바닷가의 경사지에서 나는 덩굴성 여러해살이풀이다. 줄기는 가늘게 1~3m 정도 자라며 뿌리가 땅 속 깊이 들어간다. 고구마처럼 뿌리가 굵어지는데 잘라보면 흰색 유액이 흘러나온다. 뿌리는 원기둥 모양이며 염주처럼 이어져 달린다. 겉은 갈색이고 속은 백색으로 약간 냄새가 나며 맛은 쓰고 떫다.

잎은 마주보고 달리며 심장형을 띠고 끝은 뾰족하다. 길이는 5~10㎝ 정도이고 가장자리는 밋밋하다. 꽃은 7~8월에 피는데 연한 황록색이며 잎겨드랑이에 산형화서로 달리고 꽃받침은 5갈래이다. 열매는 9월에 달리는데 골돌형으로 길이는 10㎝ 정도 된다. 씨에는 긴 흰털이 붙어 있으며 조롱박 모양이다. 줄기는 '야교등(夜交藤)'이라 하고 가을에 거두어 말려 쓴다.

적하수오(Pleuropterus multiflorus Turcz.) 중국 원산의 마디풀과로 덩굴성 여러해살이풀이다. 잎은 호생하며 잎자루가 있고 좁은 계란형으로 끝이 뾰족하다. 꽃은 종상으로 달리는 원추화서이며 흰색꽃이 가지 끝에 달린다. 우리나라는 남부지방에서 난다.

자양·보혈의 효능 약성은 온화하고 위에 부담이 없어 보신제로서 널리 사용한다.

건뇌·안산의 효능 신경 쇠약, 정력 보강, 변비시 육종용을 더해 3일 복용하면 변통이 좋아진다.

야교등의 효능 야교등은 백하수오의 등줄기로서 백하수오보다 효력이 약하지만 동일한 능력이 있다. 통상 보조제로 다른 보익제와 함께 사용하며 자음·양혈·거풍·경락소통의 효능이 있다.

『본초비요』에 "맛이 쓰므로 신을 굳게 하고, 따뜻한 성질이 간을 보하고 맛이 달아 음을 보태 주며 맛이 떫기에 정기를 수렴한다. 골수를 길러 주며 양혈(養血)하고 거풍(祛風)하며 근골을 강하게 하고 수염과 머리털을 검게 한다.

붉은 것과 흰 것 2가지로 붉은 것은 수컷으로 혈(血)분으로 들어가고, 흰 것은 암컷으로 기(氣)분으로 들어간다. 붉은 것과 흰 것을 반반씩하여 쌀뜨물에 담그고 나서 고르게 잘라 검은콩과 섞어 아홉 번 찌고 말려서 사용한다."고 하였다.

전설의 식물인 하수오는 오랫동안 백·적하수오가 동일 식물로 사용되어 왔으나, 현재 재배되어 사용중인 적하수오는 백하수오와는 짝이 되지 못한다. 그러나 북한에서 연구된 『약초의 성분과 이용』에 의하면 붉은 조롱(적하수오)과 은조롱(백하수오)의 성분과 작용이 기존에 활용되어 온 처방 못지 않게 뛰어나다.

『동의학 사전』에서 붉은조롱과 은조롱에 대해 효능이 비슷하다하고 약리실험결과도 적하수오는 강심, 장운동강화, 억균작용이 있고 백하수오는 간장, 조혈기능강화, 피로회복촉진이 있다는 것이다. 비록 야생이 아니고 재배한 것이라 할지라도 실망할 필요는 같다.

출혈과다로 안색이 창백해지고 뇌빈혈을 일으키면 많은 양의 하수오에 당귀를 가미한다. 하수오를 단용할 때의 보혈적용은 당귀만큼 세지 않으므로 반드시 숙지황, 백작약, 계혈등, 천궁을 배합해 사용한다.

빈혈에 오래 숙면을 취하지 못해 가슴이 뛰는 빈혈증상은 심장에 혈액의 공급 부족 때문이다. 이때는 야교등, 당삼, 당귀, 복신, 산조인, 오미자를 가미해 복용한다.

하수오 발효액 담그기

생뿌리를 씻어 썰어 같은 양의 흑설탕을 넣고 8개월 발효시킨다. 야생의 하수오라면 흑설탕 대신 자연산 꿀에 푹 담가 저온, 저속으로 숙성 시켜 꿀의 끈적거림이 없어지고 우윳빛처럼 변하면 매우 귀중한 발효액이 될 것이다.

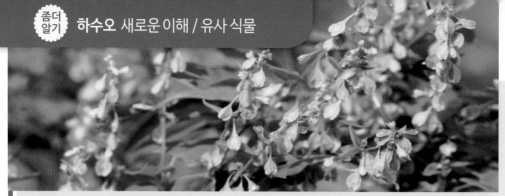

적하수오

하수오를 말하자면 자생하는 큰조롱 은조롱의 뿌리를 일컫는 것으로 백하수오라고 불렀다. 이 당시 적하수오란 하수오와 같은 것인데 법제를 해서 검게 만든걸 그리 불렀다. 이런 현상은 한국이나 중국에서 동일한 일이었다.

그런데 언젠가부터 중국에선 둘을 구분하여 사용하기 시작했는데 마디풀과의 식물을 하수오 또는 적하수오로 부른다. 다시 말해 적하수오를 하수오로 부른 것이다. 그러나 우리나라에선 오래전부터 최근까지 계속 하수오 하면 백하수오를 의미하고 큰조롱의 뿌리를 그리 이용하였다.

백하수오와 적하수오는 효능이 다르다. 한방에선 중국의 약성을 따르는데 이리 혼동해서 쓴다면 효능이 제대로 나올 리가 없을 것이다.

약이되는 산야초 108가지를 쓸때 이런 사실을 바로잡고 기술한 이래 요즘엔 이런 혼동이 거의 없다. 적하수오 즉 하수오는 마디풀과 덩굴식물이다. 뿌리가 검은 색이다.

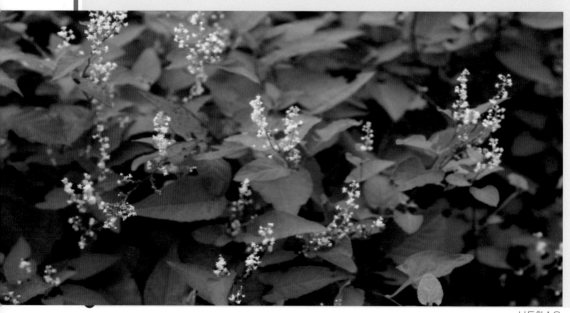

나도하수오

하수오의 외형상 유사식물로 나도하수오와 삼도하수오가 자생한다.

모두 덩굴식물이다. 하수오가 중국에서 들여와 재배하던 것이 남부지역의 지연상태에서 번식한 것이라는 것인데 비해 나도하수오나 삼도하수오는 원래 자생식물이라 구분한다.

나도하수오 약명이 홍약자이지만 삼도하수오는 한국특산물이며 약명은 따로 없으나 나도하수오와 삼도하수오의 차이점이 미세하여 구별하기 쉽지 않다.

나도하수오는 줄기가 기어가며 뿌리는 가늘고 잎은 우상맥인 화상형으로 분류된다.

삼도하수오 삼도하수오는 뿌리는 굵으며 잎은 장상맥인 심장형이다. 줄기는 왼쪽으로 감고 수상화서는 1차분지만 하고 털이 화경에 적고 날개의 정단이 뒤틀린다.

삼도하수오는 1996년에 특산종으로 발표된 것인데 이름을 이리 지은 연유가 민주지산에서 발견되었다 해서 3개 도의 의미를 지닌다 한다.

삼도시호의 삼도는 일본 지명을 표시한 것인데 첨 보았을 때 혹시 일본산인가 했는데 나도하수오와는 다른 속명인데 삼도하수오는 속명이 '닭의덩굴'이다.

다른 속인데 굳이 하수오란 이름이 왜 들어가야만 할까? 암수가 다르다하는데 닭의덩굴이나 하수오도 다른지 궁금한데. '소젖덩굴'이라고도 하며 7~8월에 잎겨드랑이에 달리는 산형화서에 연한 황백색 꽃이 모여 피고 양성화다. 꽃은 활짝 벌어지지 않는데 화관은 5갈래로 깊게 갈라지고 갈래조각은 타원형이며 입구안쪽에 긴털이 있다.

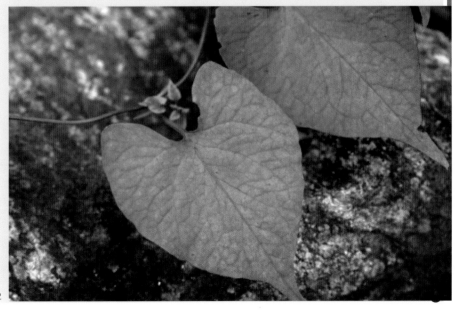

삼도하수오

삼지구엽초

Epimedium-koreanum Nakai (삼지구엽초)
Epimedium brevicornum (음양곽)

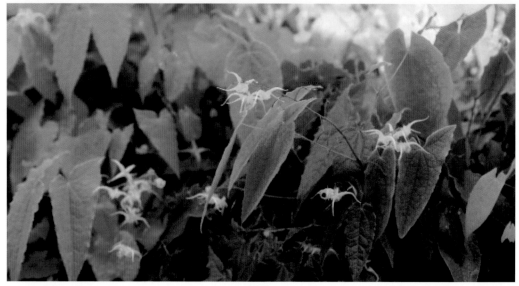

자생지	개화기	채취시기	채취부위
산지	4월	여름~가을	잎, 줄기

특징
성질은 따뜻하며 맛은 맵고 달며 향기가 있다. 최음 · 강장 · 강정 · 거풍 등의 효능이 있다.

• 생김새 •

경기 · 강원도 이북 산지에 나무 그늘이나 바위틈에서 자라는 매자나무과의 여러해살이풀이다.
줄기는 높이가 30㎝ 정도에 뿌리줄기는 딱딱하며 한 자리에서 여러 대의 줄기가 자라난다.
세 가닥에 세 개씩 모두 아홉장의 작은 잎으로 이뤄져 있기에 '삼지구엽초 '라 한다.
잎은 삼지구엽이지만 독성이 있는 미나리아재비과의 여러해살이식물인 '꿩의 다리'는 꽃이 원
추화서로 달리고 꽃의 모양은 꽃잎이 없는 소형이니 눈여겨 보아야 한다. 삼지구엽초의 근생엽
은 잎자루가 길고 원줄기에서 1~2개의 잎이 어긋나서 자라난다. 소엽은 계란형이고 밑부분이
심장꼴이고 가장자리에 털 같은 잔 톱니가 있다. 줄기 끝에 나는 잎은 잎자루가 짧다.
꽃은 황백색 또는 연보라색이며 원줄기 끝의 총상화서에 밑을 향해 달리고 꽃받침 잎은 8개로
겉의 4개는 작고 크기가 다르다. 꽃잎은 4개로 기부가 15㎜인 긴 거(鉅)를 이룬 모양이고 1개
의 암술과 4개의 수술이 있다. 꽃밥은 들창문처럼 열리고 열매는 골돌로서 길이가 1㎝ 정도 된
다. 5월이면 열매가 열리며, 터지기 전에 씨를 받아야 한다. 씨앗의 표면에는 꿀이 들어있는 점
이 있는데 개미가 잘 물고 다닌다.

116

봄에 어린 잎과 꽃을 따다 나물로 먹는데 가볍게 데쳐 찬물에 헹군다. 주로 발기부전, 음위, 건망증, 신경 쇠약, 히스테리, 허리와 다리가 무력한 증상, 반신불수, 팔다리 경련 등에 쓴다.
성기능의 쇠퇴(양위)를 치료 최음작용이 있으며 정액 분비를 촉진한다. 주로 양위(陽萎)의 치료에 고루 사용한다.

『본초비요』에 "맵고 향이 있으며 달고 성질은 따뜻하다. 명문을 보하고 정기를 더하며 근골을 단단한다. 양기가 끊어져 발기하지 못하거나 음기가 끊어져서 생산할 수 없는 증상을 치료한다. 냉풍노기와 사지가 마비되는 증상을 치료하는데 북쪽에 어떤 양이 하루에 백번이나 교합하였는데 이것을 먹여서 그렇게 강해졌으므로 음양곽(淫羊藿)이라 부르게 되었다."고 한다.

청장년의 초기 양위에 토사자, 육종용 등을 가미하고 환제로 복용한다.
장년의 성기능 감퇴에 피로하여 성욕이 안 일어나면 육계, 녹용, 호로파 등을 가미한다.
허약 증상과 만성 관절 류머티즘에 관절이 은은히 아프고 찬 것을 두려워하게 되는 경우에는 파극천, 황기, 금령자, 현호색을 더해서 사용하면 좋은 지통효과를 얻게 된다.

음양곽 술 담그기
음양곽 600g을 잘 씻어 그늘에 말려 소주 1,800cc와 함께 대추, 백복령, 꿀을 적당량 넣어 서늘한 곳에서 2~3개월 정도 숙성시킨다. 저녁마다 한 두 잔씩 마시면 발기부전이 치료되고 정력이 증강된다. 이 술을 '선령비주' 라고 한다.

주의
삼지구엽초는 10분 이상 끓여선 안 된다. 이뇨작용을 하지만 한번에 많은 양을 복용하면 오히려 소변량을 줄여 부종 환자는 조심해야 한다. 꾸준히 복용하면 혈중 콜레스테롤 수치를 억제하나 할 수 있지만 과량을 장기 복용하면 오히려 증가시킨다.

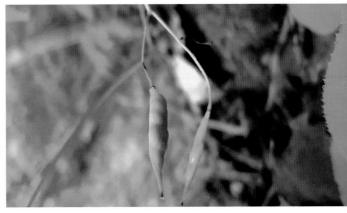

삼지구엽초 열매
(서화정 님 사진제공)

삼지구엽초 속 식물은 전세계에 약 50종이 있으며 알제리, 이탈리아 북부에서부터 홍해, 서부히말라야 일대. 중국, 한국 일본에 분포한다. 중국산은 약40종이고 이중에 약용하는게 약 20종이 된다.

음양곽이란 약명을 신논본초경 중품에 처음 기재되었고 고대부터 현재까지 사용되어 왔다. 중국약전엔 조선 음양곽(Koreanum) 을 포함해 전엽음양곽, 유모음양곽, 무산음양곽은 기재한다. 주성분은 대부분 일치하나 구체적인 성분의 종류 및 함량의 차이가 비교적 크다고 한다.

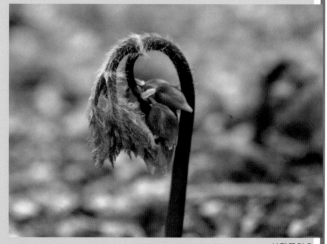

심지구엽초

조선음양곽(삼지구엽초)는 주로 경기 이북에 많이 자랐는데 중국, 만주의 것과 비교해 효능이 우수했다는 말을 전해 듣고 있다. 시중의 약재상에서 판매하는 중국산들 중에 약효가 별로 없는 것들도 있는 실정이다.

우리 산의 자생지는 많이 파괴되어 수확량이 적고 상대적으로 가격이 비싸다.서양에서는 유사종을 원예관상용으로 개발해 판매하는 바 국내에서도 꽃모습이 다른 여러 종류의 삼지구엽초를 볼 수 있다.

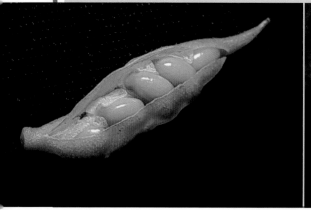

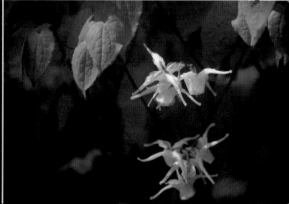

삼지구엽초 열매

심지구

황기

(黃耆) *Astragalus membranaceus Bunge.* (단너삼)

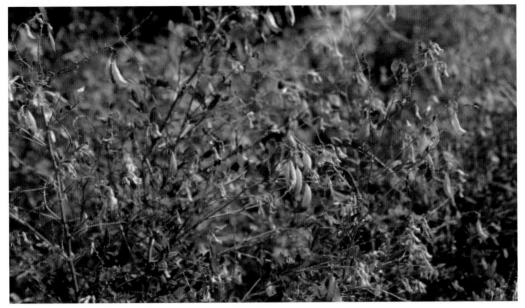

자생지	개화기	채취시기	채취부위
산	7~8월	가을	뿌리

특징
성질은 따뜻하고 맛은 달다. 효능은 강장 · 익기 · 생기 · 소종작용을 한다.

• 생김새 •

황기속 식물은 아스트라갈루스라 하는데 전세계에 2,000종이 넘는다. 신농본초경에 황기란 약명으로 처음 기재되었으며 역대의 본초 서적에 모두 기재되어 있다. 황기는 관목상으로 자라는 콩과 식물로 한국, 몽골, 중국이 원산지다. 황기는 울릉도와 강원 이북 산지에서 자라는 콩과의 여러해살이풀로서 약초로 흔히 재배한다.

황기는 약중의 약으로 모든 약의 어른으로 불리며 하나의 줄기가 곧게 서서 자란다. 키가 1m에 달하고 전체에 잔털이 있다. 잎은 깃털 모양의 겹잎인데, 6~11 쌍의 소엽으로 구성된다. 소엽은 달걀꼴의 긴 타원형이고 양끝이 둔하며 가장자리는 밋밋하다. 턱잎은 피침형으로 끝이 길게 뾰족해진다.

꽃은 7~8월에 피는데 잎겨드랑이에서 나오며 잎과 길이가 거의 비슷하고 연한 황색으로 총상화서로 모여 핀다. 뿌리는 길며 황백색이다.

노두와 잔뿌리를 제거하고 햇볕에 말려 그대로 썰어 사용하거나 꿀을 섞어 볶아 사용한다.
황기는 강장·보신에 중요 약물로 용도가 넓다. 약성이 부드러워 부족한 것을 보하며 부작용이
없다. 만성질환으로 생기는 증상에 황기와 더불어 다른 보신약을 배합하여 복용하면 체질을 보
강하고 두뇌 활동을 활발하게 하며 정신안정의 효과가 있다.

승제의 작용 내장기능이 쇠퇴하면 위하수, 자궁하수, 탈항 등의 내장하수가 생긴다. 이때 황
기를 군약으로 한 '보중익기탕'은 하수증에 사용하는 유명한 처방이다. 위하수는 위 근육의 이
완으로 일어나는데 여기에 승마를 더해 근육을 수축시켜 위장을 위로 당기는 효과를 나타낸다.

이뇨·소종작용 뚜렷한 소변량의 증가 및 나트륨 배설작용이 있다.

· 질병에 따라 먹는 방법 ·

장기간 설사가 낫지 않으면 증상에 따른 약물 이외에 황기와 백출, 산약, 목령을 배합해서 사
용한다. 황기의 성질과 다른 지사약을 도와 치료효과를 증가시킨다.

허약하여 오는 다한에 마황근, 부소맥, 모려를 가미하면 수렴과 지한의 효과를 얻는다.

평소에 체질이 허약하고 감기에 자주 걸리면 땀이 많이 나고 바람이 싫어지며 정신적으로 피
곤해진다. 이때 백출과 방풍을 배합하여 복용한다.

신염 후기, 신기능 부전에 보골지, 당삼, 파극천, 육계를 더하면 신장 기능이 강화된다.

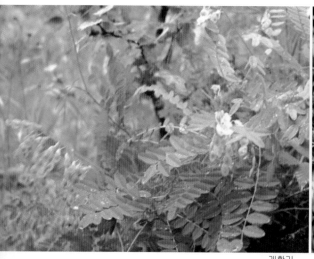

개황기

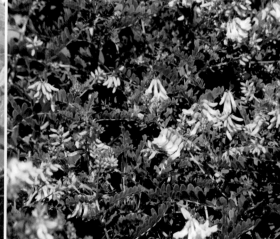

제주황

정선황기

한국에 7종이 자생하는 아스트라갈루스 속의 식물로 정선황기, 자주개황기, 자주황기, 개황기가 있는데 대부분 북부 산지에서 자라고 자주개황기는 제주 오름에서 볼 수 있다. 중국약전에는 막엽황기, 몽골황기, 다서암황기가 실려 있는데 막엽황기는 종명이 membranaceus며 관기, 정기, 동북황기라 한다. 우리 땅에 자생하는 제주황기, 염주황기는 이의 변종이다.

몽골황기 종명이 mongholicus이며 원생기, 백피기라 한다. 한국에서 황기라 하는 건 이 종을 말하며 경북 이북의 산지에서 주로 재배한다. 효능은 관기와 같다.

정선황기 강원도 석회암 지대에서 자라고 7월에 연한 황백색 꽃이 피는데 황기에 비해 줄기가 옆으로 누워 자라고 꽃이 두상화서처럼 보이는 짧은 총상화서에 달린다.

제주황기 한라산 높은 지대의 풀밭에서 자란다. 7~8월에 잎 겨드랑이에 달리는 긴 꽃대 끝에 나비모양 연한 노란색 꽃이 핀다. 키가 작고 턱잎의 반 정도가 붙는다.

자주개황기 7~8월에 잎 겨드랑이에 달리는 꽃대 끝에 보라색 꽃이 총상화서를 이룬다. 턱잎의 뒷면이 반쯤 합쳐지고 꼬투리 열매가 비스듬히 위를 향한다.

사원자 자생하지 않으며 편경황기의 종자로 콩팥모양인데 콩밭기능을 향상시킨다. 이명으로 백질려, 사원질려라 한다. 지상부가 황기와 유사하며 뿌리를 안 쓰고 종자만 이용한다. 종명이 complanatus로 수입에 의존한다.

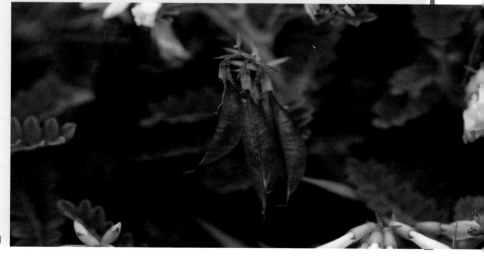

제주황기

부추

(구채자) *Allium tubersome Roth.*
(산부추) *Allium thunbergii G. Don*

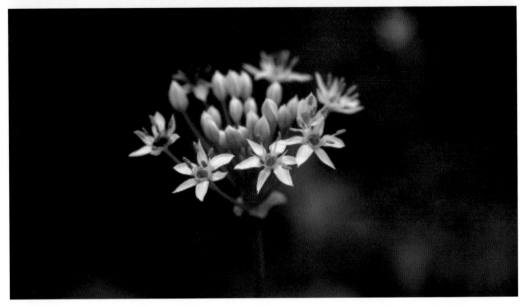

자생지	개화기	채취시기	채취부위
들(종자식물)	7~8월	8~9월	새싹, 뿌리

특징

성질은 따뜻하고 맛은 맵고 달다. 강장 · 강정 · 지뇨작용 등을 한다.

• 생김새 •

백합과에 속하는 여러해살이풀인 부추는 흔히 재배하는 식물이다. 꽃은 7~8월 사이에 흰색으로 피고 꽃자루가 길고 꽃잎이 수평으로 퍼진다. 수술은 꽃잎보다 약간 짧고 꽃밥은 황색이다. 산부추는 산지에서 자라는 백합과의 여러해살이풀로서 30~60㎝ 정도까지 자란다. 비늘 줄기는 길이가 2㎝로서 달걀꼴의 피침형이며 마른 칼집으로 싸여 있다.

겉껍질은 약간 두꺼우며 갈색이 돈다. 잎은 2~3개가 비스듬히 위로 퍼지고 흰빛이 도는 녹색이다. 꽃은 8~9월에 홍자색으로 피고 수술은 6개로서 꽃밥이 자주색이다.

참산부추와 산부추는 늦가을까지 꽃이 피며 꽃송이의 수가 적다. 두 종류는 비슷해 구별하기 어렵지만 줄기가 편편하면 '참산부추', 세모지게 각이져 있으면 '산부추' 이다. '두메부추' 는 꽃이 많이 달리며 색이 옅은 분홍색이다. 울릉도에서 흔히 볼 수 있다. 한방에서는 '산구'라고 부르며, 비늘줄기를 이뇨 · 강장 · 해독 · 건위 · 진정 · 강심 등에 쓴다.

'구채자'는 부추의 종자이고 잎은 '구채', 인경 및 근을 '구근'이라 하여 약용한다. 종자는 10월 열매성숙시에 채취하여 햇빛에 말린다. 영양가도 높고 카로틴, 비타민 B, C 등도 풍부하다.

지통·건위작용 부추는 뿌리째 달여 먹으며 여러 종류의 통증을 가라앉히고 위장을 튼튼히 하고 장을 깨끗이 하는데 이용해 왔다.

혈액순환에 탁월 휘발성분과 철분이 많아 혈액을 원활히 한다. 부추는 몸이 찬 사람에게 좋다.

『본초비요』에 '부추는 위를 보하고 양기를 보충하며 폐의 기능을 돕는 작용을 한다.'
『동의보감』에는 '부추는 채소 중에서 가장 따뜻하다.'고 되어 있다.
『본초강목』에도 '부추는 오장, 특히 심장을 편안하게 해주고 위의 열을 제거해서 허리, 무릎을 따뜻하게 하고 가슴 답답한 것을 풀어준다.'고 한다.

· 질병에 따라 먹는 방법 ·

유정이 오랫동안 계속되면 체력이 약해지고 머리가 혼미해지며 얼굴이 창백한 증상이 있게 되는데 금이때 앵자, 보골지, 모려, 용골, 감실을 사용하면 고정효과에 매우 뛰어나다.

허리와 무릎에 시큰거리면 육계, 보골지, 두중을 가미해 온양하여 근골을 강장케 한다.

노인이 밤에 잦은 소변을 보면 보골지, 육계, 당삼을 배합해 매일 1첩씩 복용한다. 10일 간의 기간을 1차로 하고 복용이 끝난 후 5일 뒤 다시 10일간 복용하면 효과를 기대할 수 있다.

양위나 조루에 만약 경증인 경우라면 파극천, 육종용을 환제로 만들어 복용하면 성기능이 증강된다. 중증인 경우에는 녹용, 보골지, 파극천을 넣어 사용하는데 끓여서 복용한다.

딸국질에 신경이 긴장되고 심리적인 관계로 딸국질이 심해져 멈추지 않는 경우 구채자를 가루내어 복용하면 효과가 있다.

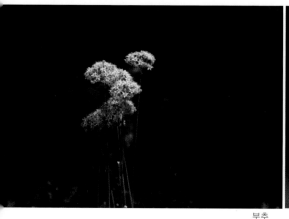

부추   산부추

우리나라엔 부추속 식물이 약 20여 종 있다. 이들은 아직도 형질변화가 심하고 종류의 다양성이 매우 크다는 걸 말한다. 중국의 고전 시경에 나오는 부추가 어디에서 아직 야생종을 유지하며 살아갈까 궁금하다. 부추가 소아시아가 원산지고 동북아시아에서 자생하는데, 우리나라는 어디서 이들의 자생지를 볼까?

간혹 산야에서 부추가 발견되지만 이들은 재배지에서 이탈되어 사는 것으로 종종 퇴적암에서도 자생지가 발견된다. 이들은 원래의 보금자리에서 근근히 살아가는 것으로 추정된다.

일설에는 부추가 중국 원산으로 인식되는 것은 부추의 실제 서식처에 대한 실체를 모르는 것이다.

부추와 같이 식용으로 쓰이는 것으로 두메부추는 자생지가 울릉도인데 식감으로 보아 부추에 가장 가깝다. 두메부추는 경남 및 강원이북의 산지에서 발견되는데 9~10월에 꽃줄기 끝에 다수의 연한 분홍색 꽃이 둥근 산형화서를 이루며 핀다.

산부추 전국의 산지에서 자라는데 땅속에 난형의 비늘줄기가 있고 길이가 2~3cm로 잎의 횡단면이 삼각형이고 잎끝이 꼬이는 특징이 있다.

참산부추 전국 산지대 양지바른 풀밭이 분포지이며 전형적인 대륙성 식물이다.

한라부추 한라산 및 중부이북의 높은 산에서 지생하는데 9~10월에 나오는 꽃줄기 끝에 다수의 자주색 꽃이 둥근 산형화서를 이루며 핀다.

강부추 중부이북 및 남부지역의 강가에서도 발견된다. 꽃줄기는 원통형이고 속이 차있고 잎의 횡단면은 원통형이거나 다소 납작한 형태로 속이 비어 있다. 한라부추에 비해 크고 잎집이 지상위로 길게 자라며 내화피가 타원형이다.

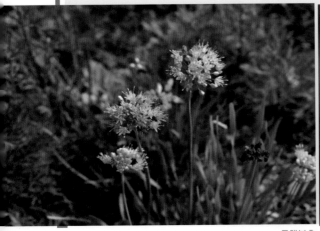

두메부추   강부추

산 약

(山藥) *Dioscorea japonica Thunb* (참마)
Dioscorea batatas Decne. (마)

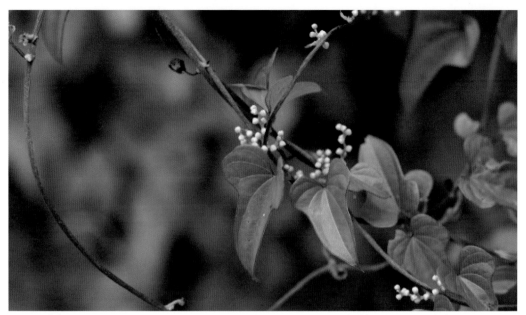

자생지	개화기	채취시기	채취부위
산	6~7월	가을~봄	뿌리

특징

성질은 평하고 맛은 달다. 효능은 자양 · 강장 · 보폐작용 등을 한다.

• 생김새 •

산약은 산지에서 자라는 마과의 여러해살이 덩굴식물로 긴 둥근 기둥 모양의 육질의 뿌리가 있다. 잎은 마주보거나 어긋나기도 하며 잎자루는 길고 긴 타원형의 삼각형 모양이다. 끝이 뾰족하고 밑부분은 심장꼴이다. 잎겨드랑이에서 주아가 발달한다. 주아는 다육질인 눈으로 참나리나 반하의 주아처럼 모체와 똑같은 성질로서 무성번식을 한다.

꽃은 암수딴그루로서 6~7월에 피며 1~3개의 흰꽃이 잎겨드랑이에서 나오고 이삭 모양의 꽃차례에 달린다. 수꽃은 곧추서고 암꽃은 밑으로 처진다.

줄기는 '산약등', 주아는 '영여자(零余子)'라 하여 약용한다. 영여자는 식용도 하는데 소금물에 삶아거나 밥에 쪄 먹는다. 열매는 9~10월에 삭과로 달리는데 3개의 날개가 있다. 종자에는 막질의 날개가 있다. 가을에서 이듬해 봄 사이에 괴근을 채취하여 대나무 칼로 외피를 벗긴 후 햇볕에 말려 썰어서 쓴다.

마의 성분은 전분, 당류, 무친, 글루코사민, 타이로신, 로이신, 글루타민산, 아르기닌, 디아스타제 등이 들어있다. 디아스타제는 소화효소이고 무친은 위점막에서 분비되는 점액질이다. 아르기닌은 세포의 신진대사와 증식에 필요한 영양분이다.

자양 · 보신 · 보폐작용 자양강장에 우수한 식물이긴 하나 약성이 부드러워 정체되지 않고, 뜨거운 성질이 있으나 거칠지 않아 늘 복용해도 유익하다.

비위를 보하는 약물 모든 비위의 허한증에 사용된다. 지사 · 소화 · 건위에 유효한 성분인 전분과 디아스타제가 함유되어 있어 백출, 복령, 편두를 배합하여 지사약으로 사용한다.

허약한 노인의 설사에 백출, 편두, 목향을 더해 복용한다.

노인의 만성 기관지염에 장시간 기침이 계속되고 숨이 짧으면서 급하고 담이 흰색에다 조금만 움직여도 기침이 심하면 사삼, 복령, 보골지, 백합과 함께 사용한다.

만성 신염, 허약해진 노인이 소변을 자주 보면 산약의 수삽작용으로 치료가 가능하다. 이때 보골지, 토사자, 파극천을 배합해 사용한다. 또한 요단백이 오래 없어지지 않고 부종이 생기거나 피곤하고 소변은 자주 보지만 양이 적을 때 황기, 택사, 토사자를 사용한다.

배변회수가 빈번하고 양이 많으며 소변이 기름 방울 같으며 입이 마르고 혀가 붉으면 복령, 택사, 산수유, 숙지황을 가미해 '육미지황환' 을 복용한다.

심한 갈증으로 수분을 너무 많이 섭취하여 요량이 많을 때는 '옥액탕' 을 복용하는데 이 방제는 산약을 군약으로 해서 황기, 지모, 갈근, 천화분을 가미한것으로서 생진과 지갈작용을 한다.

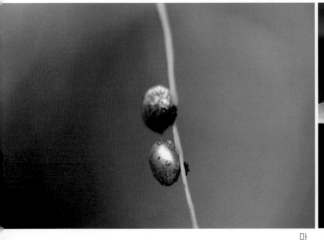

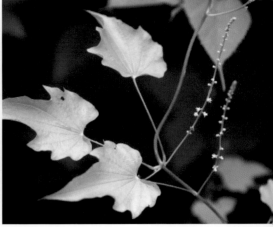

마

부채

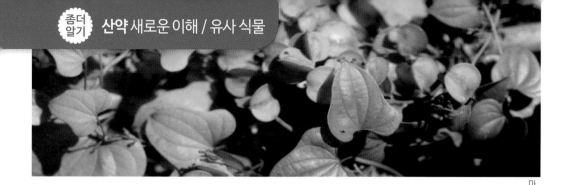

마

육미지황환 만들기

숙지황 320g, 산약, 산수유 각 160g, 백복령, 목단피, 택사 각 120g을 꿀로 환을 만들어 공복에 따뜻한 술이나 소금 끓인 물로 오동나무 열매 크기로 50~70개를 복용한다. 당제를 할때는 20첩으로 나눠서 먹는다.

산약으로 불리우는 참마(japonica)와 마(batatas)는 어떤 차이가 있을까?

신농본초경의 상품에는 서여라는 명칭으로 수재되어 있는 산약은 곽종섭의 본초연의에 처음으로 나타난다. 중국산의 마(batatas)는 하남성에서 주로 산출되고 회산약이라고도 불리운다.

참마와 마의 속명은 Dioscorea로 우리 산야에 자생하는 것으로는 마, 단풍마, 도꼬로마, 부채마 등이 있다. 부채마, 단풍마는 천산룡이라 한다.

비해는 엄밀하게 말해 도꼬로마가 아닌 것으로 국내엔 자생하지 않는 분배서여(hypoglauca)를 말한다.

참마(japonica) 참마는 일본산으로 알려져 있다. 두 종은 매우 유사한 식물로 줄기와 잎자루의 색이 차이가 있을 뿐이다. 우리나라엔 두 종이 모두 자생하는데 재배하는 걸 주로 참마라 한다.

마 재배하는 걸 주로 참마라 하는데 비해 야생하는 것은 일반적으로 마라 하지만 참마도 야생화 되어 있는 실정이니 사실 두 종을 구별하는 것은 매우 어렵고 의미가 없기도 하다.

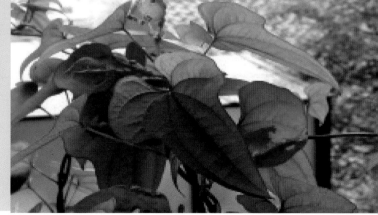

참마

사상자

Torilis japonica (Houtt.) DC.(사상자)
Cnidium monnieri (L) Cusson 벌사상자(갯사상자속)

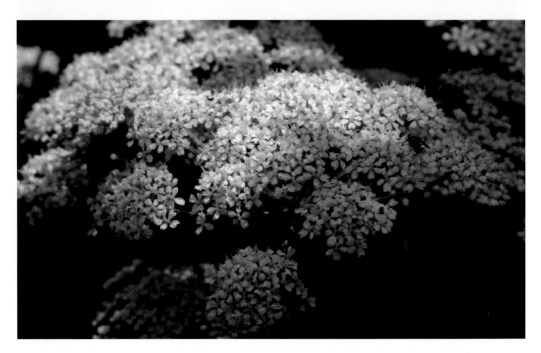

자생지	개화기	채취시기	채취부위
들(종자)	7~8월	8~9월	새싹, 뿌리

특징

성질은 따뜻하고 맛은 쓰거나 맵다. 효능은 온신(溫腎)·소염작용을 한다.

• 생김새 •

사상자는 우리나라 풀밭이나 숲 속에서 자라는 산형과의 두해살이풀이다. 마치 뱀들이 웅크리고 있는 형상의 풀이라 해서 '사상자(蛇床子)'라 하며, 새를 뱀이 즐겨 먹는다해서 '뱀밥풀', '배암도랏'이라고 부른다. 키는 30~70㎝이고 전체에 잔털이 있다. 잎은 서로 어긋나고 2~3회 깃 모양으로 갈라지며 잎자루 밑둥은 줄기를 감싼다. 줄기 상부에서 방사상으로 갈라진 가지마다 5~10개 작은 흰꽃이 겹산형화서를 이룬다.

총포엽은 4~8개이며 선형으로 1㎝ 정도이고 작은 총포는 선형으로 작은 꽃대에 붙어 있다. 꽃잎은 5개로서 바깥 것 한 개가 특히 크며, 수술은 5개이고 암술대가 2개로 갈라진다.

열매는 분과로서 4~10개씩 달리고 갈고리 모양의 가시털이 있으며 녹색이 도는 흑색이다.

'개사상자'는 약용으로 쓰지 않으나, 우리나라와 일본에서 일부 사상자로 잘못 사용되고 있다. 중국에서는 벌사상자를 쓴다. 사상자(Torilis)는 중국에서 '학슬(鶴?, 담배풀의 씨앗)'의 대용으로 쓴다.

'벌사상자'는 8~9월 열매 성숙기에 채취하여 햇볕에 말려서 가루 내어 또는 술에 쪄서 쓴다. 열매는 정유를 함유하는데 주성분은 카디넨, 토릴렌 등의 세스키테르펜이다.

장양능력이 있으나 그 효력은 파극천, 보골지 만큼 강하지는 않고 보조적인 기능에 불과하며 단미로는 효력이 약하다.

질병에 따라 먹는 방법

식용 이른봄 어린싹을 뿌리와 함께 나물로 해먹는다.
쓴맛이 강하므로 데쳐서 잘 우려내야 한다.

양위의 초기에 토사자와 오미자를 가미한 '삼자황'을 복용한다. 중증은 그다지 효과가 없다.

불임에 부인의 체력이 약해 병이 많고 자궁이 차서 생긴 불임에는 사상자를 사용한다.
다뇨, 유뇨에는 수삽작용을 하며 이때 토사자, 보골지, 상표초를 가미한다.

백대하에 사상자는 트리코모나스(Trichomonas)균을 죽이는 작용을 한다. 부인의 백대하가 많아지면 사상자를 군약으로 하여 각종 소염, 청습약을 가미해 외부를 잘 닦아주면 좋다.
중증일 때 분말을 내어 캡슐에 담아 질내에 삽입해서 쓰기도 한다.

좌욕시에는 복방으로 사용하면 효과가 더 좋다.

기타 사상자와 지부자를 쓰면 살균작용이 강해진다. 이외에 빈랑, 고삼자, 황련을 쓰기도 한다.

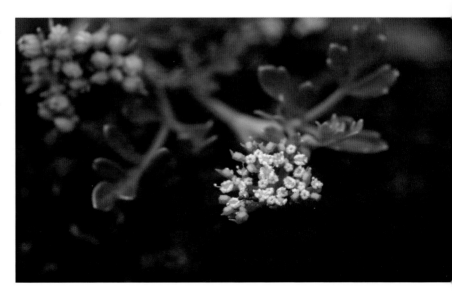

갯사상자

사상자는 월년초로 주로 건조한 곳을 좋아하고 줄기나 잎에 털이 있다. 사상자의 바른 학명이 cnidium속이고 현재 이것의 한국이름은 벌사상자다. Torils속 Japonica 종이 사상자로 된 바 이것은 원래의 사상자가 아닌 것이다.

벌사상자가 속한 곳엔 일천궁, 개회향 같은 식구들이 있으니 타 사상자들과 품격이 다르다는걸 알 수 있다. 꽃은 6-8월에 피고 주로 북부 산지에서 서식하는데 꽃이 풍성한 편이다.

갯사상자 꽃이 피고 열매를 맺고 있지만 소산경이 2-6개이고 각각 2-7개의 꽃이 달리고 총포엽은 실처럼 가늘며 한개나 있거나 없다. 소포엽은 한두개 달린다.

갯사상자는 주로 남부지역에서 5-6월에 만날 수 있고 꽃이 백색이나 자주색이다. 그래서 꽃피어 있는 모습이 사상자와 비교해 빈약해 보인다. 갯사상자는 바닷가 가까운 풀밭이나 돌틈에서 깊은 뿌릴 박고 바짝 엎드려 퍼져 나간다.

벌사상자 주로 북부지역 에서 1m정도 크기로 자라며 습기진 곳에서 잘 자란다. 여름형의 한해살이로 분류된다. 벌사상자는 주로 산지 높은 곳에 자라며 중국한방에선 벌사상자를 주로 사상자로 약용한다.

벌사상자는 줄기나 잎에 털이 없기도 하며 꽃이 피는 형태로 보면 벌사상자는 사상자에 비해 소산경이 10개 내외인 점은 유사하나 꽃이 15-25개로 많아 화서가 겹칠 정도로 밀집한다.

아울러 벌사상자 열매는 보다 풍성하고 타원형으로 날개같은 백색 능선이 십여개 있는데 문지르면 독특한 향이 난다. 사상자는 강모가 밀생하는 난형이다.

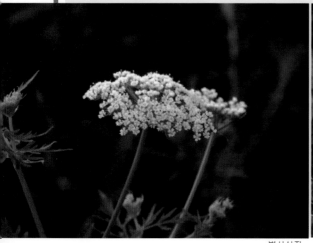

벌사상자   긴사상

새 삼

Cuscuta japonica choisy (토사자)

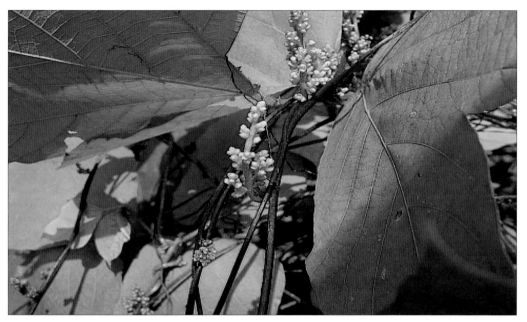

자생지	개화기	채취시기	채취부위
산, 들(종자)	8~9월	9~10월	잎, 줄기

특징

맛은 달고 매우며, 성질은 평하고 약간 따스하다. 간, 신, 비경에 작용한다.

• 생김새 •

새삼은 싹이 터서 뿌리를 내린 모습이 토끼와 비슷하고 실 모양으로 가늘게 자란다해서 '토사'라 부른다. 메꽃과의 한해살이풀로서 볕이 잘 드는 들에서 자란다. 전체가 노란색의 굵은 철사모양의 줄기로 덩굴져 자라고 붉은 빛 또는 흰 빛을 띠며, 칡덩굴이나 쑥대, 콩밭에서 기생하며 다른 식물을 감고 올라가며 자란다. 초여름에 바람개비 같은 싹이 나서 기생식물에 붙으면 뿌리는 이내 마르고 새로 생긴 빨판으로 기생식물의 영양을 흡수하면서 성장한다.

잎은 비늘 같으며 길이가 2㎜ 정도로 작고 삼각형 모양이다. 8~9월에 통통한 줄기에서 작은 여러개의 흰 꽃이 수상화서로 모여 핀다. 꽃자루가 없고 줄기 위에 짧은 이삭으로 핀다. 열매는 삭과로 타원형이며 익으면 뚜껑이 벌어져 작은 둥근 씨가 나온다. 씨는 심장 모양 또는 계란 모양이며 약간 납작하다. 겉껍질은 밤색을 띤 검은색이며 겉면에 작은 점이 있다.

자양 · 보신의 효과 새삼은 몸을 거뜬히 하며 눈을 밝게 하고 성기능을 높인다.

또한 뼈를 튼튼하게 하고 시린 무릎, 신장허약으로 생긴 음위증, 유정, 몽정 등에 효과가 좋다.

새삼 씨에는 칼슘, 마그네슘, 나트륨, 니켈, 라듐, 철, 아연 등의 물질과 당분, 알칼로이드, 기름, 비타민 B가 들어 있다. 수지(나무 진) 비슷한 배당체와 많은 양의 아밀라제가 들어 있다.

보신 작용을 증가시킬 때

7~9월에 걸쳐 종자가 성숙했을 때 잘라서 햇볕에 말린다. 걷어낸 씨를 체로 쳐서 껍질을 제거하고 씻어 말린다. 일정량의 소금물(소금1 : 물3)을 뿌린후, 토사자 100kg에 소금2kg을 솥에 넣고 약한 불로 열은 황색이 되도록 볶아서 그늘에 말린다.

온신장양(溫腎壯陽)의 작용을 증강시킬 때

씨를 솥에 넣고 적당량의 물을 부어 터져 갈라질 때까지 저으면서 삶아 물이 흡수되어 걸쭉한 죽처럼 되면 일정량의 막걸리와 밀가루를 넣고(새삼씨 100kg에 막걸리 15kg, 밀가루15kg) 고루 섞어 떡을 만들어 작은 덩어리로 썰어 햇볕에 말린다.

식용 줄기덩굴과 씨를 쓰며, 덩굴을 즙내서 먹거나 씨앗을 달여 차처럼 마시기도 한다.

오줌소태나 당뇨로 갈증이 날 때 토사자 달인 물을 자주 마시며 양기가 약해진 경우 토사자와 숙지황을 가루 내어 술을 탄 물에 반죽하여 알약을 만들어 인삼 달인 물로 먹는다.

심신이 허하거나,중증 유정에 일주일에 3회 이상으로 유정이 심하고 요슬(허리와 무릎)이 차고 머리가 혼미한 증상을 수반하는 경우엔 보신 고정제인 '토사자환' 을 사용한다. 토사자환은 토사자를 군약으로 하고 상표초, 모려, 녹용 등을 가미한 것으로 중증인 요실금에 적합하다.

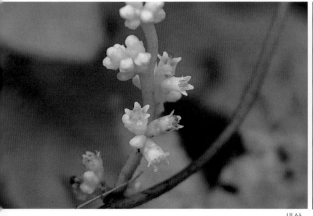

새삼

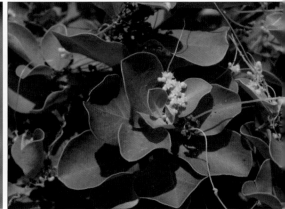

실새삼

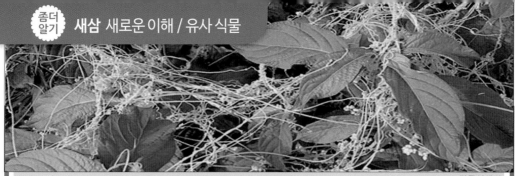

미국실새삼

새삼은 뿌리도 없고 잎도 없이 다른 식물에 붙어 사는 기생식물이다. 그렇다고 처음부터 없던 것은 아니고 막 싹을 내민 새삼은 뿌리를 갖고 있다가 줄기를 뻗으며 활기찬 식물을 만나면 뿌리를 떠나 새로운 곳에 송곳니 같은 기생뿌리로 영양분을 빨아 먹고 자기네끼리도 빨아 먹고 심지어 자기 몸도 먹이를 삼아 생존한다. 새삼은 숙주식물이 방출하는 방향성 화학물질에 대한 대응능력이 있어 그들이 발아할 때는 이미 충분한 정보가 유전적으로 내재되어 있어 본능적으로 움직인다.

전세계에 약 170여 종이 있으며 난, 온대 지역에 넓게 분포한다. 주요 산지는 아메리카이며 중국에도 9종이 사는데 약용하는 것은 4종이다. 실새삼은 농촌 들녘이나 풀밭에서 자란다. 새삼은 숲 가장자리 또는 키 큰 나무를 타고 올라가며 산다. 새삼은 버드나무, 찔레나무, 사철나무 등에서 기생한다. 속명은 아라비아어 kshutar에서 기원하는데 아라비아 지역에서 새삼 종류를 약용한 역사가 오래 되었다.

자생하는 토사자(새삼)의 종류는 새삼외에 실새삼, 미국실새삼이 있다.

실새삼 줄기가 실같이 가늘다.

갯실새삼 신농본초경에 상품으로 처음 기재되었고 중국약전엔 갯실새삼의 씨로 토사자를 등재하고 있다. 남부지방의 바닷가에서 순비기 나무에 기생하며 자라지만 수원, 경주 같은 내륙지방에서도 발견된다.

미국실새삼 새삼에 비해 줄기가 노란빛이고 꽃이 뭉쳐서 달린다. 8,9월에 줄기의 여러 곳에서 꽃을 피운다. 북에 원산에 귀화식물로 산과 들에서 자란다.

『신농본초경』에 "맛은 맵고 기는 평하다. 몸이 가벼워지며 기력을 북돋고 튼튼하게 만든다. 즙은 얼굴에 검은 반점을 없앤다. 장복하면 눈이 밝아지고 오래 산다"고 하였다.

『명의별록』에 "살결을 기르고 음기와 근골을 강화한다. 줄기는 중초의 냉증으로 정액이 저절로 흐르거나, 입이 마를 때 쓴다. 차가운 혈액이 쌓인 증상을 치료한다."고 한다.

『본초삼가합주』에서 섭천사는 "토사자는 기가 평하고 가을의 평한 금기를 받아 수태음폐경에 들어가고 맛이 맵고, 달고 무독하며 땅의 금(金), 토(土) 두 가지 맛을 얻어 족태음 비경과 족양명 위경에 들어가며 기미가 내림보다 오름이 많아 양이 된다."고 하였다.

쑥

(艾葉) *Artemisia princeps var. orientulis(Pampan) Hara.*
Artemisia vulgaris L.(애엽)

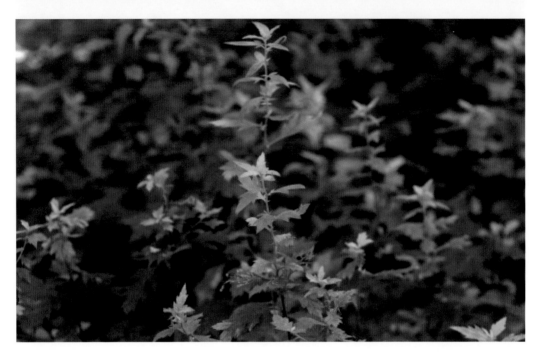

자생지	개화기	채취시기	채취부위
산, 들	7~9월	봄~여름	지상부

특징

맛은 쓰고 성질은 따뜻하며 비경, 간경, 신경에 작용한다.
정혈 · 해독 · 활혈 · 강장 · 강정 · 소염 · 진통 · 이뇨 · 지혈효능이 있다.

• 생김새 •

쑥은 국화과에 속하는 여러해살이풀로 키는 60~120㎝에 달하며 전체가 거미줄 같은 섬유질의 털로 덮여 있다. 꽃은 노란색이며 7~9월에 핀다. 줄기는 곧게 서고 잎은 어긋나며 길쭉한 달걀꼴에 한 두 번 깃털 모양으로 중간 정도까지 갈라진다. 갈라진 잎 조각은 타원꼴로서 겉은 녹색이고 뒷면엔 흰털이 빽빽이 나 있다.

뿌리에서 나온 잎과 밑부분의 잎은 나중에 쓰러지며 줄기에서 나온 잎은 타원형이며 깃 모양으로 깊게 갈라진다. 싹은 번식력이 강하여 땅속줄기는 옆으로 뻗고 줄기는 많은 갈래로 나눠지고 그 끝에 7~9월에 담갈색의 작은 꽃이 송이 모양처럼 핀다.

쑥은 식용과 약용의 대표적인 식물이다. 한방, 민방에 의하면 쑥 전체는 산후 하혈, 출혈, 회충, 곽란, 하리, 개선, 안태, 과식, 누혈, 복통 등에 쓰였다고 한다.

복통에 특효 쑥잎은 봄에서 여름 전후에 채취하여 그늘에 말린 것을 '애엽'이라 하며 이것을 달여 장복하면 복통에 좋다. 애엽은 뒷면이 회백색이며 털이 많고 향기가 진한 것이 좋다.

면역력이 증강 쑥뜸을 하면 평상시보다 백혈구가 늘어나 면역력이 증강된다. 쑥은 비타민과 미네랄, 무기질, 비타민 A, 비타민 C가 특히 많다.

쑥의 향기는 살균살충력이 강함 독특한 쑥향은 치네올이란 정유 성분 때문이다. 이외 콜린, 유칼리, 프톨아데닌, 아르테미산 등이 함유되어 다양한 효과가 있다는 것이 입증된 상태이다.

여름에 생긴 설사에 민간요법에서는 생즙을 내서 마셨다.

벌레에 물렸거나 코피, 타박상에 생잎을 찧어 붙이기도 한다.

여성 몸을 따뜻하게 함 음력 5월 단오에 쑥을 말려 달여 먹으면 여성 아랫도리가 따스해 진다.

보혈 · 활혈작용 차로 해서 수시로 마시면 기혈을 따뜻하게 하고 식욕을 증진시킨다. 월경 부조, 태동 불안, 불임증 등에도 쓴다. 약리실험에서 피 응고 촉진작용, 억균작용이 밝혀졌다.

> 『본초비요』에 "애엽은 쓰고 맵다. 생것은 따뜻하고 익힌 것은 열하며, 순양의 성질이 있다. 사라져 가는 원양을 돌아오게 하고 12경을 통하게 하며 삼음을 주관한다. 기혈을 조절하고 한습을 몰아내며 자궁과 속을 따뜻히 하고, 막힌것을 열고 출혈을 그치게 한다."고 하였다.

· 애엽(艾葉)의 효능 ·

애엽이 들어간 처방에 『금궤요락』에 있는 '궁귀교애탕(교애탕, 교애사물탕)'을 들 수 있다. 이는 숙지황, 백작약, 당귀, 아교, 애엽, 천궁, 감초 등을 배합하여 만든 처방이다. 이 처방은 보혈, 지혈, 조경, 안태에 쓴다. 지혈의 주약은 아교와 애엽이다.

애엽은 혈관수축 중추의 흥분과 응고시간 단축으로 출혈을 멈추게 한다. 또한 태워서 쓰면 지혈 효과가 강해지고 위액분비를 촉진하여 식욕을 돋구고 월경조정, 유산방지에도 효과가 있다.

애엽은 약성이 따뜻하다. 허약체질의 월경과다, 부인과의 자궁 · 임신출혈,하복부 냉통에 쓴다. 생애엽은 청열과 지혈의 효과가 있다. 애엽은 허한성 위통 및 복통의 치료에 쓰이며 산한 · 건위에도 효과가 있다. 향부자, 두구, 오수유, 곽향을 가미해 끓여 따뜻하게 복용한다.

주의 애엽은 발열증에 사용해선 안 된다. 애엽은 온성의 지혈약이므로 한증 경향을 띠는 출혈에만 써야 한다. 열증의 환자에게는 선학초, 지유 등을 배합하고 숙지황도 생지황으로 바꾼다.

쑥은 국화과의 잡초로 주로 바람을 통해 가루받이를 하는 풍매화로 작은 꽃을 피우는데 별로 눈에 잘 띄지 않는다. 쑥의 가장 큰 특징은 잎 뒷면이 희다. 털이 촘촘히 나 있다. 이것은 잎의 수분 증발을 막기 위한 방법이다. 이 털에는 정유성분이 있어 온갖 곤충, 벌레를 막을 수 있어 황야에서 생명을 이어 나갈 수 있다.

명의별록 중품에 애엽으로 기재되어 있는 종은 princeps나 vulgaris 종으로 확인되지만 소위 황해쑥이라 하는 argyi 종은 서해안 섬에서 자생하는데 예전에 강화쑥이라는 것과 같은 종이라 판단된다.

이외에 약용으로 널리 쓰이는 쑥의 종류로 개사철쑥, 개똥쑥, 사철쑥, 더위지기, 맑은대쑥 등이 있는데 개사철쑥은 청호, 개똥쑥은 황하호 또는 청호로, 사철쑥은 인진호, 더위지기는 목본으로 한인진, 맑은대쑥은 '암려자' 라고 부른다.

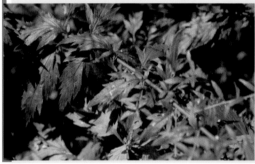 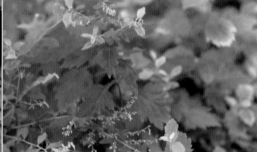

참쑥 넓은잎외잎쑥

쑥 발효액 담그기

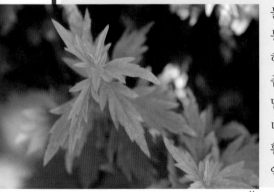

쑥을 발효액으로 만들 땐 어린 싹을 양기가 가장 잘 오르는 단오쯤에 채취하여 씻어 물기를 뺀다. 유리병에 동량의 흑설탕을 넣어 밀봉 발효한다. 발효중 밑에서부터 차오르기 시작하면 위와 아래를 간간이 섞어 주기도 한다.

즙액이 충분히 차오르지 않으면 감초, 생강, 대추 달인 물을 조금 넣어 주거나, 용기 아래 있는 건더기를 짜서 걸러낸 후 다시 섞어주면 발효가 원활하게 진행될 수 있다. 쑥발효액은 다른 발효액에 섞어서 음용하면 또 다른 효능이 나타난다.

쑥

당귀(참당귀)

(當歸) *Angelica gigas Nakai* (참당귀, 승검초, 신감초)

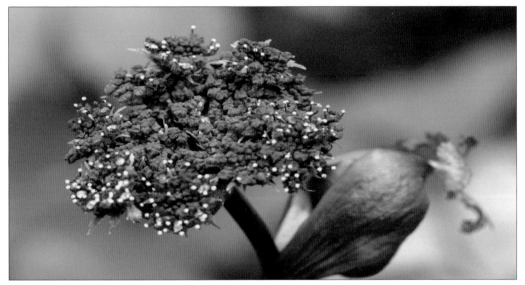

자생지	개화기	채취시기	채취부위
산지	8~10월	가을~봄	뿌리

특징

맛은 달고 성질은 따뜻하다. 효능은 보혈 · 조경 · 진정작용을 한다.

• 생김새 •

당귀는 굵은 뿌리에서 원줄기가 자라며 키는 80~90㎝ 정도 된다. 털이 없고 줄기와 잎자루는 자줏빛을 내며 줄기는 곧게 선다. 잎은 진녹색으로 어긋나고 2~3회 삼출복엽으로 3~5갈래 갈라진다. 갈라진 잎은 긴 타원형으로 가장 자리에 날카로운 톱니가 있다. 꽃색도 당귀속 식물로서 보라색인 것은 참당귀와 바디나물 뿐이다. 당귀의 싹은 청초하며 어린 싹순과 잎자루는 나물로 먹으며 줄기를 씹으면 향이 느껴진다.

잎자루는 길며 1~3회 깃 모양의 겹잎이다. 꽃은 8~10월에 겹으로 된 큰 산형화서(傘形花序)가 가지 끝과 원줄기 끝에서 발달하여 15~20개로 갈라지고 끝에 20~40개의 자주색의 작은 꽃이 평면상으로 총총히 핀다. 소총포는 5~7개로 가늘다. 10월에 맺는 열매는 분과로서 타원형이고 날개가 넓다. 뿌리는 짧으나 비대하며 잔뿌리를 많이 달고 있다.

오래 묵은 것은 노두 굵기가 손아귀를 벌려야 잡을 수 있고, 오래 묵은 것일수록 향기도 짙고 약효도 높다. 반그늘에서 말리는 것이 좋다.

당귀는 보혈의 약으로 상용된다. 단미로 써도 뛰어난 효과가 있으며 그 용도도 넓어 복방의 약물로서 매우 많이 사용된다.

부인과, 내과 질환의 중요한 치료제 부인과 질병에는 늘 당귀가 쓰이며, 급·만성 어느 쪽에도 뚜렷한 치료 효과를 발휘한다. 또한 빈혈 치료의 주요 약물이며, 혈액순환 장애로 빈혈이 있을 경우 많은 양의 당귀를 써서 치료하는 것이 바람직하다. 풍부한 비타민 B12와 엽산이 들어 있어 적혈구 결핍, 혈색소 감소, 저혈당증을 개선하며 골수의 조혈 기능을 돕는다.

『신농본초경』에 "맛은 달고 성질은 따뜻하다. 기침이 상기하는 것을 치료한다. 온성학질로 생긴 한열과 피부 속이 오싹오싹한 증상을 치료한다. 여성의 자궁출혈과 불임증을 치료한다. 여러 가지 악창과 외상이 있을 때 달여서 마신다." 하였다.

여성의 월경 이상에 월경이 불규칙하거나 모든 무기력증에는 당귀를 군약으로 하여 치료한다. 월경과다에는 조절효과가 있으며 하수오, 지유탄, 측백탄을 배합한다.

임산부의 보혈에 당귀에는 안태의 효능이 있어 임신 3개월 전에 당귀를 복용하면 보혈로 신체를 건강히 하고 태아발육을 촉진하며 조산을 방지할 수 있다. 임신 후에는 유산의 징후가 없더라도 황기, 백작약, 하수오, 상기생을 배합하여 2주 정도 복용한다.

월경통에 어혈을 없애는 효능을 갖고 있어 월경통을 치료한다. 월경의 이틀 전부터 통증이 일어날 경우에 당귀미(尾)를 사용한다.

여기에 도인, 백작약, 익모초, 연호색, 금령자를 배합하여 복용한다.

참당귀 발효액 담그기

새싹이 막 나오기 시작하는 무렵에 전초를 캐서 잘 씻어 물기를 뺀 후 흑설탕과 함께 용기에 넣어 밀봉하여 바람이 잘 통하는 응달에서 5~6개월 동안 발효시켜 거른 후 음용하면 좋다.

당귀는 중요한 약초로 당연하게 여겨지는 식물이다. 그러나 당귀와 아무런 연관이 없지만 약효의 중요성을 강조해서 붙여진 이름도 많아 혼동을 가져올 수 있다. 당귀 앞에 많은 여러 수식어가 붙지만 가장 정통성 있다고 보는건 안젤리카속의 sinesis종이다.

일당귀, 동당귀는 일본에서 자생하고 참당귀는 중국, 일본, 한국에 자생한다.

이외에 산형과 안젤리카속으로 당귀가 들어간 식물로 개당귀, 갯당귀, 산당귀, 토당귀들은 무언가 불분명하다. 더 구체적인 이름을 알아야한다.

당귀가 들어가는 처방은 한방에서 많다고 볼 수 있다. 그중에 가장 으뜸처방은 사물탕이다. 중국에 있어 2 4 8 10 64의 의미는 많은 의미가 2는 음양의 숫자이고 4는 동서남북을 포함한 사물체계의 기본이 된다. 8은 주역의 팔괘에서 보듯 자연 질서가 운행되는 기본이 되고 64괘가 여기에서 나온다.

처방전은 한가지만 이용하는 단방보다는 합방하는 것이 여러 다양한 약재의 효능을 극대화한다. 일차원이 아닌 다차원이 요구되는 것 또한 약물을 이용하는 기본이 된다는 것이다. 다차원적으로 독성을 억제하고 약물의 기능을 안전하면서도 강화시키는 것은 음식이나 약물에서도 필요한 것이다.

당귀의 효능이 아무리 뛰어나다 하더라도 천궁이나 백작약, 지황과 함께 쓰는 것이 당귀를 이용함에 있어 인간의 몸에 적합하다는 것이다. 마치 임금이 혼자 정치를 하는 것이 아니라 뛰어난 재상, 장군, 책략가도 필요하고 손발처럼 움직일 하인도 필요한 것이 훌륭한 임금에 있어 필수적인 것이다.

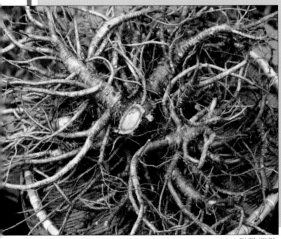

당귀 뿌리

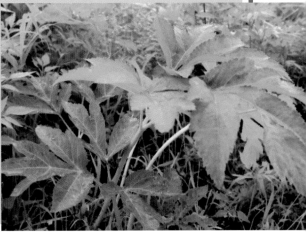

당귀 잎

된장찌개 하나 만드는데서도 생선이나 김치 그리고 양념이 있어야 맛있고 몸에 유익한 찌개를 만들어 먹을 수 있는 것이다.

양방에선 식물의 한성분만 활용함에 부작용이 뒤따른다. 한방에선 이런 부작용을 가능한 제거하기 위해 합방을 하는 것이다.

꽃차를 만드는데 있어서도 이러한 방식을 이용하는 것이 바람직할 것이다. 각 재료의 장단점을 파악해 색, 맛, 효능을 최대한 유지하는 것이다. 그래야만 뛰어난 꽃차가 되는 것이다.

당귀가 들어간 것으로 팔물탕이면 사물탕에 4가지 약재가 합방되는데 그것이 인삼이 중심이 되는 사군자탕이다. 사물탕과 사군자탕이 합방이 되면 음과 양, 혈과 기를 다스리는 처방이 된 팔물탕이 되고 여기에 황기, 육계가 들어가면 십전대보탕이 되는 것이다.

자연의 질서에는 오직 하나만이 유일한 해결책이 될 수 없다. 인간의 몸은 자연 질서의 핵심이다. 아무리 의학이 발전된다 해도 오직 하나의 약물로만 고칠 수 있다는건 극단적인 상황이다.

만일에 병의 한계가 극단적인 경우가 아니라면 우리의 몸은 다양한 약물로 합방된 처방이 필요한 것이다. 양생을 위한 약재나 음식이 필요하다면 어떤 것이던야 하나 끊임없이 연구되어 온 것 중에 하나가 도의학이다.

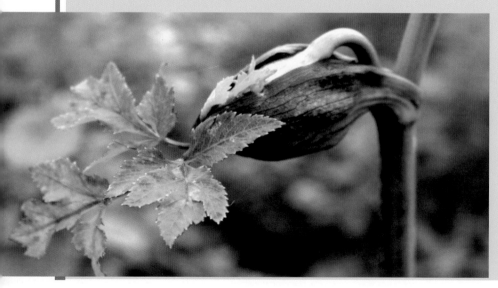

참당귀

산야초를 통해 도의학을 추구하는 것이 어떤 것일까.

정답은 없을지라도 스스로 선택할 수 있는 방법은 어떤 것일까. 그것이 문제고 답이다. 한반도에서 자라는 참당귀는 잎이 붉은 색이다. 산지에서 쉽게 알아볼 수 있다. 이걸 숲당귀라 부르며 중국의 당귀와는 우선 꽃이 다르니 쉽게 구별할 수 있지만 이것은 우리땅에 자생하지 않지만 재배는 가능하다. 그러나 대부분 중국에서 수입해 쓴다.

당귀의 종류중 왜당귀 일당귀가 있는데 이는 일본 원산의 식물로 식양용으로 재배한다. 중국 당귀나 일당귀에 대해 사행하는 참당귀는 식물의 자태나 약성이 뛰어나다고 생각하여 같은 당귀정도로 취급되기에 너무도 소중한 자원이다.

참당귀는 산형과의 여러해살이풀로 방향성 식물이다. 주로 깊은 산지의 잡목이 무성한 골짜기나 높은 산지의 습지에 자란다. '승검초', '신감채'라고 불리며 심산유곡 스님들이 있는 암자에서 자라는 풀이라 하여 '승암초', '승검초'라고도 한다. 속명의 'Angelica'는 라틴어의 'angelus(천사)'라는 말에서 시작되었고 '죽은 사람을 소생시키기도 한다.'해서 붙여진 것으로 생각된다.

갯당귀 '기름당귀'라고도 하며 고본과 일당귀와 같은 속이다. 갯당귀는 보통 당귀가 아닌 것을 총칭해서 부르지만 지리강활을 부를 때 쓴다. 서양에서 러비지를 구당귀로 하기도 하고 참나물속 이엽회근을 단당귀. 구안 독활을 감숙 토당귀. 산형과 독활을 중취모당귀. 뿐만 아니라 백지, 독활, 천궁, 방풍등도 복잡하게 부르는 바 잘 구별해야 산형과가 이해된다.

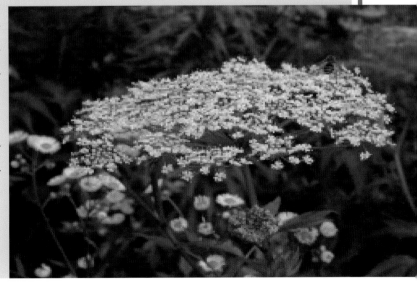

일당귀

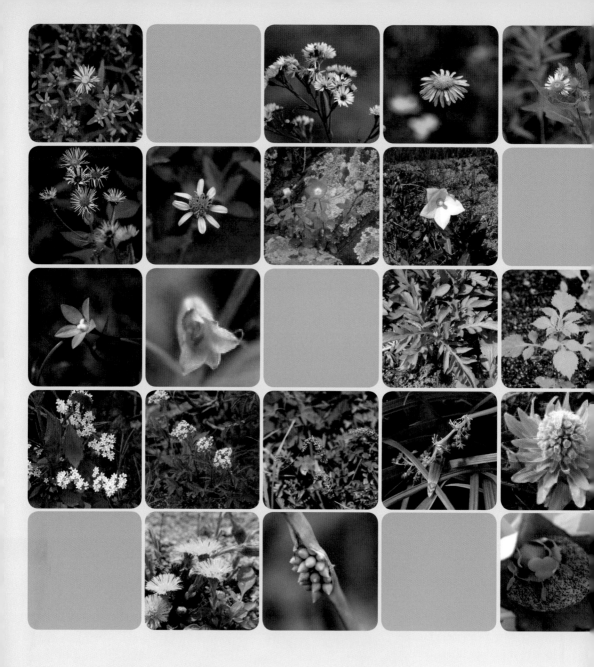

제4장
기침에 좋은 산야초

● ○ ○ ■ ■ □

산야초란 어떤 의미로 지속 될까
삶과 죽음에 대한 인식의 변화도 중요할 뿐 아니라 몸과 마음,
병과 약에 대한 행각도 변해야 한다.
병은 사람을 따라다니고 사람은 약을 따라다닌다.
그리고 약은 병을 따라 다닌다.
여기에서 약은 과학적인 의학치료뿐만 아니라
각종 대채의학을 포함하며 구체적인 의미로 산야초도 그 중의 하나이다.
그러므로 의학의 페러다임은 앞으로 계속 변화 할 것이다.

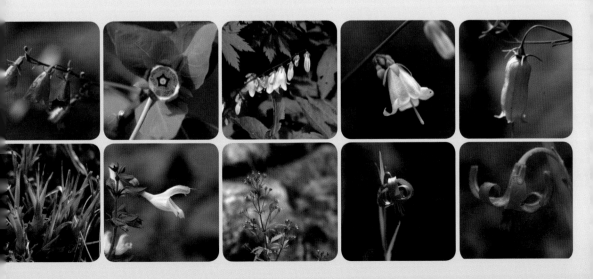

반하

(半夏) *Pinellia ternata (Thunb.) Breitenbach* (끼무릇)

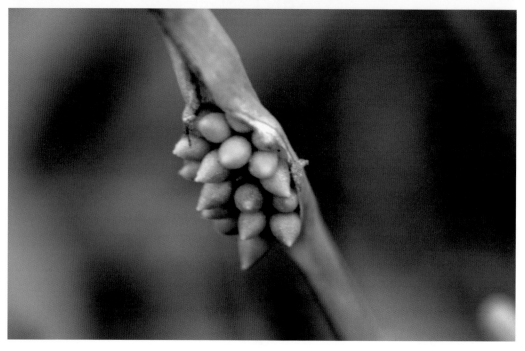

자생지	개화기	채취시기	채취부위
들, 밭	6~7월	여름	뿌리

특징
성질은 따뜻하고 맛은 맵다. 효능은 진토 · 진해 · 거담 · 조습 · 소종작용을 한다.

• 생김새 •

반하는 우리나라 각처의 밭에 나는 천남성과의 여러해살이풀이다. 키는 30cm 내외이며 지름이 1~2cm인 둥근 괴경에서 1~2개의 잎이 나온다. '끼무릇' 이라고도 불리며, 하지가 지난 뒤 여름철 중간에 잎이 난다하여 '반하' 라고 한다.

잎자루는 길이가 10~20cm로서 밑부분 안쪽에 1개의 주아가 달리며 위쪽 끝에 달리는 경우도 있다. 1년생은 단엽이고 2~3년 후엔 3개의 소엽을 갖는 복엽이 된다. 꽃대는 높이가 20~30 cm로서 괴경에서 나오고 가늘고 길다. 꽃차례는 육수화서인데 녹색의 불염포 안에 들어 있는 암꽃은 밑부분에 달리며 약간 떨어진 윗부분에서는 수꽃이 꽃밥만으로 연한 황백색을 띤다. 열매는 7~8월에 달리고 장과로서 녹색이며 크기는 작다.

반하의 덩이줄기에는 니코틴과 비슷한 알칼로이드와 피토스테린이라는 성분이 들어 있어 가래를 삭한다.

뚜렷한 화담 · 진해작용 반하는 호흡기 질환에 대한 상용약이다. 기관지의 분비액을 증가시키고 담액을 배제하는 작용을 한다.

만성 기관지염에 기관지염이 장기화되어 담이 기관지에 몰려 기침나며 숨이 가쁘면 복령, 진피, 백출을, 호흡이 가쁘고 희끄무리한 색의 담이 많을 때는 백출, 원지, 천남성을, 짙은 누런색의 열담이 있고 갈증내며 번열(煩熱)이 있을 때 황금, 과루인, 행인을 배합하여 쓴다.

건위작용을 한다 위의 허한증 치료에 효과가 있다. 맑은 위액을 토하고 식욕이 감소하고 헛배가 부른 증상이 있으면 황기, 백출, 복령과 배합하여 환제로 만들어 상시 복용한다.

식용 반하를 약으로 쓸 때는 꽃이 피는 여름에 둥근 뿌리줄기를 캐서 쓴다.

뿌리와 껍질은 다듬어 물에 씻은 다음 햇볕에 말린다. 그런 다음 하룻밤 동안 소금물에 담가 쓴 맛을 뺀 뒤, 생강즙으로 법제하여 쓴다.

위염으로 급격한 구토가 자주 나오면 황금, 진피, 감초를 배합하여 쓴다.

습담에 습담이 안에 모여 가슴이 막혀 답답하고 다량의 점액을 토하고 설태가 희면 지각, 후박, 죽여를 사용해 치료한다.

외용시 생반하를 외용하면 해독과 산결의 효과가 있어 외과에서 사용한다.

1회 용량은 4g으로 충분하다. 사용 전 식초나 생강즙으로 볶아 독성을 조금 누그러뜨려 사용하는 것이 좋다.

물집이 생겼을 때 말린 반하를 곱게 가루 내어 밥과 섞은 뒤 고약처럼 이겨서 기름종이나 창호지에 발라 환부에 붙인다.

유방의 양성 종양에 유방에 딱딱한 응어리가 생겼지만 통증이 그다지 심하지 않을 때는 생 반하가루 8g을 식초에 섞어 함께 볶은 후 환부에 바른다.

만약 피부에 자극반응이 나타나지 않으면 그대로 둔 채 로 2일 후에 떼고 다음날 다시 바른다.

이러한 과정을 3~4회 되풀이 한다.

반하(강)에 원삼, 모려, 시호를 배합해 내복시키는 것도 소종과 결산에 효과를 얻기 위함이다.

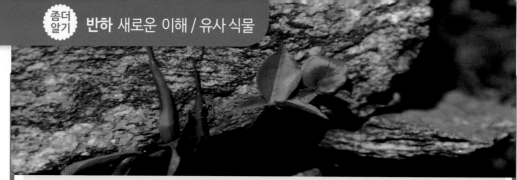

반하

반하속 식물은 전 세계에 10여 종이 있으며 주로 동북아시아 지역에 자생하며 이속에서 현재 약으로 사용되는 건 5종 정도 된다. 반하는 신농본초경 하품에 기재되었으며 중국약전엔 이 종을 반하의 법정 기원식물 내원종으로 수록 하였다.

반하는 꿩의무릇이라 불리우는데 전국의 밭같은 양지쪽에 적당하게 습한 곳이 반하가 자랄 수 있는 최적이다. 속명 피넬리아는 이탈리아 식물학자 이름에서 유래하고 종명 테르나타(Ternata)는 잎이 3장으로 갈라진데서 붙여진 라틴어 이름이다.

반하는 '여름의 반 또는 여름의 한가운데' 라는 의미로 실제 한 여름에 캔 무릇처럼 생긴 둥근 앞줄기가 이용되기에 붙여진 것이다. 오늘날 야생반하의 자원이 감소되어 재배술이 중요시 된다.

주의 반하는 독극약이라 세밀한 법제가 요구되는 약재다.

대반하 남부지역 상록수림에서 자라며 키가 20~50cm의 여러해살이 풀이다. 반하에 비해 살눈이 달리지 않고 잎이 3개로 갈라진다. 4~7월에 뿌리에서 자란 꽃줄기 끝에 암수한포기로 꽃이 핀다.

잎의 갈래조각은 좁은 난형으로 길이가 10~20cm로 반하에 비해 큰 편이다. 천남성보다는 작아 소천남성이라 부르기도 한다. 중국의 장엽반하는 실제 천남성 종류이지만 반하로 둔갑해서 팔기도 한다.

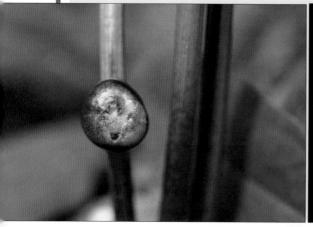

반하

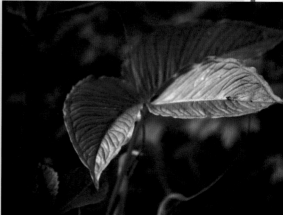

대반하

금불초

(金佛草, 琁覆化) *Inulla britannica L. var. chinensis Regel*

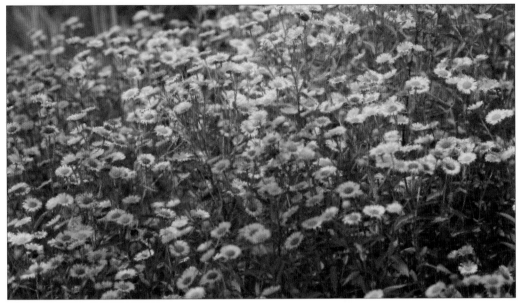

자생지	개화기	채취시기	채취부위
습지	7~9월	7~9월	전초

특징

성질은 따뜻하고 맛은 짜고 맵고 쓰다. 진해 · 거담 · 건위 · 진토 · 이수 · 하기작용을 한다.

• 생김새 •

속명의 'Inula' 는 옛날 라틴어의 이름으로서 '맑게 하다' 는 뜻의 뿌리의 약효로부터 유래된 것이다. 습지나 강가의 풀밭, 논둑 등에서 자라는 국화과의 여러해살이풀이다. 키가 20~60㎝ 정도 되며 근경이 뻗으면서 번식한다. 근생엽과 밑부분의 잎은 작으며 꽃이 필 때 쓰러지고 중앙부의 잎은 피침형으로 끝이 약간 뾰족하고 길이는 5~10㎝이다. 가장자리에 가는 톱니가 있고 끝이 둔하며 기부는 어느 정도 줄기를 안는다.

습한 것과 추위에 강한 편이며 볕이 잘드는 곳이나, 특히 우리나라처럼 여름에 고온다습한 조건에서 재배하기 좋다. 꽃은 7~9월에 피며 지름이 3~4㎝로서 가지 끝과 원줄기 끝에 달려 전체가 산방상을 이룬다. 두화 둘레의 설상화는 길이가 15~20㎜이고 중심부에 관상화가 조밀하게 모여 있다. 꽃은 노란색으로 피는데 환하고 부드럽다. 총포 조각은 다수이며 꽃이 필 때 뒤로 젖혀진다. 열매는 길이가 1㎜가량의 수과이며 10개의 능선과 더불어 털이 있다.

거담작용 천식과 호흡 곤란을 편안하게 하며 담을 없애는 작용이 뛰어나다. 주로 해수, 천식, 소화불량, 흉협창만, 심하비경을 치료하며 간, 폐, 위, 방광경에 들어간다. 용량은 1일 6~12 g으로 하여 끓이거나, 알약 또는 가루약으로 먹는다.

· 질병에 따라 먹는 방법 ·

식용 7~9월에 꽃이 활짝 피었을 때 채취하여 그늘에서 말린다. 그대로 쓰거나 약간 볶거나 꿀을 발라 살짝 구워서(혹은 태워서) 쓴다. 4~5월쯤 싹이 돋아나면 어린순을 먹는데 찬물에 하루 정도 우려내어 나물로 먹거나 된장국에 넣어 먹는다.

급성 위장염으로 입에서 냄새 나고 갈증과 딸꾹질을 자주하면 반하, 석고, 죽여를 가미하여 사용한다. 만약 복용 후에도 딸꾹질이 멎지 않을 때 정향, 감꼭지, 지실을 선복화와 함께 사용하면 대변이 잘 통하고 딸꾹질이 멎는다.

한담증으로 해수가 심하면 숨이 가쁘고 목구멍에 담이 차면 마황, 세신, 반하, 소자를 배합하여 쓰면 담을 제거하고 해수를 멎게 한다.

열로 인한 해수에 호흡이 가쁘고 끈적한 누런색 담이 많이 나오면 행인, 패모, 상백피, 과루피를 배합하여 복용하면 담열을 제거할 수 있다.

만성 기관지염에 발작이 일어나 담열이 심할 때는 대황, 길경, 상백피를 배합하여 사용한다.

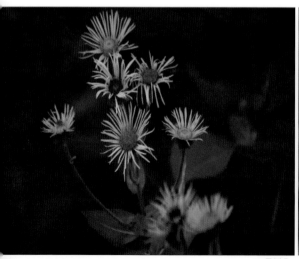

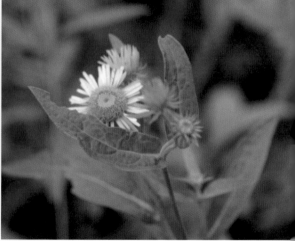

금불초

금불3

금불초속의 이눌라(Innula) 종류는 전 세계에 약 100여 종이 있으며 유럽, 아프리카, 아시아에 분포한다. 약명은 선복화로 신농본초경 하품에 처음 기재되었으며 역대본초서적에 다수 기록되었다.

금불초는 황금부처란 의미로 금불화라고도 한다. 향약집성방에는 향명으로 하국이라 하는데 음력 여름인 6~7월에 꽃이 핀다해서 불렀으니 금불초보다 오래된 이름이다.

버들금불초 속명은 옛 라틴명 Inula에서 유래하며 자생하는 같은 속이다.

갯금불초 속은 다른데 제주도의 바닷가에 자라고 꽃이 금불초를 닮았다. 이는 전체에 거친 털이 있고 땅을 기듯이 자란다. 외래종으로 국내에서 재배하는 것인 헬레니움은 엘레캠페인이라고도 하며 고대 그리스, 로마시대부터 약초로 쓰여온 것이다. 이눌린이 많이 함유되어 있고 스테롤지방과 정유가 함유되어 있다. 한방에선 이의 뿌리를 토목향으로 하여 건위, 이뇨, 거담, 진토제로 쓴다.

선복화(琁覆化) 한방에서는 금불초의 꽃을 말린 것을 '선복화' 라고 하며, 금불초와 유사한 종을 함께 약으로 쓴다.

목향 금불초와 같은 속의 식물이다. 목향은 유럽이 원산지인 다년초로서 전체에 짧은 털이 빽빽이 있다. 목향의 뿌리에는 발한, 이뇨 및 거담제로 사용하며 구충성분이 들어 있다. 〈목향순기탕〉 등에 쓰이는 목향은 운목향(Saussurea lappa Clarke)의 뿌리로서 꽃은 8월에 암자색으로 되고 다년생이며 뿌리가 크고 원주형이다.

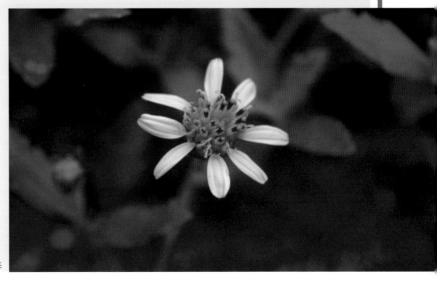

갯금불초

도라지

(桔梗) *1. Platycodon grandiflorum (JACQ) A. DC.*

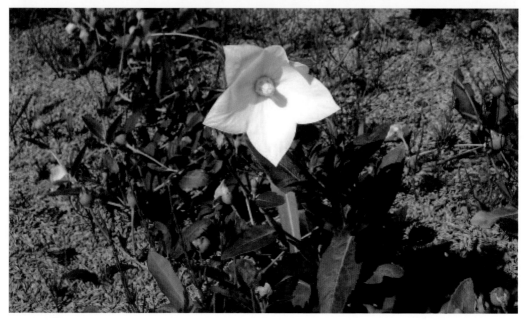

자생지	개화기	채취시기	채취부위
산지	7~8월	가을	뿌리

특징

맛은 맵고 쓰며 성질은 평하다. 진정 · 진통 · 해열 · 혈압 강하 · 위액분비 억제작용을 한다.

• 생김새 •

도라지의 고향은 히말라야산맥의 고원지대로 한랭지역은 7월에, 따뜻한 지방은 8~9월에 꽃이 핀다.도라지는 초롱꽃과에 속하는 여러해살이풀로 1속 1종의 식물이다.

뿌리가 굵고 원줄기나 잎의 줄기를 자르면 백색의 유액이 나온다. 잎은 어긋나기를 원칙으로 하나 마주 나기도 하며 두 세잎이 한자리에 나기도 한다. 잎은 4장씩 마주보며 나오며 줄기는 곧게 서고 가지는 거의 치지 않는다. 줄기는 높이가 40~100m 정도이고 긴 타원형의 잎은 잎자루가 없고 곧게 선 줄기에 어긋나게 달린다. 잎은 서로 엇갈려 붙고 길이는 3~7cm의 계란형으로 끝이 뾰족하고 앞면은 연녹색이지만 뒷면은 회백색이다.

꽃은 하늘색 또는 백색이며 원줄기 끝에 한 개 또는 여러 개가 위를 향하여 피고 꽃받침은 다섯 개로 갈라진다. 10월에 씨가 익는데 삭과로 거꾸러진 계란형이다.

옛부터 부드러운 순과 잎은 나물로 먹었고 뿌리는 약재로 썼다. 도라지 뿌리는 본래 굵고 빳빳하며 뿌리 전체에는 이눌린 성분이 있다.

약용으로서의 유효 성분은 플라티코디닌(platycodinin)이며 기침을 그치고 가래를 없애는 약의 원료로 쓰인다. 약으로 쓸 때 가을이나 봄철에 뿌리를 캐서 겉 껍질을 벗겨 말려서 쓴다. '길경(桔梗)'이란 이름 그대로 뿌리가 곧고 질기다.

도라지의 매운맛과 쓴맛 도라지는 하얗고 매우며 폐금(肺金)에 속하는 질을 갖추고 있다. 그런데 쓴맛이 우세하여 매운맛보다 먼저 느껴진다. 매운맛은 상승하고 쓴맛은 하강한다. 하강하였다가 다시 상승하는 도라지는 내부의 정체를 열어서 길을 뚫는다.

연한 뿌리는 황백색이고 싹은 쓴맛이 강하다. 가을철에 수확하면 쓴맛이 강해 여름철에 수확하기도 한다. 보통 5년 이상된 것을 쓴다.

기침약으로 최고의 효능 도라지의 '사포닌 성분'은 가래를 없애고 염증을 삭이는 작용을 한다. 아울러 고름을 내보내는 작용도 하므로 각종 염증에 쓴다.

도라지 뿌리에는 약 2%의 사포닌이 있는데 겉껍질을 벗기지 않는 것이 사포닌의 함량이 높다. 또한 재배한 것보다 자생한 것이 높다. 잎과 줄기에도 사포닌 성분이 있는데 특히 꽃이 필 무렵에 많다. 또한 사포닌 성분은 용혈작용이 있어 기관지 분비를 항진시켜 가래를 삭인다.

약리실험에 진정 · 진통 · 해열 · 혈압 강하 · 소염 · 위액분비 억제작용 등이 입증되었다. 가래가 있으면서 기침이 나며 숨이 찬 데, 가슴이 그득하고 아픈데, 목이 쉰 데, 목안이 아픈데 쓴다. 주로 폐경(肺經)에 작용한다.

기타 길경에는 청열 · 화담 · 배농 · 해독의 작용이 있어서 폐농양의 치료에도 좋다.

『신농본초경』에 "맛은 맵고 성질은 약간 따뜻하다. 가슴과 옆구리가 칼로 찌르듯이 아픈 증상을 치료한다. 배가 차오르고 장에서 소리가 들리거나, 놀라고 겁먹고 두근거림을 치료 한다."고 한다.

『명의 별록』에는 "맛은 쓰고 약간 독이 있다. 오장과 장위에 찬 혈기를 보한다. 한열과 풍으로 생긴 저림을 없앤다. 속을 데워 음식을 소화하며 인후통증을 치료하고 벌레의 독을 내려보낸다."고 하였다.

식용 도라지 뿌리를 끓는 물에 삶아 작게 쪼갠 후 물에 헹궈 양념을 해서 먹는다.

감기로 인한 발열 증상에 길경은 발산·퇴열·화담·지해의 효능이 있어 감기로 인한 발열 증상에 달여 마신다. 단, 급성 발작시에는 단기간만 사용한다.

풍한 감기에 기침소리가 크고 호흡이 거칠며 담이 빡빡하면 형개, 소엽, 행인, 진피를 사용한다.

담열로 인한 해수에 호흡이 거칠고 인후에 다량의 끈적한 황색 담이 괴어서 좀처럼 안 뱉어지면 황금, 행인, 과루인, 상백피를 배합하여 사용한다.

급성 인후질환에 길경이 군약으로 쓰이며 방제에 길경탕이 있다. 다른 약을 추가해서 신속한 소염과 소종의 효능을 높인다.

급성 편도선염의 초기에 충혈, 동통, 종창, 발열을 일으키면 길경에 감초, 금은화, 사간을 가미한다. 초기에 발열, 해수, 흉통 증상이 나타나므로 길경 12g에 금은화와 연교를 다량 가미해 사용하면 배농과 소종의 효과가 있다. 체력이 허약해서 만성 기침이 나면서 각혈을 할 때는 사용하지 않는다.

주의 도라지만 쓰면 약효가 강해 다른 약물과 배합하며, 돼지고기와는 같이 먹지 않는다.

> ### 길경탕 만들기
> '길경탕'은 길경 40g에 감초 80g을 가미하여 물 3,000cc를 넣고 1,000cc가 될 때까지 달인다. 2번 나눠 따뜻하게 마시면 피고름을 토한다고 한다. 기침하면서 가슴이 차오르고, 목에서 탁한 것이 올라와 비린내가 나고, 쌀죽 같은 고름이 나오는 오래된 폐옹을 치료하는데 쓴다.
> 이와 유사한 처방으로서 배농산은 지실, 작약, 길경을 계란 노른자와 섞어서 복용하고 '배농탕'은 길경탕에 생강, 대추를 가해 쓰는 것이다.

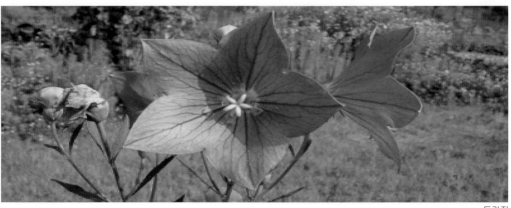

도라지

애기도라지

도라지는 우리나라 사람들이 산채요리와 전통약재로 이용하는 민족식물이다.

도라지는 돌 틈바구니 속에서도 잘 산다. 줄기 아랫부분의 단단한 목질구조 때문이다. 열과 건조를 견디는 내열성과 내건성이 뛰어나다. 도라지는 전 세계 1속 1종이고 유라시아 대륙 동쪽 한반도가 그 분포의 중심이다.

일상의 식탁에서 자주 오르는 음식의 재료다. 가을의 뿌리는 약간 쓴 맛이 있어 보통 봄부터 여름에 걸쳐 채취한다. 도라지는 수술이 암술보다 먼저 핀다. 충매화 식물에서 일반적으로 볼 수 있는 현상이다. 풍매화의 경우는 암술이 먼저 성숙한다.

속명 platycodon은 넓은 종을 뜻하는 희랍어에서 유래하는데 꽃의 모습에서 붙여진 이름이다. 자생하는 종으로 도라지외에 애기도라지, 홍노도라지가 있다.

애기도라지 300여 종이 지구 남반구에 걸쳐 사는데 우리나라엔 1종만 산다. 도라지가 대륙성 식물인데 비해 애기도라지는 해양성 식물이다. 제주도에서 흔하다.

도시 대기오염에도 견디고 풀밭에서도 잘 산다. 뿌리가 땅속 깊이 들어가므로 일단 정착하면 작은 무리를 이끌고 앙증맞게 살아갈 식물이다. 한자이름으로 세엽사삼이라 한다.

6~8월에 하늘색 꽃이 가지끝 긴 꽃자루에서 하늘을 향해 핀다. 수꽃이 지면 암꽃이 피고 암술머리가 3개로 갈라진다.

홍노도라지 제주의 홍노리에서 발견되어 붙여진 것이고 실제 제주의 중산간 지역 그늘진 숲에서 잘 자란다. 잎이 넓은 난형이고 줄기는 비스듬히 서서 물기가 있는 돌바닥 사이에서 자라며 뿌리가 흰색으로 옆으로 뻗어 나간다.

꽃은 봄부터 여름이 오기 전까지도 피는데 암술은 1개고 끝이 3갈래로 도라지의 형태와 유사하다.

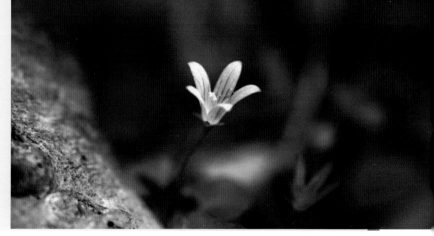

홍노도라지

참나리

(百合) *Lilium tigrinum Ker-Gawl* (백합)

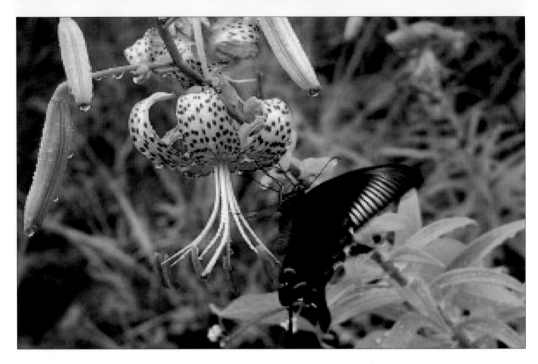

자생지	개화기	채취시기	채취부위
산, 들	7~8월	가을	뿌리

특징
성질은 평하고 맛은 달며 약간 쓰다. 윤폐 · 진해 · 안신 · 강장작용을 한다.

• 생김새 •

참나리는 산과 들에 널리 분포하고 있으며 열매가 맺기는 하나 씨앗이 발아되지 않는 것이 특징이다. 줄기와 잎겨드랑이에 콩알만한 점의 자주색의 주아(珠芽)가 각각 열리고 여름에 이것이 땅에 떨어져 싹이 나면 한 포기의 참나리가 된다.

참나리 줄기는 검은 자주색이 도는데 점이 있으며 다 자라기 전엔 흰털로 덮여 있다. 잎은 어긋나며 빽빽이 많이 달린다.

꽃은 7~8월에 짙은 황적색 꽃이 피며 가지 끝과 원줄기 끝에서 밑을 향해 달린다. 화피의 갈래는 넓은 피침형으로서 황적색 바탕에 흑자색 점이 있고 뒤로 갈린다.

비늘줄기엔 여러 종류의 알칼로이드와 많은 녹말, 글루코만난, 비타민 C 등이 함유되어 있다. 콜히친 성분은 세포 유사분열을 줄기에서 정지시키는 억제작용을 한다. 중초를 보하며 기운을 돕고 부은 것을 가라앉히며 대소변을 잘 통하게 한다.

백합은 약성이 온화한 생진ㆍ지해제로서 해수나 폐허로 인한 만성적인 해수의 건해, 무담 등의 증상에도 사용된다. 한방에서는 참나리를 '백합'이라 부른다.

『신농본초경』에 "맛은 달고 성질은 평하다. 사기로 생긴 복창과 심장 통증을 치료한다. 대소변을 잘 내보낸다. 중초를 보하고 기를 북돋운다."고 한다.

『명의별록』에는 "부종, 노창, 비만, 한열, 전신두통, 유즙불통, 후비를 치료한다. 눈물과 콧물을 멈춘다."고 한다.

장경악의 『본초정』에서 "맛은 약간 달고 담담하며 성질은 평하며 효능은 완만하다. 기혈을 보익하고 폐를 윤택하게 하며 해수를 치료하고 놀란 것을 진정시키고 두근거림을 멎게 하며 유옹, 후비를 풀어주며 옹저도 치료한다.

중경이 이것을 사용하여 백합증을 치료한 것은 백합이 평안하고 모나지 않아 잃고 흩어버린 것을 수렴하는 완만한 공력이 있기 때문이다. 허로로 인한 기침은 치료하는데 사용하면 마땅하다."고 한다.

장중경의 『금궤요략』에서 백합병에 관한 처방 중 백합을 이용한 몇 예가 있다. 백합병의 환자를 발한시켰으나 낫지 않으면 백합에 지모를 쓰는 '백합지모탕'이 있다. 또 백합병을 앓는 환자로서 하제를 써도 낫지 않는 경우에 백합에 활석, 대자석을 배합한 '활석대자탕'이 있다.

백합 뿌리의 법제

뿌리는 가을에 채취하여 깨끗이 씻어 인편을 끓는 물에 잠깐 담갔다가 건져내거나, 살짝 쪄서 불에 또는 햇볕에 말린다. 약재는 살이 두껍고 단단하고 백색이며 맛이 쓴것이 우량품이다. 윤폐작용을 증강시키기 위해 꿀로 법제를 한다.

일정량의 꿀을 약간 달 정도로 물로 희석한후 백합 뿌리에 고루 뿌려 잘 스며들게 한후 밀폐시켜 솥에 넣고 약한 불로 볶는다. 표면이 누릇누릇하고 광택이 나면서 손에 끈적이지 않을 정도가 되면 거내어 그늘에서 식힌다.(꿀은 6kg에 참나리 100kg)

식용 주로 어린순과 부드러운 잎, 주아 그리고 땅 속의 비늘줄기를 먹는다.

또한 나물로 먹거나 밥에 섞어 먹거나 볶아서 먹거나 국에 넣어 먹는다.

폐암에 백합, 생지황, 금은화, 사삼, 천문동, 맥문동, 백모근, 황금 등을 달여 복용한다.

기관지 확장으로 저항력이 약화된 상태라면 오미자, 자소자, 파극천, 북사삼을 배합한다.

결핵에 황정, 백부, 단삼, 황련과 배합하면 결핵균을 억제한다.

백합죽의 효능

백합의 가루를 내어 멥쌀을 섞어 끓인 죽은 노인들의 만성 기관지염, 마른기침에 좋고, 신경쇠약, 폐결핵, 여성들의 갱년기 장애 등에 쓴다.

뿌리는 가을에 채취하여 깨끗이 씻어 인편을 끓는 물에 담갔다가 건져 살짝 쪄서 햇볕에 말린다. 약재는 살이 두껍고 질이 단단하고 백색이며 맛이 쓴 것이 우량품이다. 윤폐작용을 증강시키기 위해 꿀로 법제를 한다.

일정량의 꿀을 약간 달 정도로 물로 희석한 후 백합 뿌리에 뿌려 잘 스며들게 한 후 밀폐시켜 솥에 넣고 약한 불로 볶는다. 표면이 누릇누릇하고 손에 끈적거리지 않을 정도에 그늘에서 식힌다.(꿀은 6kg에 참나리 100kg).

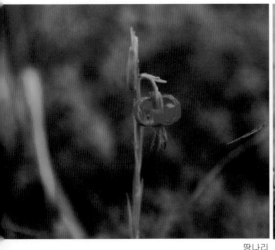

땅나리

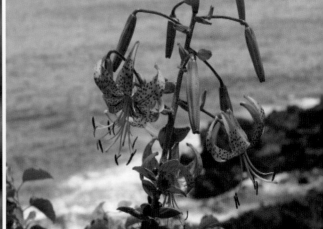

참나리

백합

백합 명칭은 신농본초경 중품에 최초로 기재되어 본초서에 다수 기재되었다.

백합속 식물은 세계에 80여종, 우리나라엔 10여종이 북반구 온대지역에 분포한다.

고대 중국에서 사용된 백합 약재의 기원은 학명이 liliam brownii var. viridulum 이다. 종명은 잎이 창처럼 닮아 뾰족하고 길쭉하다는 뜻이다.

대한민국 약전에는 백합을 위 종과 더불어 참나리, 큰솔나리를 포함하고 있다.

참나리 이외의 나리종류 대부분은 산지나 들판에서 10여종 자생한다. 지중식물 생활형으로 둥근 비늘줄기가 파묻힌 땅속 환경에 따라 열매, 비늘줄기, 살눈(주아)을 이용해서 번식한다. 비늘줄기는 약간 단맛이 난다.

솔나리 제주도와 도서지방을 제외한 덕유산이나 가야산 이북의 높은 산에서 자란다. 꽃이 7~8월에 피며, 줄기 끝에 적게는 1개에서부터 10개 까지 홍색 또는 흰색 꽃을 아래를 향해 달린다.

큰솔나리 주로 북부지방의 산지에서 자생하는데 솔나리에 비해 황적색 계열의 꽃이 피고 크다. 꽃이 6~7월에 줄기 끝에 2~15개의 꽃이 아래를 향해 달린다.

땅나리 제주도의 산지에 드물게 자라고 꽃은 6~8월에 줄기 끝에 1~9개의 황적색 작은 꽃이 피며 화피의 반점이 불분명하다.

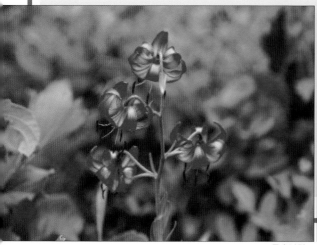

큰솔나리

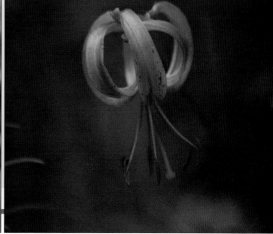

솔나리

맥문동

(麥門冬) *Liriope platyphylla Wang et Tang* (맥문동)
Liriope spicata Lour. (개맥문동)
Ophipogen japonicus Ker-Gewl (소엽맥문동)

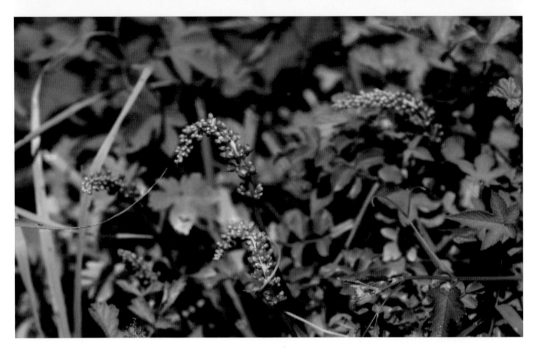

자생지	개화기	채취시기	채취부위
산지	6~7월	가을~봄	뿌리

특징

성질은 차고 맛은 달고 약간 쓰다. 자양 · 윤폐 · 진해 · 청심 · 생진작용이 있다.

• 생김새 •

뿌리가 달린 모양이 마치 껍질이 뚜꺼운 보리같다 하여 보리 맥(麥)자를 붙여 '맥문동' 이라 한다. 맥문동은 우리나라 중부 이남의 산지에서 나무 그늘아래 나는 백합과의 늘푸른 여러해살이 풀이다. 키는 15~35㎝에 이르고 근경은 굵고 짧으며 옆으로 포복경을 내어 길게 뻗는데 수염 뿌리에 육질의 방추형 괴근이 달린다. 잎은 뿌리줄기에서 총생하며 선형이다.

꽃은 6~7월에 피는데 꽃대는 25~40㎝로서 둔한 능선이 있으며 꽃이 3~5개씩 마디마다 모여 달린다. 꽃색은 백색 또는 연분홍색으로 꽃잎 갈래는 6장이다. 수술은 6개이고 수술대는 꾸불꾸불하며 암술대는 1개이다. 결실기는 10~11월로 열매는 장과로서 소엽맥문동은 열매가 짙은 하늘색이며 둥글다.

가을과 봄 사이에 괴근을 채취하여 깨끗이 씻어 햇볕에 말린다. 물에 담근 후 부드러워지면 심지를 빼고 사용한다. 맥문동은 적응증이 넓어 진액이 부족한 증상엔 어떤 경우든 사용해도 된다. 예로부터 맥문동은 폐를 보하고 강장효과가 뛰어난 약재로 알려져 있다.

원기를 복돋움 체력이 저하되는 것을 막아 준다. 특히 노인이나 병후 회복기의 사람 또는 평소에 몸이 허약한 사람에게 좋다. 비위가 허약해 설사를 자주하지 않으면 사용이 가능하다.

강심작용 맥문동에 인삼과 오미자를 더한 것이 '생맥산'이며 심부전의 심계, 불면에 쓴다.

장과 위의 열을 제거 만성 위염의 발작기에 나타나는 증상에 생진약을 사용하면 좋고 위안에 진액이 충분해지면 통증은 멈춘다.

동맥경화성의 고혈압에 두통, 두훈, 수족마비, 불면 등의 증상이 있으면 생지황, 조구등, 국화, 백질려를 가미해 함께 사용한다.

계속되는 고열에 반드시 진액이 소모되고 그러면 다시 열이 높아져 기분이 조급해지고 구설의 수분이 마른다. 여기에 석고, 갈근, 천화분을 더해 진액을 증가시켜서 해열을 유도한다.

오랜 해수에 인후의 가려움증이 낫지 않을 때나 마른기침을 치료할 때도 사용한다.

당뇨병으로 구갈이 심한 경우에 북사삼, 석곡, 옥죽을 배합하여 사용한다.

노인, 임산부에 맥문동은 진액을 증가시키고 장을 윤택하게 하여 대변을 윤활하게 한다.

위궤양으로 피를 토하고 매우 아픈 통증에 지혈약 외에 자양, 생진약을 가미해 쓴다. 이때는 백작약, 북사삼, 석곡을 배합하여 사용한다. 지혈후 장기간 복용하면 재출혈을 방지한다.

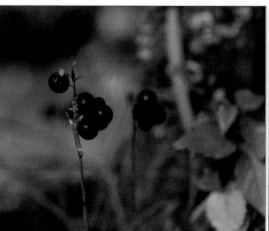

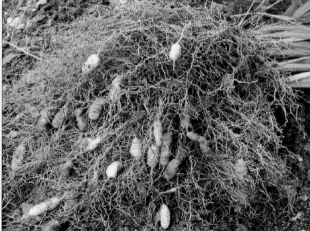

맥문동 열매

맥문동 뿌리

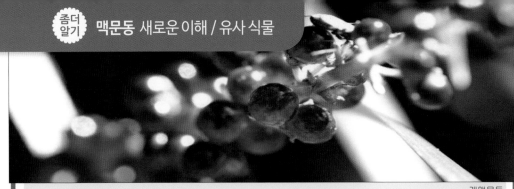

개맥문동

맥문동이라는 약명은 신봉본초경 상품으로 가장 최초로 기재되었다. 그러나 중국 약전에 기재된 맥문동은 소엽맥문동으로 서로 속명이 다르다. liriope속은 그리스 신화의 여신으로 나르시스의 어머니다.

중국에서는 맥문동이나 개맥문동을 토맥동이라 하며 오히려 소맥문동을 이용한다. 이는 속명이 ophiopogon인데 여기엔 자생종으로 소엽맥문동 외에 맥문아재비가 있다. 맥문아재비속엔 전 세계에 50여 종이 있다. 일본에서도 소엽맥문동을 주로 사용한다. 이 속의 자생식물은 맥문동과 개맥문동이 있다.

개맥문동 개맥문동은 전국 산지 숲속에서 상록성으로 자란다. 맥문동은 개맥문동에 비해 기는 줄기를 내지 않고 꽃이 촘촘히 달린다.

소엽맥문동 충남 이남에서 자생하며 7~8월에 올라온 꽃줄기 끝에 달리는 총상화서에 연한 자주색 또는 흰색 꽃이 위로 피어 올라간다. 맥문동이나 개 맥문동에 비해 잎이 좁고 가장자리에 잔톱니가 있으며 열매가 파란색이다.

소엽맥문동

맥문아재비 제주도와 전남의 숲속에서 자생하는데 소엽맥문동에 비해 대형이고 기는 줄기가 없으며 잎이 넓다. 열매는 녹색에서 짙은 파란색으로 익는다.

맥문아재비

천문동

(天門冬) *Asparagus cochinchininsis (Lour) Merr.* (천문동)
Asparagus schoberioides Kunth (비짜루)

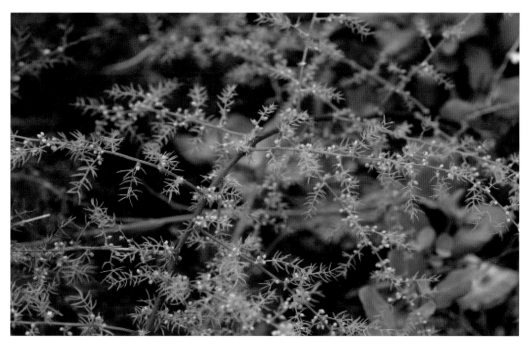

자생지		개화기	채취시기	채취부위
남부지방		5~6월	가을~겨울	뿌리

특징

성질은 차고 맛은 달고 쓰다. 효능은 자음·청폐·윤조·강화작용이 있다.

• 생김새 •

천문동은 우리나라 남부 바닷가 및 산기슭에서 자라는 백합과의 여러해살이풀이다. 잎과 줄기는 아스파라거스를 닮았고 뿌리줄기는 짧고 굵으며 방추형의 많은 뿌리가 달린다. 이 고구마 같은 뿌리를 하늘의 문을 연다는 뜻의 '천문동'이라 부른다.

천문동의 원줄기의 길이는 1~2m이며 덩굴성으로 가지가 가늘고 선형이다. 잎처럼 생긴 가지는 세모지고 1~3개씩 모여나고 끝이 뾰족하다. 또한 활처럼 휘며 광택이 난다.

꽃은 5~6월에 피며 잎겨드랑이에 1~3개씩 달리고 연한 황색이다. 꽃잎은 6장이며 옆으로 펴진다. 잎은 선상 타원형으로 6개의 수술은 꽃잎보다 짧다. 암술대는 3개로 갈라지며 열매는 적색이고 검은색 씨가 1개씩 들어있다.

괴근을 가을에서 겨울 동안에 채취하여 껍질이 벗겨질 수 있게끔 찐후

맑은 물에서 껍질을 제거하고 약한 불에 말린 후, 그대로 썰어서 사용한다.

천문동은 맥문동과 같이 약성은 차고 맛은 달다. 천문동과 맥문동을 배합하여 사용하면 폐를 윤활하게 하고 생진하는 효과가 좋다.

생진 · 윤조작용 나이가 들어 체력이 약해져 생기는 변비나 산전산후의 변비를 치료한다. 병이 중하고 체력이 쇠약해 사하약을 사용하는 것이 좋지 않을 때 천문동을 쓰면 윤장통변하므로 단미로 사용해도 효과가 뛰어나다. 생지황, 원삼을 같이 써도 좋다.

폐기능을 강화 해수가 치료되지 않고 기단, 담소, 도한이 있으며 담에 피가 섞인 경우에 쓴다.

· 질병에 따라 먹는 방법 ·

오래된 기관지 천식에 기가 짧고 말하는데 힘이 없으며 땀이 저절로 나는 증상에는 인삼, 오미자, 북사삼, 패모를 가미해 사용한다.

폐농양이 터졌을 경우 농양이 터지며 해수가 나오며 객혈, 호흡곤란, 평와불능, 흉민통 등의 증상을 수반한다. 이때 생의이인, 용담초, 도인, 천산갑을 배합하여 사용한다.

인후종통에 맥문동, 길경, 노근을 가미해 진하게 끓이고 설탕을 조금 가미해 인후종통의 치료에 사용하면 청열 · 생진 · 소종의 효과를 얻을 수 있다.

편도선염에 금은화, 길경을 가미해 끓여 마신다. 어린아이의 경우 특히 효과가 좋다.

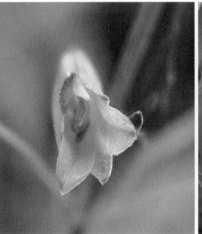
방울비짜루

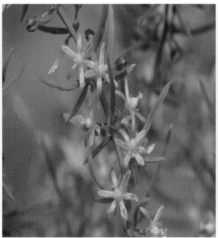
천문동

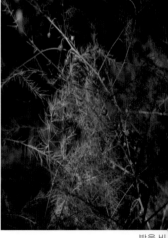
방울 비

천문동은 백합과 비짜루 속에 포함되는데 이속엔 전 세계에 300여 종이 있으며 아프리카를 제외한 전 세계의 온대로부터 열대지역에 모두 분포한다.

신농본초경 상품에 수재된 이름이 천동으로 중국 약전에선 cochinchinensis종을 천동의 법정 기원 식물 내원종으로 수록했다. Asparagus officinalis는 유럽원산의 식물로 식용, 관상용으로 화단이나 화분에 기르는 상록성의 여러해살이 풀인데 보통 어린줄기를 식용하며 아스파라긴산이라는 아미노산이 많이 들어있다.

7~8월에 엽상지의 겨드랑이에 1~2개씩 황백색 또는 녹백백색의 꽃이 암수 딴 포기로 핀다.

천문동은 경기이남의 바닷가 근처 산기슭에서 자란다. 줄기는 덩굴져 자라고 아래쪽은 목질화된다. 비짜루나 방울비짜루에 비해 완벽한 덩굴성이며 줄기 아래쪽에 가시가 딱딱해서 찔리면 아프고 화피가 벌어져 수평으로 펼쳐진다. 열매는 흰색으로 익으며 점차 반투명해지며 단맛이 난다.

아스파라거스 새순을 뜻하는 페르시아어 '아스파라그'에서 파생된 단어다. 재배가 어디서부터 시작되었는지는 불분명하지만 아마도 지중해 동부나 소아시아에서 시작된 것으로 추정한다. 그후 이슬람교도들이 지배하는 지역에서 계속 재배 되었으며 점차 유럽으로 알려져 오늘날에는 세계적인 식재류가 되었다. 이 땅에 자생하는 식물로는 천문동외에 비짜루, 방울비짜루, 망적천문동이 있다.

비짜루 전국 산과 들이나 해안가에서 자라는데 방울비짜루에 비해 꽃이 흰색이고 꽃자루는 짧다. 방울비짜루는 꽃이 황록색이고 꽃자루는 길며 모두 열매가 붉은새으로 익는다.

비짜루는 중국에서 용수채로 부르며 전초를 약용하는데 호흡기를 보호하며 지혈, 이뇨작용이 있다.
방울비짜루는 남옥대라 하며 당뇨, 기침, 토혈치료에 쓴다.

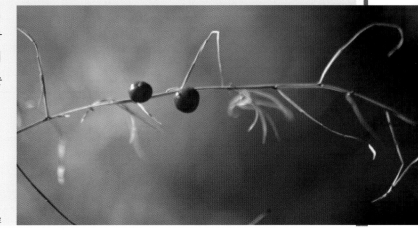

비짜루

지 모

(知母) *Anemarrhena asphodeloides Bunge*

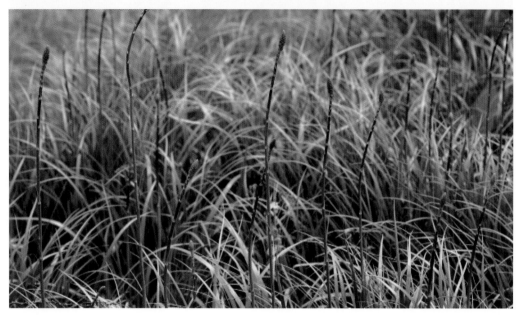

자생지	개화기	채취시기	채취부위
재배	5~6월	가을~봄	뿌리

특징

성질은 차고 맛은 쓰며 자음 · 강화 · 해열 · 이뇨작용 등의 효능이 있다.

● 생김새 ●

지모는 중국의 북부에 걸쳐 야생하는 지모과의 여러해살이풀이다. 우리나라에는 황해도 서흥에서 주로 자라며 약용이나 관상용으로 재배한다. 뿌리는 굵으면서 짧고 땅속에서 옆으로 뻗어 번식하며 많은 수염뿌리를 달고 있다. 뿌리는 편평하고 굵은 노끈 모양을 이루고 있다.

길이는 3~15㎝ 정도로 약간 구부러졌거나 갈라져 있다. 성질은 가볍고 꺾어지기 쉽다. 특이한 냄새가 있고 맛은 조금 달고 점액성이며 나중에는 쓰다. 잎은 뿌리에서 나는 근생엽으로 가는 실 형태인 선형이다. 길이는 20~70㎝ 정도로 밑부분이 서로 안기어 원줄기를 감싼다.

꽃은 5~6월에 피며 60~100㎝ 곧게 서고, 꽃줄기를 위쪽에 이삭 형태의 꽃차례로 한 곳에 1~3개가 핀다. 길이가 7~8㎜ 정도의 좁고 긴 통 모양으로 밑이 좁고 위가 넓다. 꽃잎은 6개가 두 층으로 되어 있는데 겉쪽에는 백색 또는 자색의 무늬가 있고 안쪽은 엷은 노란색이다.

8~9월에 익는 열매는 삭과로 긴 타원형이고 속에 3개의 검은색 날개가 붙은 씨가 들어 있다.

3년 이상 재배한 줄기뿌리를 가을에서 이듬해 봄 사이에 채취하여 약용으로 쓴다. 수염뿌리는 제거하고 햇볕에 말린 후 썰어서 사용하며, 소금물에 담가 축인 뒤 볶아서 사용하기도 한다.

항균작용 지모의 효력은 비교적 낮지만 항균작용이 있어 장티푸스나 이질, 콜레라 등의 항균 보조약으로 사용되기도 한다.

해열작용 각종 영양성분이 다량으로 함유되어 고열성 발병 후 자양청열제로 쓰면 효과적이다.

허열을 제거하고 구갈을 치료 만성 기관지염으로 해수가 만성화되었을 때 사용한다.

주의 지모는 윤기가 있고 매끈하므로 만성 장염, 위염, 설사중이면 신중히 사용해야 한다.

청장년 남자의 성욕과다로 인한 유정에 황백과 함께 쓰면 좋다. 이 처방이 바로 '지모황백환' 이다.

임산부의 정서불안으로 인한 불면에 황백, 생지황, 산조인, 상기생을 가미하여 달여 먹으면 열을 내리며, 태아를 보호하고 편안한 잠을 자게 한다.

방광의 습열이 심하면 소변이 붉고 잘 나오지 않거나 배뇨통이 심할 때는 오령산과 함께 쓴다.

만성 신염에 부종이 좀처럼 없어지지 않고 미열이 있고 소변을 자주 보면 복령, 택사, 숙지황을 가미하여 사용하면 소종, 양음, 해열을 하는 효과가 있다.

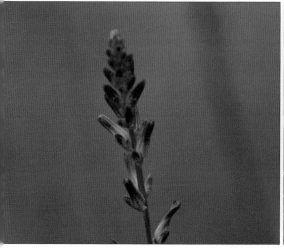

지모 꽃봉오리

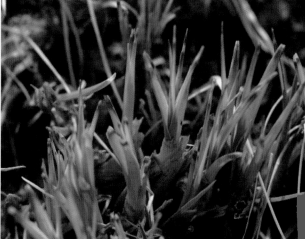

지모 싹

지모속 백합과 식물은 전세계에 오직 1종만이 있는데 중국과 한반도에만 분포한다. 한반도엔 황해도 서흥과 평남 평양에서 자란다는 걸로 알려져 있지만 주로 재배한다.

지모란 약명은 신농본초경 중품으로 기재되어 있다.

지모란 이름은 식물의 오래된 뿌리 옆에 새로 나오는 뿌리모양이 마치 개미의 모양과 같아서 쓴 이름이 와전되어 현재의 '知母'가 되었다 한다. 시장의 유통품엔 모양은 다른 데도 이름을 지모라 하는 것들은 모두 위품이다.

'모지모', '광지모'는 같은 식물인데 채집할 때 뿌리줄기를 파내어 줄기와 싹 및 수염뿌리를 제거한 후 햇볕에 말린걸 모지모라 하고 신선한 지모의 껍질을 벗긴 후에 햇볕에 말린걸 광지모라 한다.

최근에 지모에 대한 연구의 대부분은 지모 사포닌의 노인치매 방면에 대한 작용으로 세계적인 노령화와 더불어 지모 사포닌을 학습과 기억방면에 대한 작용증강이 인정되어 이와 관련된 상품의 개발이 관심을 모으고 있다.

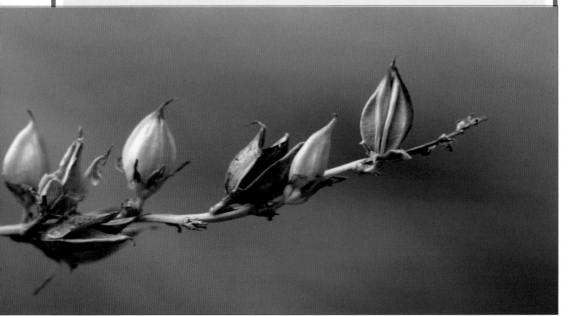

지모 열매

마타리

(敗醬) *Patrinia scabiosaefolia F. et L.* (패장)
Patrinia villosa Juss. (뚝깔)

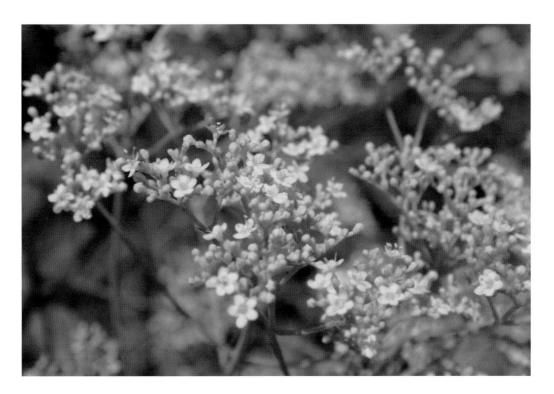

자생지		개화기	채취시기	채취부위
산지		7~8월	가을	전초

특징

성질은 평하며 맛은 달다. 효능은 진통 · 해독 · 소종작용을 한다.

• 생김새 •

마타리는 꽃이 많아 꿀을 따는 벌과 나비들이 많이 오지만, 뿌리에서 간장 썩은 냄새가 심하게 난다해서 '패장' 이라고도 불린다.

우리나라에서 피는 마타리과의 같은 속으로 '돌마타리', '금마타리', '뚝깔' 이 있는데, 뚝깔의 꽃만 흰 꽃이고 나머지는 모두 노란색이다.

이들 모두 마타리와 같이 약으로 쓰이며, 그 중 뚝깔이 가장 많이 쓰인다.

뿌리에는 정유, 여러 가지 사포닌과 탄닌질, 탄수화물 및 미량의 알칼로이드가 들어 있다.

피부의 각종 감염성 병증에 대해 뚜렷한 효과가 있으며 단미로 복용하든지 방제에 배합하든지 모두 괜찮다.

어혈이 막혀 생기는 복통을 치료 월경통, 경도가 시원치 않고 산후에 혈액 순환이 잘 안되는 증상에 쓴다.

주의 늘 설사를 하는 임부에겐 사용해선 안 된다.

식용 약용으로는 뿌리를 쓰며 마타리와 뚜깔의 전초를 쓴다. 나물로 먹을 때는 어린 싹을 끓는 물에 데친 후 물에 담가 쓴맛을 빼고 양념을 해서 나물로 먹는다.

폐농양으로 고열이 나고 해수와 함께 농혈을 토할 경우에 어성초, 압척초, 길경을 배합해 사용하면 퇴열, 지해, 배농에 효과가 있다.

맹장 종양에 패장, 금은화, 생의이인, 자화지정 각 30g 반지련 15g, 아출 15g, 삼릉을 각 9g을 달여 복용한다.

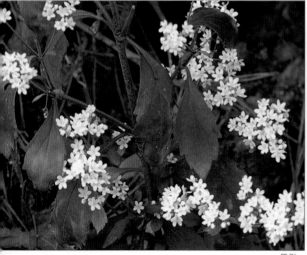

뚝갈

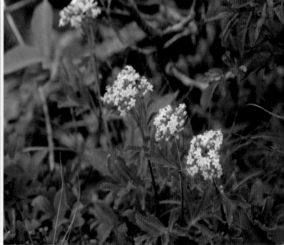

금마타

패장이란 이름으로 중국시장엔 10여 종이 있다는 것은 무엇을 말하는 것일까? 그중에 주로 유통되는 것이 국화과의 사데풀, 십자화과의 말냉이가 패장으로 쓰여 진다는 것은 어찌 이해를 해야 할까?

신농본초경의 중품에 수재된 패장을 한국, 일본에선 뚝갈, 마타리의 뿌리를 이용하고 있는 것이 역대 본초가들의 설명과 일치하고 있다. 중국에서 정조품으로 이용하는 패장에 황화패장과 백화패장이 있다.

우리나라에서 피는 마타리과의 같은 속으로 '돌마타리', '금마타리', '뚝갈'이 있는데, 뚝갈의 꽃만 흰 꽃이고 나머지는 모두 노란색이다. 이들 모두 마타리와 같이 약으로 쓰이며, 그 중 뚝갈이 가장 많이 쓰인다.

마타리는 황색꽃 차례가 가지런하게 펼쳐지고 향기가 거의 없다
뚝갈은 마타리에 비해 식물전체가 보다 억세고 거친 털이 있으며 냄새가 좀 더 세다.
뚝갈은 종자에 날개가 있어 주로 바람에 의해 산포된다.
마타리속에 자생하는 것으로 뚝갈외에 돌마타리, 금 마타리, 뚝마타리가 있다.

뚝갈 양지에서 자라는 마타리과의 여러해살이풀로서 키는 1m 이상 자라며 전체에 짧고 흰털이 많이 모여나고 밑에서 뻗는 가지가 자라면서 번식한다.
잎은 서로 마주보며 깃 모양으로 갈라진다. 양면에 흰털이 드문드문 있고 표면은 짙은 녹색이고 뒷면은 흰빛이 돈다. 꽃은 7~8월에 흰색으로 피고 가지 끝에 산방상으로 달린다. 열매는 도란형이며 날개는 둥글다.

돌마타리 마타리에 비해 키가 작고 꽃이 필 때 뿌리잎이 남아 있으며 열매에 날개가 뚝갈처럼 발달한다. 금마타리에 비해선 잎이 깃꼴로 갈라진다.

금마타리 고산의 바위지대에나 숲속에서 자란다. 꽃은 5~7월에 줄기 끝에 달리는 산방화서에 진한 노란색 꽃이 모여 핀다. 뿌리잎이 손바닥 모양이다.

뚝마타리 마타리와 뚝갈의 혼합종으로 남부지역에 자생한다. 흰색과 노란색꽃이 섞여서 피고 열매에 날개 모양의 포엽이 둥글다. 향은 뚝갈이나 마타리에 비해 적다.

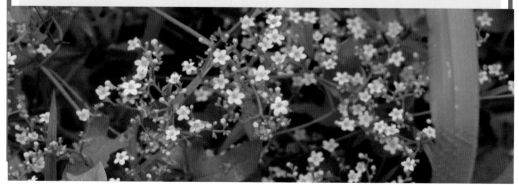

돌마타리

차조기

(蘇葉) *Perilla frutescens Britton var. actura kudo*
(차즈기, 소엽, 자소)

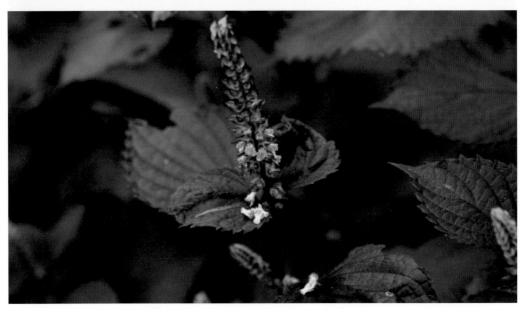

자생지	개화기	채취시기	채취부위
들(재배)	8~9월	가을	잎, 열매, 줄기

특징

소자는 맛이 맵고 성질은 따뜻하다. 폐경(폐의 경락)에 작용한다.

• 생김새 •

환자가 먹으면 기분이 좋아진다하여 '자서(紫舒)'라고 화타가 처음 이름을 지었다는 가진 차조기는 예전에는 등유용 기름을 얻기 위해 재배하였다. 요즘은 식용과 약용으로 쓰인다. 차조기는 꿀풀과에 속하는 한해살이풀로 중국이 원산지이며 전국에서 자생 또는 재배한다.

키는 20~80㎝이고 자주빛으로 향기가 있으며 줄기는 네모지고 곧게 성장한다.

잎은 들깻잎처럼 생기고 타원형으로 마주 달리고 끝이 뾰족하고 가장자리에 톱니가 있다. 잎자루가 길고 양면에 털이 있다. 꽃은 연자색으로 8~9월에 피고 독특한 향이 있다. 가지 끝의 총상화서에 꽃받침은 둘로 갈라지는데 위는 다시 셋으로 갈라지고 아래는 둘로 갈라진다.

꽃잎은 입술 모양이고 아래꽃잎이 약간 길다. 여름과 가을에 보랏빛이 섞인 빨간색 작은 꽃이 이삭을 이루며 핀다. 열매는 소견과로 10월에 열리고 두꺼운 껍질에 싸여 있는 작은 열매다. 잎은 '소엽'이고 열매는 '소자'라 하며 뿌리에 가까운 줄기는 '소두'라 한다.

차조기는 입맛을 돋우고 혈액순환을 좋게 하고 땀을 잘 나게 하며 염증을 없애고 기침을 멈추며 소화를 돕고 몸을 깨끗하게 하는 등의 효능이 있다. 또한 비타민 A, C, 칼슘, 인, 철, 미네랄이 많이 들어 있다. 차조기의 소엽과 소두는 흥분·발한제로 쓰고 소자는 신경안정제로 노이로제, 두통, 불면증에 쓰고 가래를 삭인다.

소자는 가을에 종자가 성숙했을 때 이삭을 거둬들여 말리는 것이 좋다. 종자가 적고 통통하고 고르며 회갈색에 잡질이 없는 것이 좋다. 지방유를 45.3% 함유하고 건성유이고 비타민 B_1 등이 함유되어 있다. 씨앗은 기름을 짜며 강한 방부작용을 하고 잎은 그윽한 향이 있다. 그래서 식욕을 돋구는 채소로 좋고 반찬이나 김치에 넣어 맛을 내는데 쓴다.

발한작용 차조기의 발한력은 비교적 약하기 때문에 가벼운 감기 치료에 상용된다.

여름철에 더위 발열, 오풍하며 땀이 나고 목이 무겁고 가슴이 짓눌릴 때도 사용한다.

체했거나 해수에 쳇기로 복부 팽창, 트림, 구토에 좋다. 해수가 심해 호흡 곤란에도 쓴다.

가래를 삭이고 기침을 멈춤 가래, 기침으로 숨이 차고, 토하는 경우와 변비에도 쓴다.

> 이시진의 『본초강목』에 차조기의 건위작용에 대해 쓴 처방에 의하면, "소엽과 진피를 2 : 1로 하여 끓인 것은 식사 사이에 1일 2~3회 마시면 위장의 기능을 강화한다."고 한다. 위가 약한 사람, 식중독 환자에게 쓰는 '향소산'이란 한방약에도 소엽과 진피가 들어간다.

· **질병에 따라 먹는 방법** ·

노인과 어린아이의 감기에 오한과 발열 증상이 심하지 않으면서 땀이 적게 나오거나 안 나오는 경우에는 자소엽에 형개, 박하를 넣어 복용하면 발한작용이 강해진다.

잦은 메스꺼움, 구역질, 설사가 안 멎을 때 소엽과 황련 뿌리를 함께 달여 마신다.

입덧에 소경은 입덧을 가라앉히고, 태아를 안정시켜 기를 잘 통하게하여 유산을 방지한다.

주의 차조기는 신체가 허약하거나 땀이 많이 나는 사람은 반드시 조심해서 쓴다.

자주색 차조기

차조기는 녹색과 자색이 있는데, 자색의 차조기는 매실짱아찌의 색을 내거나 과자의 향료로 이용되며 잎은 보랏빛이 진할수록 좋고 앞뒷면까지 보랏빛이 나는 것이 좋다.

자홍색의 비밀은 잎에 들어있는 안토시안 색소인 시아니린으로 매실의 구연산에 의해 분해되어 자홍색이 된다.

원산지인 중국 남부에서 오래 전에 들어온 차조기는 그 종류가 많지만 크게 구별하면 녹색과 자색이 있다. 차조기란 들깨와 매우 가까운 식물이다. 들깨속 perilla에는 전세계에 오직 1종과 3개의 변종이 있으며 동아시아 지역에 분포한다. 자소의 "소"란 이름으로 명의별록 중품에 처음 수록되었다.

자소의 전초는 그 이용가치가 높아 기능성 식품과 화장품으로 사용된다. 자소자의 기름엔 알파 리놀렌산이 풍부하게 함유되어 혈압강하, 콜레스테롤 저하 , 항암, 노인성 치매 예방 등의 작용이 있다.

차조기란 이름이 붙은 식물로 개차조기, 배암차조기, 참배암차조기, 둥근배암차조기가 있는데 자소엽의 차조기와는 다른 식물이다.

개차조기 산, 들,밭에서 자라며 물이 잘 빠지는 땅에 살고 천한 식물도 아니다. 꽃은 배암차즈기가 같은 이미지로 아주 작다. 약명으로 수자침(水棘針)으로 부른다.

줄기는 곧게 서고 자줏빛을 띤다. 잎은 마주나서 달리고 3~5개로 깊게 갈라진다. 8~9월에 줄기와 가지 끝에 연한 청자색 꽃이 취산화서를 이루며 핀다. 전체에서 약하게 깻잎향기가 난다

소자강기탕 만들기

소자강기탕은 해수, 기관지 천식, 폐기종, 역기(逆氣), 비혈, 담궐 등에 쓴다.
재료: 반하, 소자 각 4g, 계피, 진피 각 3g, 당귀, 전호, 후박, 감초 각 2g

삼자양친탕 만들기

삼자양친탕은 습담에 의한 해수(기관지염, 기관지 확장증, 폐기종)를 치료한다.
재료: 향부자, 소엽, 창출, 진피, 소자, 백개자, 내복자 각 4g

차조기 발효액 담그기

발효하는 기본방법은 잎을 잘게 잘라 흑설탕 1/2 정도 넣고 잘 눌러 밀봉해 둔다. 자소엽은 맛이 맵고 따뜻한 바 다른 산야초의 기미를 보태면 좋다.

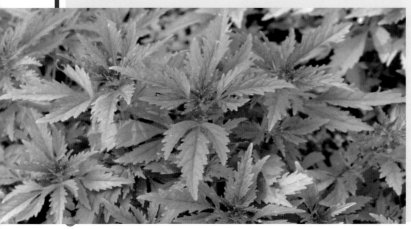

개차조기

개미취

(紫苑) *Aster tataricus L. fil* (자원, 자완)

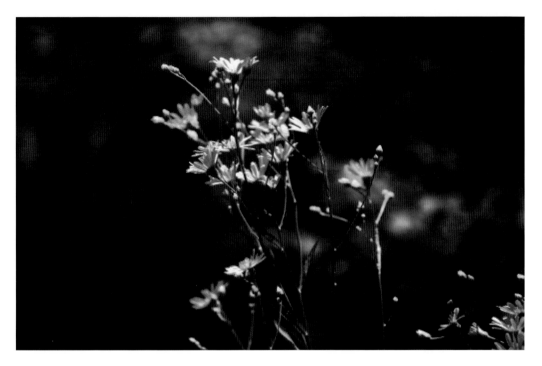

자생지	개화기	채취시기	채취부위
산지	7~10월	가을~봄	뿌리

특징

성질은 따뜻하고 맛은 약간 맵다. 효능은 진해 · 거담 · 이뇨작용을 한다.

• 생김새 •

개미취는 깊은 산의 습지에서 자라는 국화과에 딸린 여러해살이풀로 '반혼초', '탱알'이라고도 불린다. 3월이 되기 전에 땅으로 퍼지면서 싹이 나온다. 근경이 짧고 윗 부분에 가지가 갈라지며 짧은 털이 나 있다.

뿌리에서 나는 잎은 꽃이 필 때쯤 되면 떨어지며 잘 자란 것은 깊이가 50~60㎝ 정도 된다. 가장자리에 물결 모양의 톱니가 있으며 5~6월에 부드러운 잎을 채취하여 데쳐 먹기도 한다.

줄기에서 나는 잎은 어긋나고 긴 타원형으로 끝은 날카롭고 밑은 둥글고 가장자리는 톱니 모양이다. 꽃은 7~10월에 엷은 자주색으로 핀다. 가지끝과 원줄기 끝에 산방상으로 달린다.

개미취 전체에 향기가 나며 한방에서는 뿌리와 뿌리줄기를 '자원'이라 부른다. 자원에 함유되어 있는 성분은 사포닌으로 가수분해 후엔 포도당이 생긴다. 자원은 지해제, 화담제로서 약성이 따뜻하고 질이 윤택하여 해수에 사용한다.

진해와 거담제 노인성 천식, 해수에 효과가 있으며 독성과 부작용이 없어 어린이나 임신부의 기침에도 좋은 약이다. 폐경에 작용하기 때문에 담을 삭이고 기침을 멈추게 한다.

가래에 잔뿌리를 말려 두었다 달여 먹으면 가래를 삭이고 피부에 윤기가 흐르게 하며 갈증도 멎게 한다. 급성 기관지염, 폐농양에도 쓴다.

항암작용 뿌리의 항암작용이 약리실험에서 입증되었으며 달여서 먹으면 암을 억제할 수 있다.

소염 · 소종작용 소염과 소종을 돕는 작용도 있어 인후의 통증 치료에 좋다.

주의 성질이 따뜻하므로 실열증에는 쓰지 않는다.

『신농본초경』에 "맛은 쓰고 성질은 따뜻하다. 기침이 치밀어 오르는 상기증을 치료한다. 가슴 속에 한열이 생기거나 응결된 기를 치료한다. 벌레독과 다리에 힘이 없는 것을 없애고 오장을 안정시킨다."고 한다.

『명의별록』엔 "침에서 피고름이 나올 때 쓴다. 숨이 차고 가슴이 두근거림을 멈추게 하고 피로를 개선하고 허약체질을 보한다. 소아가 놀라고 발작하는 것을 치료한다."고 한다.

『본초비요』에서 "맛이 맵고 성질이 따뜻하여 폐를 윤택하게 하고 또한 맛이 쓰고 성질이 따뜻하여 기를 내린다. 부족한 허를 보하고 중토를 조절하고 담을 없애고 갈증을 그치게 한다. 한열로 맺힌 기를 풀고 해역상기함을 고치고 기침하면서 피고름을 토하는 증상을 치료한다. 폐경과 허열과 소아의 경간을 치료한다."고 한다.

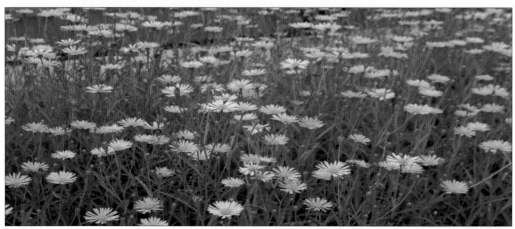

벌개미취

풍한 감기에 오한과 발열이 있고 심한 해수가 나올 때나
백색담을 뱉으면 관동화, 형개, 박하, 전호, 행인을 배합해 쓴다.

구강이나 인후가 건조하면 밀구한 자원에 사삼, 맥문동, 원삼, 행인을 배합하여 쓴다.

편도염, 인두염, 후두염에 인후가 부어 통증이 있고 인후의 건조와 해수를 동반하는 경우엔
사간, 산두근, 관동화를 배합해 사용한다.

기타 자원이 들어간 처방을 보면 자원, 천문동, 길경, 행인, 상백피가 배합된 '자원탕'은 임산
부의 기침으로 태가 불안한 것을 다스리며, 다린 물에 꿀을 넣고 다시 끓여 따뜻할 때 마신다.

자원을 꿀로 법제하기

약재로 쓰기 위해서는 2~3월에 뿌리를 캐어 잔뿌리를 없애고 맑은 물에 씻는다.
1~3시간 정도 씻은 뿌리를 물에 담근다. 뿌리를 물에서 건져 8~12시간 정도 수분
이 스며들게 밀폐시켜 부풀게 한 다음 적당한 크기로 썰어 햇볕에 말린다.
폐를 더욱 맑게 하고 담을 부드럽게 하고, 기침을 멈추게 하기 위해 꿀로 법제한다.
뿌리에 희석한 꿀을 골고루 뿌려 섞고 2~4시간 밀폐해서 스며들면, 솥에 넣고 약한
불로 볶아 표면이 누릇누릇할 때 꺼내서 그늘에 말린다(자원 100kg에 꿀 25kg).

개미취 발효액 담그기

뿌리와 함께 채취해 잘 씻어 물기를 뺀 후 적당한 크기로 잘라 용기에 같은 양의 흑
설탕과 함께 넣어 발효액을 담근다.
나물로 먹을 만큼 싹이 오르면 잎을 따서 다른 산야초와 함께 복합방을 만들어 마시
면 새봄의 좋은 미각을 느끼며 건강을 지킬 수 있다.

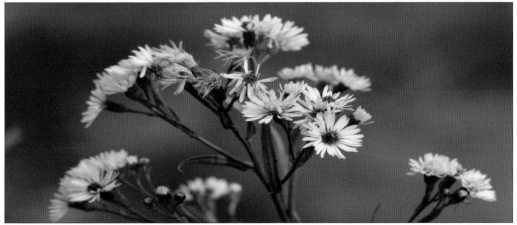

갯개미취

개미취의 약재 이름은 자원이라 한다. Aster속으로 전 세계에 약 250종이 있으며 아시아, 유럽 및 북아프리카에 광범위하게 분포한다.

개미취는 한반도를 포함해 동북아시아에 자생한다. 자원이란 약명은 신농본초경 중품에 처음 수재되었고 중국약전에 tataricus종을 법정기원식물 내원종으로 수록했다.

타타리안 아스터(tatarian aster)로 불리워지는 개미취는 중국 대부분의 지역에선 곰취속 여러 식물을 자원으로 사용하는데 이를 모두 산자원이라 부른다.

이외에도 여러 위품들이 시장에 나오는데 사천성의 산자원은 미나리 아재미과 식물이고 대만의 본자원은 백합과의 식물이니 진위를 구별해야 할 것이다.

개미취의 개미의 의미는 물기를 머금은 땅이고 이런 곳에서 풍부하게 나오는 취나물이라 개미취란 이름이 생긴 것이다. 또한 개미취 이름 이전엔 '탱알' 이 있는데 이는 개미취 뿌리의 질감과 모양에 비롯된 이름으로 적어도 조선시대에 이 이름이 널리 쓰였던 걸로 하는데 개미취 이름을 일제강점기에 붙이기 전에 오랜 기간동안 이용되면서 불리워 온 이름이 이렇게 있다는 것이 대단하다.

개미취와 같은 속이며 개미가 들어가는 식물로 자생종 좀개미취, 벌개미취가 있다. 이중 벌개미취는 강원이남의 산야에서 드물게 자라는 것이 이제 관상화되어 많은 곳에 식재되어 있다.

벌개미취 종명이 koraiensis로 조선자원, 고려쑥부쟁이 라고도 불리운다. 한국 특산종이다. 꽃은 7~10월에 줄기와 가지 끝에 연한 보라색 또는 보라색의 두상화가 1개씩 달린다. 두상화 지름이 4~5cm이고 개미취에 비해 전체에 털이 없고 두상화가 좀 더 크며 열매에 깃털이 달리지 않는다.

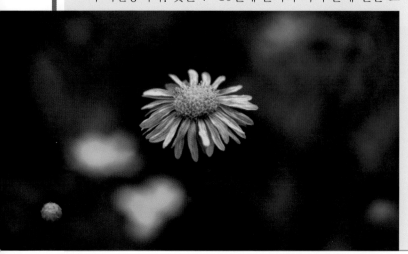

벌개미취

머 위

Petasites japonicus (S. et. Z.) Max. (봉두채)

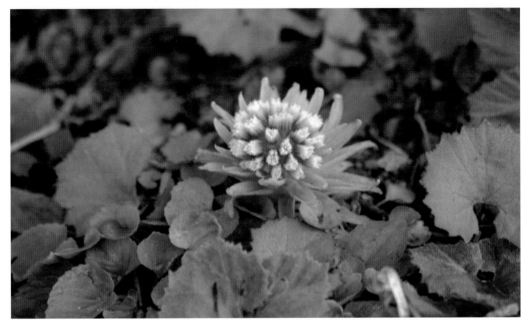

자생지	개화기	채취시기	채취부위
습지	4~5월	4~5월	꽃, 줄기

특징
성질은 서늘하고 맛은 맵고 달며 효능은 거담 · 진해 · 해독작용을 한다.

● 생김새 ●

머위는 이른봄에 곰이 겨울잠에 깨어나 제일 먼저 먹는 꽃들 중의 하나로 새순을 먹는다.

'겨울을 깨고 나오는 꽃' 이라 하여 '관동화' 라는 이름도 있다. 머위는 들의 습지에서 자라는 여러해살이풀로 암꽃과 수꽃이 다른 포기에서 핀다. 짧은 뿌리줄기가 사방으로 뻗으면서 번식하며 이른봄에 잎이 내오기 전에 높이 5~45㎝의 꽃대가 나오고 꽃이 피어난다.

작고 연한 녹황색 꽃들이 둥글고 작은 모양의 꽃차례를 만들고, 다시 둥글게 모여 꽃차례를 만든다. 꽃은 비늘과 같이 생긴 받침 잎에 둘러싸여 땅 위로 나타나는데 꽃잎이 없고 여러 송이가 둥글게 뭉친다. 암꽃의 빛깔은 희고 수꽃은 연한 노란색이다.

녹색의 잎자루의 깊이는 60㎝나 되며 윗부분은 홈이 있고 밑부분은 자줏빛이 돈다. 양성을 모두 가진 작은 꽃은 씨를 맺지 못하고 자화서의 암꽃만이 열매를 맺는다.

머위의 전초를 '봉두채(蜂斗菜)'라고 하며 주로 해독과 어혈을 내보내고 편도선염, 창독 그리고 독사에 물린 데를 치료한다. 뿌리는 약재로 쓰며 가을에 채취하여 햇볕에 말려 잘게 썰어 쓴다. 적용질환은 기침, 인후염, 편도선염, 기관지염에 쓰고 뱀, 벌레 물린 상처의 치료에도 쓴다. 말린 약재는 1회에 3~6g씩 물에 달여 마시거나 생즙으로 복용한다.

외용으로는 생뿌리를 짓찧어 쓴다. 머위의 꽃봉오리에는 쓴맛 물질인 페라시틴, 정유, 쿠에르쩨틴과 캠페돌이 있다. 이 꽃봉오리를 '관동화(Tussilago-)'의 대용품으로 쓴 일이 있다.

· 질병에 따라 먹는 방법 ·

풍한 감기 초기, 담에 오한, 발열, 해수, 소량의 백색담, 인후의 가려움증이 있을 때 자소엽, 박하, 행인, 길경과 함께 사용하면 풍한을 흩어내서 기침을 멈추게 한다.

기관지 이완작용 기관지 확장증으로 기침이 심하고 숨이 급한 증상이 나타나며 담에 피가 섞여 있으면 관동화에 사삼, 원삼, 맥문동, 우절을 배합해 사용하면 진해·지혈효과가 있다.

목욕할 때 방향제로 사용 향기가 나는 방향성 식물이므로 목욕할 때 사용한다. 뿌리줄기 15g을 물 600g에 넣고 반으로 달인 다음 그 액을 아침, 저녁으로 복용한다.

폐허로 인한 기침, 가래가 나오는 기침, 폐농양, 후두염에 하루 10~15g을 달여 먹는다.

머위는 어떻게 먹나요?

'노대(露臺)'라고 하는 머위의 줄기를 데쳐서 껍질을 벗겨 간을 해서 먹는다. 잎도 우려서 나물로 하거나 기름으로 볶아 먹기도 한다. 갓 핀 꽃은 생것을 된장 속에 말아먹거나 튀김으로 해서 먹기도 한다.

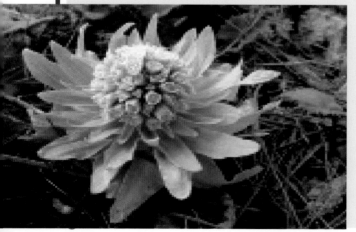

봄에 돋아나는 잎을 따서 살짝 찌면 쌈이 되며 채 피기 전의 꽃은 찹쌀가루 반죽에 무쳐 말렸다가 튀긴다. 잎자루는 잘게 껍질을 벗기고 끓는 물에 살짝 익히고 찬물에 식혀 나물로 먹는다. 줄기의 껍질도 장아찌를 만들어 먹는다.

머위

관동화 (款冬花) *Tussilago farfara L.*

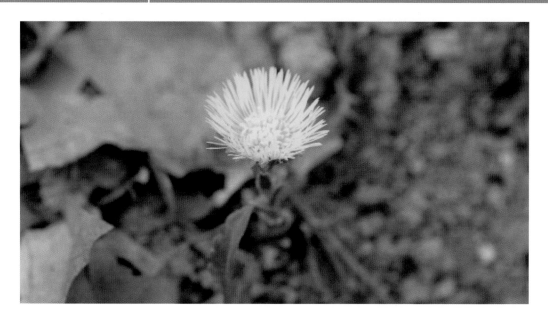

• 생김새 •

중국이나 몽고 지방에서 많이 자라며 우리나라의 한방과 민간에서는 이른봄 일찍 피는 머위 꽃봉오리를 '관동화' 라고 부른다. 관동화는 국화과에 속하며 꽃봉오리가 꽃대 끝 부분에 달려 있으며 불규칙한 막대 모양이다.

꽃대에는 엷은 자색의 비늘 모양의 잎이 붙어있다. 이 비늘잎은 넓은 난형이고 끝이 뾰족하며 속은 백색솜털이 있고 맛은 쓰고 특이한 향기가 난다. 키는 10∼20㎝ 정도이고 잎은 긴 잎자루를 가진 둥근 콩팥 모양이며 대체로 모양은 머위와 닮았다.

관동화는 자원과 비슷하며 급성이든 만성이든 여러 형태의 기침을 치료하는 효능이 있다. 화담작용이 지해작용보다 우수하며 약성이 신온하기 때문에 소산의 작용이 있다.

『동의학사전』엔 "관동화에 대해 맛은 맵고 달며 성질은 따뜻하다. 폐경에 적용한다. 폐를 보하고 담을 삭이며 기침을 멈춘다."

『본초비요』엔 "맵고 따뜻하며, 순양의 성질을 가진다. 열을 내리고 폐를 윤택하게 하고 담을 삭이고 답답함을 없애며 놀란 것을 안정시키고 눈을 밝게 한다."고 말한다.

장은암은 "관동은 물 속에서 나며 꽃은 붉고 희게 피고 맛과 성질은 맵고 따뜻하며 음에서 양이 나와서 수중에 나오는 양을 받아 상통하는 폐금의 약이 된다."고 하였다.

일본이나 한국에선 머위를 관동화라 부르며 대용으로 사용하고 있다. 관동화는 한국, 일본에선 자생하지 않기에 실제 봉두화인 머위를 사용한 것이다. 관동화는 신논본초경 중품에 수재되어 있다. 별명으로 과동, 호수 라고도 하며 구종석은 백초 중에서 오직 빙설이 있는 이른 봄에 꽃이 피므로 '찬동'이라고 하였다. 학명은 Tussilago farfara다. 이 종은 유라시아에 넓게 분포되어 있으며 유럽에서도 이천년 전부터 colt's foot, '파파라'로 부르며 진해 거담제로 이용한다.

관동화의 속명 Tussilago는 기침을 날려버린다는 뜻이고, 종명 farfara는 잎 뒷면에 털이 밀생하며 하얗기에 붙여진 이름이다. 머위의 속명은 petasites로 챙이 넓은 모자를 뜻하는 그리스어 페타소스에서 유래되었다. 이 속엔 20여 종이 있는데 대부분 유럽, 아시아, 북미 등 북반구의 냉대기후에서 자생한다. 유럽에선 주로 hybridus종이, 한국, 일본에선 japonicus종이 자란다. 유럽의 머위는 편두통을 예방하는 용도로 세계적인 관심을 받고 있다. 또한 머위는 계절성 알레르기 치료제로도 유명한데 뿌리에 들어 있는 화합물은 염증을 완화하고 비염을 막아 주고 항히스타민제 보다 부작용이 적다. 우리나라에 자생하는 식물로서 이름에 머위가 붙은 것엔 개머위, 물머위, 털머위가 있다.

개머위 머위와 같은 속이며 종명은 rubellus다. 강원이북의 고산지대 풀밭이나 자갈밭에서 자란다. 5~7월에 지난해 잎사이의 꽃대에 흰색 두상화가 산방상의 총상화서를 이루며 핀다. 머위에 비해 꽃자루가 길며 꽃피는 시기가 좀 늦다.

털머위 털머위는 속명이 farfugium으로 울릉도와 남부지방의 바닷가 쪽에서 자란다. 진한 녹색에 두껍고 광택이 있다. 꽃줄기에 흰털이 밀생한다. 남부지방에서 자라고 상록성이다. 꽃은 가을부터 겨울 초까지 피며 노란색이다. 두상화서의 송이들이 길쭉하게 산방상으로 달린다. 연봉초란 약명이 있으며 풍열로 인한 감기와 인후염에 효력이 있고 종기나 타박상에 짓찧어 외용한다.

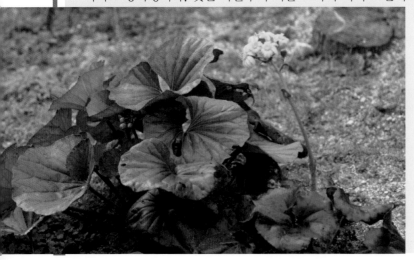

털머위

사 삼

Adenophora triphylla var. japonica Hara (잔대)
Codonopsis lanceolata (S. et. Z.) Trautv. (더덕)

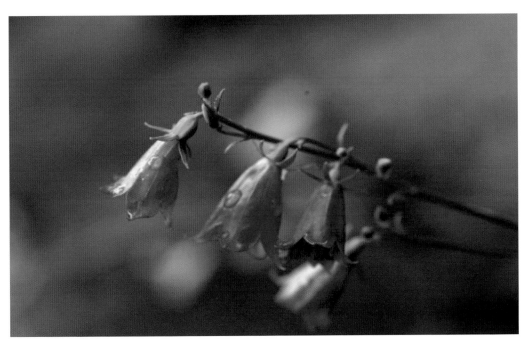

자생지		개화기	채취시기	채취부위
산, 들		8~9월	가을~봄	뿌리

특징

성질은 차고. 흡수 촉진,골다공증 예방 등의 효능이 있다.

• 생김새 •

한방에서 더덕이나 잔대 뿌리를 말린 것을 '사삼' 이라 하는데, 사삼은 보통 '더덕뿌리'를 칭한다. 대부분의 중국의 의서(醫書)는 사삼을 잔대로 설명하고 있으며, 더덕을 '양유'로 말하기도 한다.더덕은 숲이나 들에서 자라는 여러해살이 덩굴식물로 뿌리를 자르면 흰 유액이 나온다.

줄기는 가늘고 긴 것이 30~60㎝ 정도로 뻗어나간다. 뒷면은 백색이나 8~9월에 종 모양으로 생긴 자주색 꽃이 아래로 향해 피며 겉은 녹색이고 안쪽은 자주색이다.

종자는 흑갈색이며 날개를 달고 있다. 뿌리 자체에 혹이 많아 두꺼비 잔등처럼 더덕더덕하게 되어 있다. 뿌리는 보음 약으로 폐열로 인한 기침과 거담 등에 처방한다.

이른봄의 어린 싹이나 잎은 데쳐 나물로 먹는다.

더덕 맛은 달고 쓰며 성질은 약간 차다(잔대보다 좀 크고 맛은 더 쓰다).　폐경, 위경에 작용한다. 음을 보하고 열을 내리며 폐를 눅여주고 기침을 멈추게 한다. 잔대는 맛이 달고 성질은 서늘하며 폐, 간, 비경에 작용한다. 강장, 청폐, 진해, 거담, 소종작용을 한다.

주의 사삼은 풍한의 감기에 걸려 기침하는 때나 설사하는 때에는 안 쓴다.

『향약집성방』엔 "더덕 즉, 사삼은 잘 놀라는 것, 가슴과 명치 끝이 아픈 것, 오한 등을 낫게 한다. 허한 것을 보하며 놀람증, 가려움증을 없애며 신장, 폐장을 보한다."고 한다.
성분은 사포닌, 이눌린, 녹말, 당분이다. 사삼의 사포닌은 가래를 없애는 작용을 한다. 사삼은 음을 자양하기에 온열병을 앓는 과정에 폐와 위의 음이 상했거나 음허화왕으로 몸이 달아오르며 목안이 마르고 마른기침을 하는데 쓰고 맥문동, 생지황, 석곡 등을 배합한다.
사삼이 들어간 처방에 '온병조변' 중에 있는 '사삼맥문동탕'이 있는데 이것은 청양 폐위, 생진윤조하는데 사삼, 옥죽, 맥문동, 상엽, 천화분 등을 배합한 것이다.
『신농본초경』에 "사삼은 맛이 쓰고 성질은 약간 차다. 혈액에 쌓인 경기를 치료한다, 한열을 없애고 중초를 보하며, 폐기를 보한다."고 한다. 『명의별록』에 "심복통, 열이 뭉친 것, 두통의 열을 치료하고 오장을 안정시키며 중초를 보한다."고 한다.

더덕, 사삼, 모싯대 발효액 담그기

발효액을 만들 때는 잎과 줄기가 지고 난 뒤 뿌리를 캐거나 초봄에 새싹과 뿌리를 함께 캐서 쓴다. 흙을 털고 잘 씻은 후 잘게 잘라서 같은 양의 흑설탕과 함께 용기에 담아 응달에 놓아 8개월 정도 발효시켜서 음용한다.

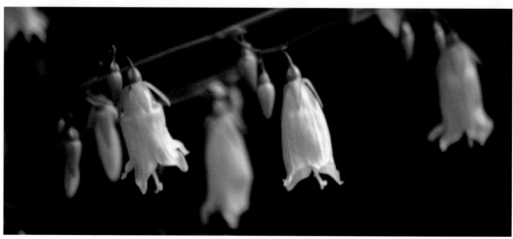

잔대

본초학적인면과 식물학적인면이 충돌하면 무엇이 우선일까 본초학이란 식물의 분류학이 성립되기전부터 시작된 것이지만 완전하다고는 볼 수 없는 것이다.

잔대나 더덕을 모두 사삼이라 언급하면서 그 효능도 같다고 믿는 것은 옳다고 할 수 없다. 잔대나 더덕은 속명도 다르고 형태적인 면도 다르다.

그래서 최근 본초학에 사삼이라 함은 잔대종류라 하는게 바람직하고, 더덕은 양유 산해라로 구분해서 말한다.

잔대 10여 종이 자생하고 제각기 효능이 다르다고 유추하나 남사삼이라 하며 같이 쓸 수 있는 것이라 본다. 잔대 또한 더덕과 같이 초롱꽃과에 속하며 햇볕이 잘 드는 화원이나 산에서 자라는 생명력이 강하다.

줄기는 둥글고 곧바라서 풀 전체에 작은 털이 있다. 자르면 역시 흰 유즙액이 나온다. 잎이 가늘고 긴 타원형이며, 여름에 줄기 끝에서 청자색이 매달린 종같이 생긴 꽃이 4~5개 밑으로 향해 핀다. 잔대는 잎 모양이 장타원형, 난형, 피침형 등 각양각색이다. 식용이나 약용 모두 가능하며 사용방법은 더덕과 같다. .

모시대 잔대와 같은 속의 식물로 모시대 뿌리를 "제니"라 한다. 우리땅 산숲에서 자생하는 종류로 선모시대, 도라지모시대, 모시대 3종류가 있다. 국가표준식물명으로 정해진 모시대라는 이름은 모시나물처럼 쓰인다는 의미에서 부른지만 일제시대에 붙여진 이름이고 그 이전에 한자 제니를 "계르기"로 번역해 불렀다 한다. 더덕이나 잔대를 '사삼'으로 보고 모싯대는 '제니'로 보는 것이 타당하다. 또한 혼돈이 있어 '잔대'를 '제니'로 보기도 한다.

모시대는 다년생 초본으로 곧게 자라며 잎은 호생하고 엽병(잎자루)이 있으며 계란꼴이며 톱니가 있고 끝이 뾰족하다. 꽃은 8~9월에 줄기 끝에 원추화서로 푸른자색을 띠며 고깔꽃 차례로 나며 꽃잎은 종처럼 끝이 활짝 열려 아래로 한 방향으로 핀다. 과기는 10월이다. 모시대는 성질이 차고 맛이 달며 백약의 독과 뱃속의 벌레독을 풀어주고 뱀이나 벌레 물린데를 치료한다.

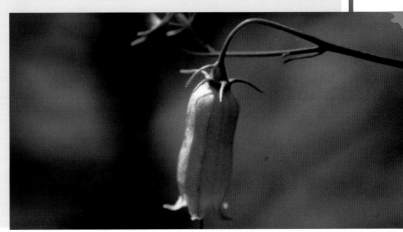

잔대

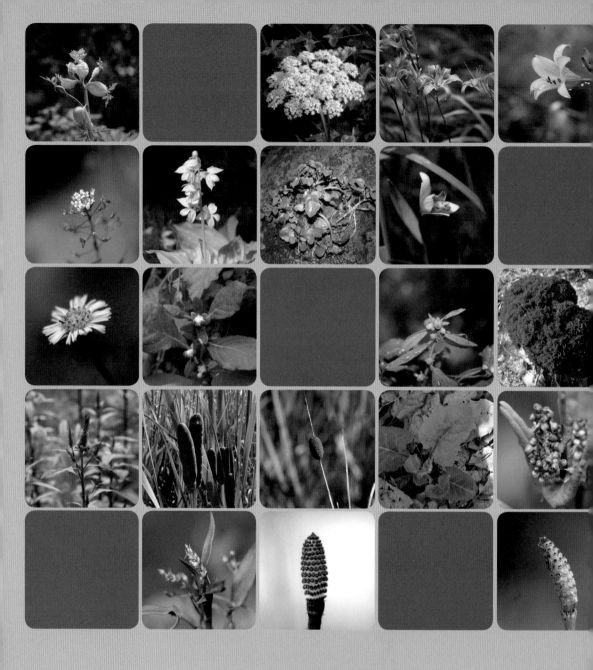

제5장
지혈작용을 하는 산야초

● ○ ○ ■ ■ □

엉겅퀴는 마치 귀신을 닮았다해서 '귀계',
호랑이를 닮아서 '호계',
고양이를 닮았다해서 '묘계' 라 하는데,
계' 는 꽃이 상투 같아서 지어진 이름이다.
또한 잇꽃과 비슷하다해서 '들잇꽃' 이라고도 한다.
'엉겅퀴' 란 이름은 피를 엉기게 한다해서 엉겅퀴가 되었다고 한다.
속명은 그리스어의 '정맥확장' 이란 뜻에서 왔다고 한다.

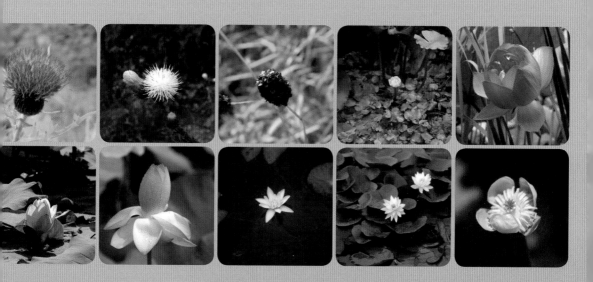

구릿대

(白芷) *Angelica dahurica Bentham et Hooker* (백지)

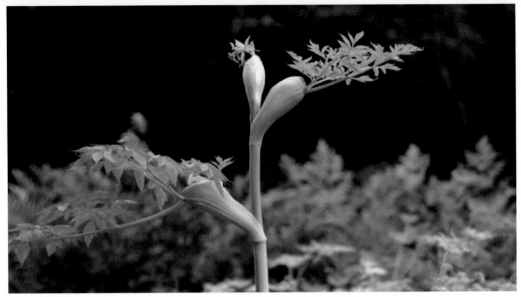

자생지	개화기	채취시기	채취부위
산골짜기	6~7월	가을~봄	뿌리

특징
맛은 맵고 성질은 따뜻하며 진통 · 진정 · 지혈 · 조습 · 소종 작용을 한다.

• 생김새 •

산골짜기의 냇가에서 자라는 산형과의 여러해살이풀이다. 전체에 털이 없고 땅속줄기는 굵으며 수염뿌리가 많다. 줄기의 높이는 1~2m 정도이고 줄기는 곧게 선다.

뿌리에서 나는 잎과 밑부분의 잎은 잎자루가 길다. 잎은 어긋나고 깃 모양의 겹잎이 2~3회 나오고, 가장자리에 예리한 톱니가 있고 뒷면에 흰빛이 돌며 위로 올라갈수록 잎이 작아진다.

꽃은 6~7월에 줄기 끝에서 나오며 소산경이 30-40개가 되며 총포는 없다. 꽃자루들이 우산 모양으로 늘어선 꽃차례에 작은 흰 꽃이 총총히 핀다.

뿌리는 특이한 향취를 풍기고 자극성 있는 매운맛이 난다. 짧은 주근으로부터 많은 긴 뿌리가 갈라져 대체로 방추형을 이룬다. 길이가 10~25cm이고, 바깥면은 갈색을 띤다.

열매는 7-9월에 익어가는데 쌍현과로 편평한 타원형이거나 거의 원행이고 분과에 모서리가 5개 있고 측면 모서리는 깃모양을 이루고 있다

186

생약으로 뿌리를 사용하며 '백지'라 한다. 뿌리에 들어있는 주요성분은 정유와 쿠마린이다. 정유의 함량은 약 0.5%로 69종이 알려져 있으며 그중 creatine류, tancarbene류, ester류가 약 60~85%이다. 진통·진정·지혈작용이 있어 치통, 두통, 피부병의 소염진통제로 사용된다.

진정·진경·억균작용 풍한을 없애고 피를 잘 돌게 하며 고름을 없애고 새살이 잘 돌아나게 하며 통증을 없앤다. 이것은 쿠마린 성분에 의해 나타난다. 외용약으로 쓸 때는 짓쪄서 붙인다.

해표·산한작용 백지는 주로 풍한 감기를 치료한다.

『신농본초경』에 "맛은 맵고 성질은 따뜻하다. 여성 음부에서 흘러내리는 적백색 분비물, 생리불통, 음부, 부종, 한열 증상을 치료한다. 살결과 피부를 기르고 윤택하게 한다."고 한다.

『명의별록』에 "풍사와 오래된 갈증, 구토, 풍으로 생기는 통증, 눈이 가려운 것 등을 치료한다. 고약으로 만들어서 얼굴에 바르면 안색이 윤택해진다."고 한다.

『본초삼가합주』에서 장은암이 말하기를 "백지는 향기가 있고 백색이며 기세가 신온(新溫)하고 양명금토의 기화를 받는다. 한열두풍(寒熱頭風)과 침목누출(侵目淚出)을 치료한다는 것은 백지가 향기가 나는 꽃이고 기가 미보다 우월하여 가능한 것이다.

한편 토는 기육을 관장하고 금은 피부를 관장하는데 백지는 양명금토의 양기가 길려져 얼굴이 빛나고 안색을 윤택있게 하며 부드러운 흰색으로 얼굴을 기름기 있게 한다." 하였다.

장경악의 『본초정』에 의하면 "백지에 기미는 신온(新溫)하고 기는 두텁고 미는 가볍다. 그 성질을 온산시켜 두통, 목양누혈을 치료하고, 폐경 풍한을 발산하여 장풍, 요혈을 치료한다. 볶아서 사용하면 여인들의 혈붕, 누하, 적백, 혈폐, 음종을 치료하며 주근깨를 제거하자면 마땅히 생용한다. 그리고 뱀에 물린데, 비소, 금창손상(金瘡損傷)도 치료한다."고 하였다.

봄에 자라나는 연한 순은 데쳐서 나물로 먹는다. 봄, 가을에 뿌리를 채취하여 말리며 뿌리는 노랗고 윤택한 것이 좋다. 구릿대는 삼복이 지나면 씨를 맺고 입추 후에는 바로 잎이 마른다. 백지가 들어간 처방엔 곽향정기산, 오적산, 갈근해기탕, 구미강활탕 등이 있다.

두통에 천궁, 만형자, 백강잠 등을 섞어 두통을 치료한다.

유방에 과루인, 몰약, 패모를 배합해 유방암을 치료한다.

발열이나 오한에 백지에 세신, 방풍, 강활, 박하, 곽향 등을 배합하여 사용한다.

종기 초기에 종열로 인한 통증에 백지, 금은화, 황금을 내복시켜도 좋고 외용해도 된다.

구릿대는 산지 물가에서 자라는 흔한 미나리과 식물로 나물로 먹을 수 있다. 뿌리를 백지, 흥안백지라 하여 여러모로 이용한다. 학명이 안젤리카속의 다후리카다. 백지의 야생종의 뿌리를 중국 동북지역에서 독활로 쓰이는데 상품명으로 향대활이다. 구릿대는 백지란 약명을 갖는데 일부에선 독활로도 부른다.

구릿대는 이른 봄 포근한 땅에서 한묶음 파란 새싹을 참당귀보다 일찍 들어내며 산간의 삶을 이어간다. 싱싱한 새싹은 비록 갑작스런 추위에 잠시 주춤거리다가도 다시 새롭게 올린다. 본격적으로 봄이 시작되면 굵은 하나의 줄기를 곧게 세우고 가지를 펼치며 굵은 뿌리가 넓게 자리잡는다.

뿌리를 백지라 하는데 '하얗고 향이 난다' 해서 붙여진 것으로 절대 구린내가 아니다. 6월이 되면 눈부신 하얀 우산과 같은 둥근 꽃모습은 푸른 하늘을 등대고 떠오른 보름달같다. 산은 땅에 깊이 뿌리내려 곧은 정신으로 빛, 물, 바람과 함께 꽃을 피우며 아웅다웅 살아가는 존재들에게 자리를 내어주는 미덕도 있다. 해질녘 황혼에 비추어지는 모습은 여느 나무처럼 순박하고 든든하다.

구릿대 발효액 담그기

발효액을 만들기 위한 구릿대는 뿌리가 두텁고 즙이 잘 나와야 한다. 채취시기는 잎이 돋아날 때 뿌리를 캐서 잘 씻어 물기를 빼고 잘게 잘라 새싹과 함께 쓴다. 잎만 쓰는 경우는 봄에 무성할 때 채취해 쓴다. 뿌리만 쓰는 경우에는 잎이 지고 난 뒤 뿌리가 충실해진 뒤에 사용한다

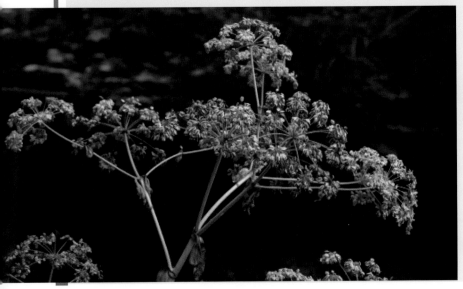

구릿대

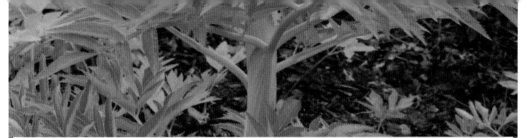

개구릿대 산의 습하고 양지바른 곳에 자란다. 전세계에 80여 종이 있고 중국에 25종, 한국엔 12종이 자생한다. 초본이면서도 거가 2m정도 되며 꽃은 산형화서를 이루는 모습이 매우 장엄한 느낌을 주며 줄기가 자줏빛을 띤다.

개구릿대 약명은 고혈백지, 천백지, 이형당귀로 불리며 anomala가 종명이다. 중국에선 천백지, 고혈백지, 협엽당귀, 이엽당귀라 한다. 개화기가 5~6월이고 결실기는 7월로 분과엔 모서리가 5개 있고 측면 모서리엔 상당히 목질화된 날개가 았다.

삼수구릿대 압록강유역에서 자생하는 것이 발견되어 지역명이 붙어 그리 부르지만 아직 남한 지역에선 발견되지 않았다. 종명은 잘루아나이다.

바디나물 자생하는 것으로 대여섯종이 있는데 decursiva 종을 중국에선 자화전호, 일본에선 일전호로 약용한다. 자생하는 처녀바디와 그 변종인 흰바디나물을 중국에선 골연당귀라 부른다. 자생하는 유독성 식물로는 지리강활이 있는데 종명은 amurens로 흑수당귀, 협엽당귀라 한다.

갯강활 종명이 japonica다. 재배하는 외국식물로 신선초, 안젤리카가 있다. 신선초는 일본원산으로 명일엽이라한다. 안젤리카는 종명이 archangelica이고 일당귀, 제주사약채, 궁궁이, 왜천궁이 있다. 백지로 사용되는 식물은 angelica dahurica(興安백지), angelica anomala(천백지), angelica taiwaniana(항백지) 등이다. 이중 천백지는 우리나라에선 '개구릿대' 라고 부른다

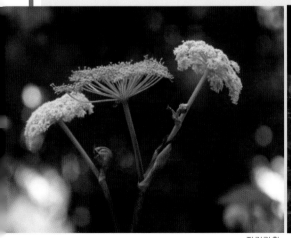

지리강활

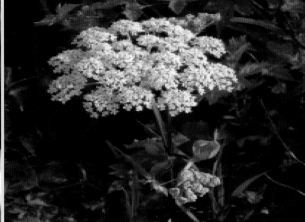

개구릿대

오이풀

(地楡) *Sanguisorba offcinalis L.* (지유)

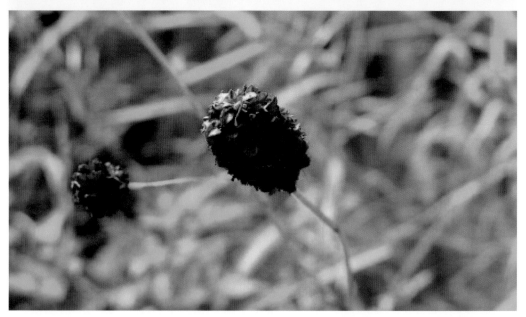

자생지	개화기	채취시기	채취부위
산지	7~10월	뿌리(가을)	뿌리, 새싹

특징

맛은 쓰고 달고 시며 성질은 약간 차다. 지혈·해독·수렴·소종작용을 한다.

• 생김새 •

오이풀은 장미과에 속하는 여러해살이풀이다. 주로 양지 바른 산이나 들에서 자라며 바위틈과 같은 험한 곳에서도 자란다. 어린 줄기와 잎에서는 오이 또는 수박 냄새가 난다. 오이풀은 부드러운 순과 잎을 나물로 먹었으며 잎과 줄기는 차로도 마셨다. 잎과 줄기에 영양소가 골고루 있고 각종 미네랄이 많이 들어있다. 잎 모양이 오이를 닮았다 해서 '오이풀'이라고 하며 지유의 '유(楡)'는 느릅나무를 뜻한다.

꽃은 7~10월에 피며 자주색으로 그 모양은 긴 꽃자루 끝에서 둥글게 뭉쳐서 위에서부터 핀다. 꽃대는 길게 뻗어나며 가늘고 매듭이 없지만 강하다.

뿌리는 굵고 딱딱하며 옆으로 길게 뻗으면서 번식한다. 줄기는 곧게 서고 털은 없다. 잎은 깃모양의 겹잎으로 긴 잎자루 끝에 소엽이 어긋나게 5~13장이 나며 모양은 긴 타원형이다.

열매는 수과로서 사각형이다. 8~11월에 씨앗을 맺는다.

민간에서는 지혈제, 거담제, 지사제에 쓰였으며, 생리통엔 줄기와 잎과 함께 뿌리를 끓여 먹었다. 오이풀은 설사, 이질, 위산과다,화상에 쓴다. 약리실험에서 억균 · 장윤동억제 · 항염 · 혈관수축 작용 등이 입증되었다.

급 · 만성 대장염, 설사에 오이풀 뿌리를 달여 마시면 효과가 있다.

화상에 특효약 오이풀 뿌리와 성질이 차고 항염작용이 강한 금은화, 대황 등을 가루 내서 연고제로 바르면 효과가 빠르다. 약재는 굵고 단단하고 잔뿌리가 없고 분홍색인 것이 좋다.

지혈작용 지혈작용을 강화시키기 위해서 '지유탄'을 만들어 쓰는데 지유생편을 씻어 솥에 센불로 볶되 표면이 회흑색이 되고 내부가 흑갈색이 나타날 때 약간의 물을 뿌려 불길을 없애고 다시 살짝 볶아 그늘에 널어 말린다.

지유탄은 동물실험에서 응혈시간이 뚜렷히 단축되었고 혈관 수축의 효능을 보였다. 지유가 들어간 처방은 창출, 승마, 부자, 후박, 백출 등을 배합해 음증 변혈에 쓰는 '평위지유탕'을 들 수 있으며 당귀, 작약, 황금 등을 배합해 적리와 혈리를 다스리는 '도적지유탕'이 있다.

『신농본초경』은 "맛은 쓰고 성질은 약간 차갑다. 출산 후 유방 경련성 통증과 칠상(七傷), 대하를 치료한다. 진통작용이 있고, 여러 누창, 악창, 열창을 치료한다. "고 한다.
『본초삼가합주』에 "부인의 산유지병을 치료한다는 것은 출산 후에 젖을 먹여 혈허한 데 풍사가 들어가서 지병이 된 것으로 지유가 간이 저장하는 혈액을 보익하여 치료한다. 칠상(七傷)이란 식(食), 우(優), 방실(房室), 기(飢), 노(勞), 경락위기상(經絡衛氣傷)으로 내부에 혈이 마를때 지유는 초봄의 기를 얻어 오장을 영양하여 칠상을 치료한다."고 하였다.

· 질병에 따라 먹는 방법 ·

여성의 출혈에 지유는 하혈, 자궁출혈, 월경과다 등 하부출혈에 대한 치료효과가 뛰어나다. 지유만 20g을 끓여 복용하면 장의 급성 출혈에 효과가 있다. 만성 하혈, 결핵성 출혈이면 황금, 황련, 괴화를 가미하고, 종양 출혈이면 지유 20g에 괴화 40g을 가미해 진하게 끓여 복용한다.

노인의 배변불능에 노인이 허약해 진액 부족, 대변 곤란, 장의 점막이 파열되어 출혈시 지유 12g에 생지황, 맥문동, 황금을 사용하면 진액을 나게 하고 동시에 지혈 효과를 나타낸다.

세균성 이질에 농혈이 있는 대변에는 지유 12g에 백두옹, 황련, 목향을 가미해 사용한다.

화상에 지유에 함유되어 있는 탄닌의 수렴작용은 뛰어나서 화상에 많이 사용한다.

기타 외용으로 지유와 괴화를 40g을 진하게 끓여 웅황 8g을 가미해 좌욕이나 세정에 사용한다. 또는 외용약으로 즙을 내서 바르거나 가루를 내어 환처에 뿌린다.

오이풀은 유라시아 대륙의 온대지역에 널리 분포하는 식물이다. 습기를 적당히 머금은 공기를 좋아하는 식물로 토양 수분환경이 양호한 입지에서 잘 자란다. 오이향이 나기에 전에는 외나물로도 불리워 졌으며 어린 잎을 나물로 먹거나 차 대용으로 끓여 마셨으며 꽃봉오리에서 물감을 만들어 이용했다.

신농본초경 중품에 수재 되었으며, 중국에선 마디풀과 식물이나 노루오줌, 이질풀 등을 이용하기도 하나 위품이다. 오이풀속 식물은 전세계에 30여 종이 있으며 유럽, 아시아 및 북미 등 온대지역에 널리 분포한다.

자생종으로 오이풀과 비슷한 종류로는 산오이풀(근엽지유), 큰오이풀(고산지유), 가는오이풀(백화세엽지유)이 있다. 가는오이풀은 약간 습기가 있는 곳에서 자라고 산오이풀, 긴오이풀은 지리산, 속리산 및 이북에서 자라고 큰오이풀은 백두산 지역의 풀밭에서 자란다.

산오이풀 중부 지리산 이북에서에서 자란다. 7~9월에 가지 끝에 달리는 수상화서에 분홍색 꽃이 핀다. 꽃차례는 끝이 아래로 처지며 위쪽부터 피기 시작한다. 속명 sanguisorba는 피를 의미하는 sanguis와 빨아들인다는 sorbera에서 유래되었다. 영명으로 salad burnet이라 하며 샐러드에 이용하는 향재로서 뛰어났기 때문이다. 향식초나 버넷와인을 만들기도 하고 잎을 썰어서 버터, 치즈에 섞어 쓰기도 하며 과일 펀치나 요리의 장식용으로도 쓴다.

오이풀 발효액 담그기 봄에 싹이 나기 전이나 가을에 잎과 줄기가 마른 다음의 뿌리를 캐서 가는 줄기와 수염 뿌리를 제거하고 씻어 물에 약 10시간 담가 건져내 약 18시간 밀폐하여 두었다 썰어 햇빛에 말린다. 오이풀은 뿌리에 효능이 많으므로 생 뿌리가 아닌 건조된 뿌리인 경우엔 생강, 대추, 감초 달인 물을 이용하여 발효시킨다.

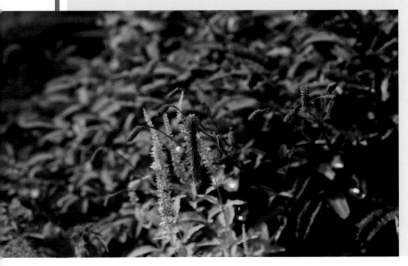

산오이풀

연 꽃

Nelumbo nucifera Gaertner

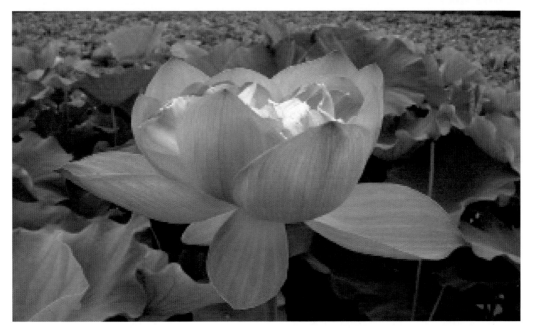

자생지	개화기	채취시기	채취부위
연못	7~8월	종자(가을)	잎, 열매, 뿌리

특징

연꽃의 하엽은 성질이 평하고 맛은 떫으면서 쓰다. 연자의 약성은 맑고 맛은 달다.

• 생김새 •

연못에서 자라는 수련과의 여러해살이풀로서 뿌리가 옆으로 길게 뻗는다. 모양은 원추형이고 마디가 많으며 특히 가을철에 끝 부분이 굵어진다. 불교와 깊은 관련이 있으며, 예부터 잎과 꽃을 감상하기 위해 재배해 왔다. 잎을 '하엽', 잎자루를 '하경', 꽃받침을 '연방, 연봉', 뿌리를 '연근', 뿌리의 마디를 '우절', 종자를 '연자' 라 하여 약용한다.

각 마디에서 긴 잎자루를 내어 약 40㎝가량의 원형인 큰 잎을 물 위에 띄운다. 잎은 물에 젖지 않고 잎맥이 방사상으로 퍼지며 가장자리가 밋밋하다. 7~8월경에 잎자루보다 조금 긴 꽃대를 내서 연홍색의 크고 아름다운 꽃이 한 송이 핀다.

꽃대에는 잎자루처럼 가시가 있다. 열매는 9월에 맺히는데 타원형이고 꽃이 진 후, 벌집처럼 생긴 구멍에 한 개씩 들어있다.

가을철 종자 성숙시에 연방을 채취한 후 종자를 따로 모아 햇볕에 말려 둔다.

연꽃은 산한 · 지혈제로 혈액순환을 돕고 습기를 몰아낸다. 연꽃의 수술은 연예, 연수 또는 불좌수 라고 하는데 지혈효과가 뛰어나다. 대하증, 조루에 효과가 있다. 6월경 꽃봉오리를 채취하여 쓰며 맛은 쓰고 달며 약성은 따뜻하다.

연자는 자양 강장제 연자는 단백질 영양 식품으로 자양강장, 신체 허약, 설사병, 몽정 등의 치료를 위한 약재로 쓴다. 연자의 껍질과 연자 속에 쌀을 섞어 죽을 쑤어 자양강장제로 좋다.

연방과 연근은 지혈제 연근과 연방은 탄닌, 아스파가 풍부하다. 부인의 월경과다, 임신 중 출혈에 쓴다.

주의 생것을 생리 중에 먹으면 안 된다. 약의 성질이 차므로 지혈후엔 투약을 즉시 중지한다

여름철 감기에 여름 감기로 열이 나고 땀이 많이 나면서 소변색깔이 붉고 시원하게 안 나오면 신선한 하엽에 곽향을 넣어 사용하면 좋다.

만성 장염에 설사시 하엽을 가미하면 좋다. 하경의 약성과 효능은 하엽과 동일한데 다른 점은 가슴에 통감을 느끼는 일이 잦다. **지혈 작용** 유명한 지혈제인 사생환은 급성 위출혈, 객혈, 자궁출혈에 효과가 있다.

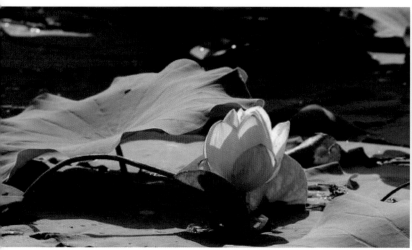

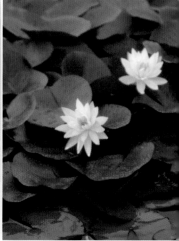

연꽃   수련

연꽃 연자

수련 잎은 수면에 뜬 잎의 부수식물로 연꽃과는 다른 속으로 속명이 Nympaea이고, 숙근성 다년생 수초로 세계 2과 8속에 약 100종이다. 수련 속명은 그리스 신화에 풀의 여신 님프가 수련에 깃들여 있다하여 붙인 이름이다. 또한 꽃이 낮에 피어 저녁에 오므려 들었다가 다음날 다시 핀다하여 '잠자는 연'이란 뜻이다. 수련과 식물로 각시수련, 수련, 개연꽃, 남개연꽃, 조름나물, 노랑어리연꽃, 가시연꽃이 있다.

수련 잎은 모두 뿌리에서 모여 나오고 잎자루가 길며 길이는 약 1m 정도 된다. 길이는 5~12cm로 진흙에서 잘 자란다. 잎은 항상 물위로 뜨며 물 깊이에 따라 조절되며 자란다.

꽃은 7월에 꽃줄기가 올라와 지름 5cm 정도의 흰색꽃이 피고 밤이 되면 오므라든다. 수면 운동을 하는 꽃 같다고 해서 '수련(睡蓮)'이라 하며 꽃은 3일 정도 피고 진다. 여름에 꽃을 채취하여 진통, 지혈, 강장 등에 쓰고 불면증에도 처방 한다.

온대 수련 한국 자생종 온대성 수련은 비교적 소형으로 꽃이 필 때 십자 모양으로 피며 오후 1시경에 개화하며, 야간에 개화하는 종이 없다. 개화기에 꽃을 채취해 말려 지혈제, 강장제로 쓴다.

각시수련 애기수련이라고도 하며 종명이 N.tetragona var.minima다. 강원도 오래된 연못에서 자라는 높이가 5~10cm다. 꽃은 5~8월에 꽃대 끝에 1개씩의 흰색꽃이 피는데 지름이 3cm다. 잎은 말발굽 모양이고 밑부분이 화살처럼 갈라지고 길이가 2~5cm 이다.

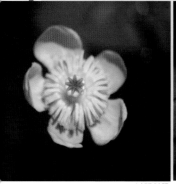
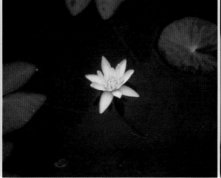
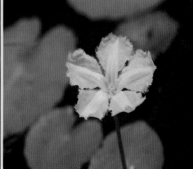

남개연꽃   각시수련   노랑어리 연꽃

쪽

Polygonum tinctorium Lour.(persicara tinctoria H, Gross.)
Baphicacanthus cusia Brem. (마람, 판람근)
(大靑, 松藍) **Isatis tinctoria L.** (대청, 송람)

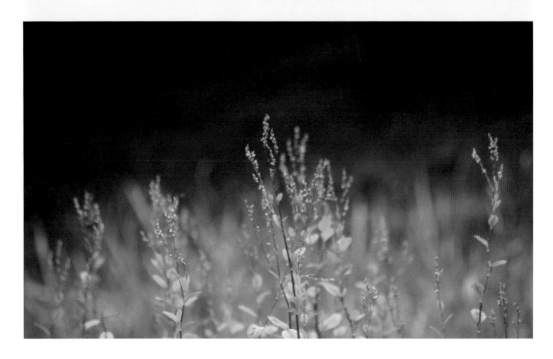

자생지	개화기	채취시기	채취부위
재배	8~9월	여름~가을	전초

특징
성질은 차고 맛은 쓰다. 효능은 해열·양혈·지혈·해독·소종작용이 있다.

• 생김새 •

쪽은 마디풀과의 한해살이풀로서 원산지가 중국이며 우리나라에는 오래전부터 재배하여 전통 염료로 사용하였다.

키는 50~60cm이나 거의 털이 없고 줄기는 원통 모양이며 붉은색을 띤 자주색이다. 잎은 서로 마주보며 긴 타원형으로 짙은 남색을 띤다. 칼집 모양의 턱잎은 막질이며 가장자리에 털이 있다. 꽃은 8~9월에 피는데 적색이고 원줄기 끝과 잎겨드랑이에서 이삭처럼 달린다. 꽃잎과 꽃받침은 5개로 깊게 갈라지며 꽃밥은 연한 홍색이다.

열매는 9~10월에 열리는데 씨앗을 남실, 잎가공품을 청대(靑黛)라 하여 약용한다.

쪽은 여름과 가을 사이에 잎 또는 전초를 따서 햇볕에 말린 후 썰어서 사용한다.

소종 · 해열작용 이하선염에 황백, 황금을 보조약으로 배합한 것을 복용하면 열이 내리고 염증을 없애고 부기를 가라앉는 효과가 있다.

· 질병에 따라 먹는 방법 ·

어린아이의 갑작스런 경기에 황련, 황백, 황금을 가미하여 진하게 끓여 수차례 마시게 한다.

폐렴에 판람근과 황련을 끓여 사용하면 예방도 되고 치료도 된다.

유행성 결막염에 눈이 붉게 붓고 아프며 눈물이 많이 나고 열이 날때 황련,

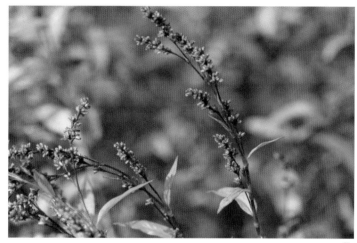

쪽

석고, 담죽엽을 사용하면 눈의 충혈을 없애고 염증이나 부기를 없앤다.

편도선염에 금은화, 사간, 산두근을 사용하면 불거져나온 종기를 없앤다.

유행성 감기에 감염을 예방하기 위해 금은화, 연교 등을 끓여서 내복하면 좋다.

급성 기관지염에 급작스럽게 해수가 심해지면 전호, 자원, 관동, 비파엽을 끓여 복용한다.

구내염에 검붉은 포진이 생겨나 화농되어 그냥 터지는 경우가 지속되면 판람근과 함께 다른 소종약을 더해 열흘 정도 지속적으로 복용한다.

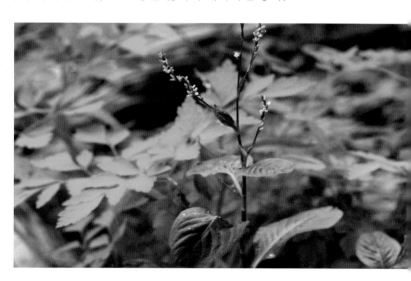

쪽

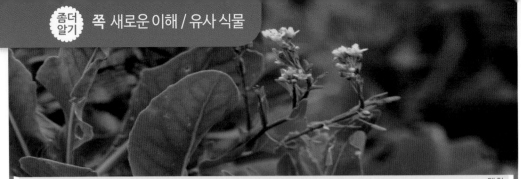

대청

전 세계적으로 여러 종류의 염색재료를 이용하지만 대표적인 것이 마디풀과의 쪽, 콩과의 인디고, 십자화과의 대청엽이다.

인디고 고대 이집트 왕조에서 부터 염료로 사용했으며 식물의 학명은 imdigofera tinctoria다. 이는 낭아초속 식물로 인도가 원산지다.

대청 십자화과 식물로 학명이 isatis tinctoria인데 이것을 청대, 숭람, 판람근이라 중국에서 부른다. 이 속의 식물은 전 세계에 30여 종이 있는데 지중해, 유럽중부, 아시아 서부 및 중부에 분포한다. '본초경집주'에 처음 기재된 이름은 '숭람'이며 중국약전에선 이것

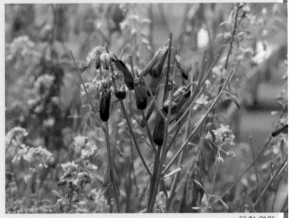

대청 열매

을 정품으로 하며 이 뿌리를 판람근이라 한다. 십자화과의 대청과 마디풀과의 쪽이 함께 쓰이며 이름이 유사하다.

대청은 원산이북 바닷가에 나는 두해살이풀로서 5~6월에 노란색 꽃이 총상화서로 달린다.

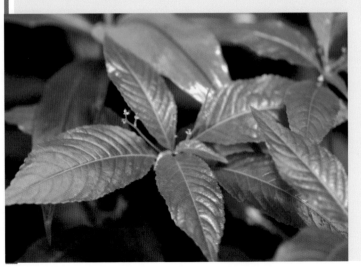

산쪽풀

속 새

(木賊) *Equisetum hiemale L.* (목적)

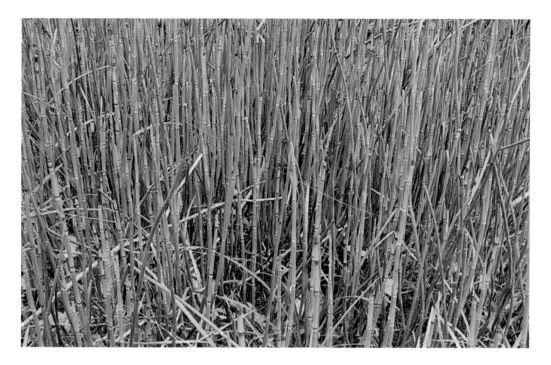

자생지	개화기	채취시기	채취부위
산지	포자	여름~가을	잎, 줄기

특징

성질은 약간 차고 맛은 달고 쓰다. 효능은 해열 · 이뇨 · 소염작용이 있다.

• 생김새 •

속새는 제주도와 중북부 지방의 산지의 나무 밑 음습지에서 자란다. 속새과에 속하는 늘 푸른 여러해살이풀로서 키가 30~60㎝이다.

땅속줄기는 옆으로 뻗으며 자라고 지면 가까운 곳에서 여러 개로 갈라져 나오기 때문에 여러 줄기가 총생하는 것 같이 보인다. 색은 짙은 녹색이며 가지가 없고 뚜렷한 마디와 마디 사이에는 10~18개의 능선이 있다.

잎은 비늘 같이 보이며 서로 붙어 마디부분을 완전히 둘러싸서 칼집 모양으로 되며 끝이 톱니 모양이다.

여름에서 가을 사이에 지상부분을 베어서 짧게 잘라 그늘에서 말리거나 햇볕에 말려 잘게 썰어서 사용한다.

안과 질환에 효과적 급성 염증의 소염 · 소종의 효과를 얻을 수 있으며 만성 질환에 대해서도 안구의 혼탁을 막고 눈의 기능을 좋게 한다.

하열과 배변을 다스림 하열을 다스리며 배변회수가 많은데 시원스레 나오지 않고 배변시에 선혈이 나올 때도 목적을 사용하면 청열 · 지혈의 효과가 있다.

· 질병에 따라 먹는 방법 ·

급성 안검종창에 눈꺼풀의 피부 수종으로서 급 · 만성 질환으로 나타난다. 만일 눈꺼풀에 통증이 있으며, 벌겋게 되고 눈물을 흘리는 증상이 나타나며 발열, 오한이 생길 때는 목적에 차전자, 황금, 포공영을 가미하여 마시면 소염, 소종의 효과가 나타난다.

급성 결막염에 형개, 국화, 상엽과 함께 복용한다.

조기 치료하면 완전히 낫고 예방에도 좋다.

시력저하에 수정체, 망막, 시신경 등의 조직에 병변이 있을 때는 시력이 천천히 처하되고 동공이 혼탁해지는데 이때 결명자, 석결명, 석곡, 곡정초 등과 함께 사용한다.

출혈이나 월경 이상에 외상으로 인한 출혈이나 자궁출혈 및 월경과다의 경우엔 황백, 익모초, 오미자를 따로 가루 내어 가는 체로 쳐서 잘 섞어 복용한다.

급성 이질과 설사에 급성 이질로 인한 출혈에 점액이 많이 섞이고, 설사를 해도 상쾌하지 않고, 배가 아플 때 목적, 마치현(비름), 목향을 사용하면 출혈과 설사를 멈추는데 효과가 있다.

만성적 해수에 해수증을 개선하고 호흡을 촉진한다. 패모, 반하, 사삼, 행인 등과 함께 사용한다.

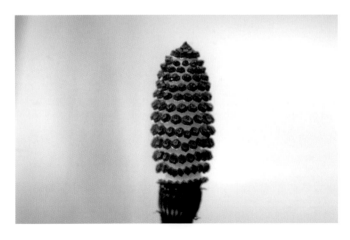

황달성 간염에 목적은 해독 · 소황의 작용이 있어 황달성 간염 치료에 효과적이다. 초기에 황달증상이 있고 간 기능 이상이 보일 때는 목적을 군약으로 하여 인진, 대청엽을 가미하여 먹는다.

속새

200

속새의 약명은 목적으로 '가우본초'에 처음 수재되었다. '이시진'은 말하길 목적은 마황과 모양이 비슷하며 약성은 같다하니 아마도 오래전부터 혼용했을 가능성이 있다. 속새의 학명은 equisetum hyemale이다.

이 속으로 자생하는 종류는 물속새, 쇠뜨기, 물쇠뜨기, 개쇠뜨기, 능수쇠뜨기가 있고 이들은 줄기가 하록성이다. 상록성으로는 개속새, 속새, 좀속새가 있다. 세계적으로 15종이 온대지방에서 산다.

물속새 북부지방의 습지 또는 못가에서 자라며 근경은 물속이나 땅속을 길게 뻗어 나간다. 줄기는 녹색이며 속이 비었으며 벽이 얇다.

개속새 양지바른 냇가의 모래땅에서 자라는 다년초로 지하경은 옆으로 길게 뻗으며 흑색이고 끝에서 여러개로 갈라져서 마치 대가 한군데서 나온 것처럼 보인다. 지상경은 흰빛이 도는 녹색이다.

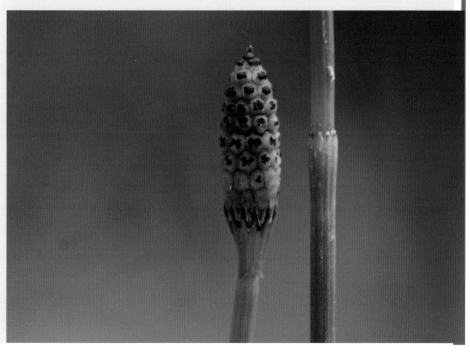

개속새

담배풀

(天名精) *Carpesium abrotanoides L.* (천명정. 학슬)

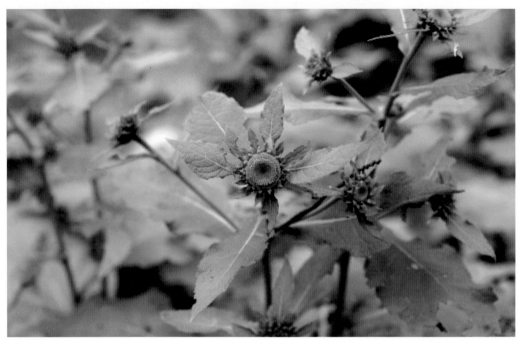

자생지	개화기	채취시기	채취부위
산지	8~10월	열매(9~10월) / 전초(8~9월)	전초

특징
성질은 차고 맛은 맵다. 효능은 해열, 거담, 파혈, 지혈, 살균 작용이 있다.

• 생김새 •

담배풀은 숲 가장자리에서 자라는 국화과의 두해살이풀이다.

키가 50~100cm이고 뿌리는 방추형이며 목질이고 근생엽은 꽃이 필 때쯤 없어진다.

전체에 가는 털이 있고 취기가 난다. 잎은 서로 어긋나고 밑부분의 것은 넓고 타원형이다. 끝이 둔하며 밑부분이 잎자루로 흘러서 날개로 된다. 뒷면에 선점이 있고 가장자리에 불규칙한 치아 모양의 톱니가 있다.

꽃은 황색으로 8~9월에 피고 잎겨드랑이에 이삭 모양이 달린다. 전초는 개화기의 청명한 날에 채취해 햇볕에 말리고 열매는 9~10월에 열리며 '학슬' 이라 하여 약용으로 쓴다.

한방에서는 전초를 '천명정'이라 하며 우리나라에서는 담배풀외에 긴 담배풀, 여우오줌(왕담배풀)의 꽃이 붙은 줄기를 '학슬'이라 한다. 당개지치, 들치지의 열매도 포함시킨다.

현재 중국의 시장에서 유통되는 학슬은 당근이나 사상자의 열매도 대용으로 쓴다.

구충작용 여러 종류의 기생충을 없애는데 좋은 치료효과가 있다.

· 질병에 따라 먹는 방법 ·

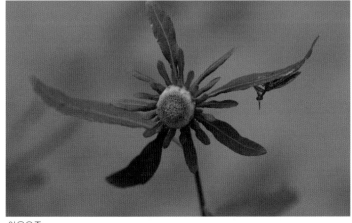

여우오줌

구충 제거에 학슬의 구충작용은 온화하여 단용으로는 잘 안 쓰고 대개 복방으로 사용한다.

강건한 체질의 환자 학슬의 용량을 10g으로 하고, 빈랑, 고련피, 뇌환, 사군자를 배합하고 끓이고 대개 저녁 먹기 전에 복용한다.

회충이 오랫동안 기생하여 체력이 쇠약해진 경우 요충과 회충에도 학슬을 사용하면 효과가 있다. 전초 또는 열매 15g을 700cc의 물에 넣고 그 양이 절반이 되도록 달인 후에 아침·저녁으로 복용한다.

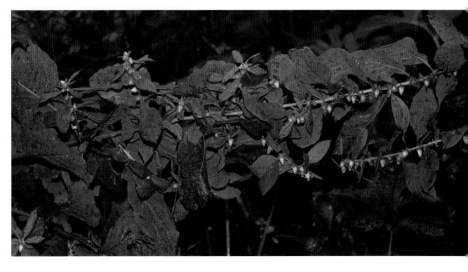

담배풀

식물을 들여다 보고 그 이름의 내력과 식물학적, 본초학적 의미를 생각할 때, 우리가 알고 있는 학문적 지식이란 일부이지 전체가 될 수 없다는 생각이다.

특히 우리의 경우는 역사와 사상의 단절이 있었기에 우리가 부르고 있는 식물의 많은 부분은 우리 민족과 연결고리가 안 닿으며 심지어는 끊어지고 왜곡된 현상이 곳곳에 존재한다.

담배풀의 이름은 조선시대의 흐름을 볼 때 어긋나는 이름으로 같은 속 여우오줌풀이 적절하다는 것이다. 하여간 이들은 같은 속으로 자생한다.

이외에 긴담배풀, 좀담배풀, 천일담배풀, 두메담배풀이 있다. 담배풀의 약재명은 학슬, 천명정이 있는데 '신수본초'에 학슬이 처음 기재되었고 현재 중국시장엔 당근, 사상자의 종자도 유통되고 있어 분별이 요구된다.

한국에선 담배풀의 열매, 긴담배풀 · 왕담배풀의 꽃과 더불어 경엽을 학슬이라 한다.

긴담배풀 줄기 아래쪽의 잎이 난형에 가깝고 잎자루에 날개가 없다.

여우오줌풀 왕담배풀이라고도 하며 두상화가 가장 크다. 꽃은 8~10월에 가지 끝에 황록색의

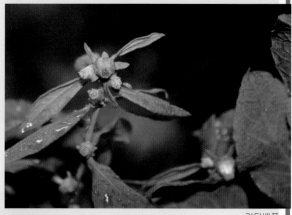

긴담배풀

두상화가 옆이나 아래를 향해 달린다. 두상화의 지름이 3cm 정도 된다. 약명으로 대화금알이라 하며 효능은 활혈, 지혈, 거어하여 타박상에 짓찧어 환부에 붙인다.

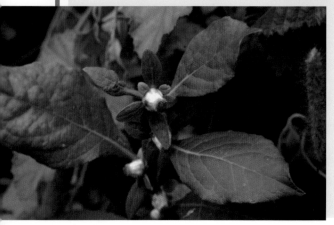

담배풀

204

부 들

(蒲黃) *Typha orientalis Presl.* (포황)
Typha angustata Bory et Chaub.

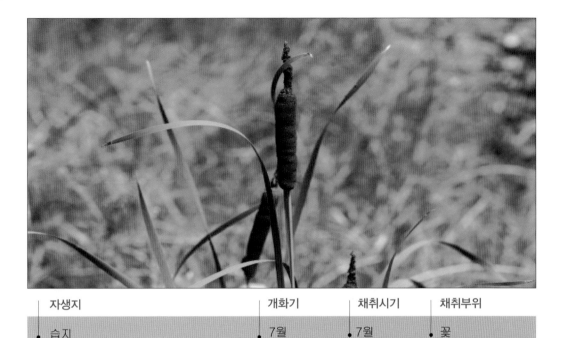

자생지	개화기	채취시기	채취부위
습지	7월	7월	꽃

특징

청열 · 지혈작용을 하는 부들의 약성은 한량하고 맛은 달며 맵다.

● 생김새 ●

전국의 연못가 혹은 논가의 물이 고여 있는 곳에서 흔히 자라는 부들과의 여러해살이풀이다. 노란 빛이 나는 가루가 바람에 잘 날리고 물에 뜨며 만지면 부드럽고 매끄럽다. 꽃가루가 손에 묻으면 잘 떨어지지 않으며 냄새도 없다.

키는 1~2m까지 자란다. 잎은 줄 모양으로 어긋나고 줄기를 완전히 감싼다. 뿌리줄기는 땅속에서 옆으로 뻗어 나가는데 흰색의 수염뿌리가 많이 나 있다. 줄기는 곧게 서고 매끄러운 원추형이며 녹색이다. 잎은 선형이고 길이가 80~130㎝ 정도이며 털은 없다.

꽃은 7월에 피는데 수꽃은 꽃대의 윗부분에 나며 암꽃은 바로 밑에 달리며 좀 더 길다.

꽃에는 화피가 없으며 밑부분에 수염같은 털이 있고 수꽃은 노란색으로 서로 붙지 않는다. 암꽃은 씨방에 대가 있으며 암술머리는 주걱과 비슷하고 적갈색이다. 암꽃 이삭이 익어 열매가 되면, 씨앗이 바람에 흐트러져 솜같이 되는데 이것을 솜 대신 쓸 수 있다.

열매는 핫도그와 비슷한데 이를 과수라하며 길이가 7~10㎝로 긴 타원형이고 적갈색이다.

부들은 '포초', '향포', '갈포', '약' 등으로도 불린다. 포황은 부들의 꽃가루를 약으로 쓸 때 부르는 이름이다. 약(蒻)이란 부들 새싹을 말하고 포봉은 방망이 같은 꽃 전체를 뜻한다.

지혈작용 출혈에 관한 증상이 있을 경우에 포황을 군약으로 삼아 볶아서 쓴다. 단미로 하든 복방으로 하든 모두 뛰어난 효과가 있다. 포황은 하혈을 멈추게 하는 작용이 있으며 특히 자궁출혈, 산후출혈, 월경과다에 대해서도 지혈 효과가 대단히 좋다.

부들 이용법

꽃가루는 철저하게 건조시켜 통풍이 잘되고 그늘지며 건조한 곳에 보관해야 한다. 손에 묻으면 잘 안 떨어진다. 꽃속명의 티파(Typha)는 '굽은 연못'이라는 뜻이 있으며 '다 태워 없애다'라는 뜻에서 유래되었다.

부들의 어린 싹은 김치를 담가 먹기도 하였다. 또는 그대로 먹거나 뿌리와 함께 쪄서 먹었으며 술로 담그기도 했다고 한다.

· 질병에 따라 먹는 방법 ·

갑자기 코피가 나면 신속히 포황가루를 비강점막에 바르고 10g을 삼킨다. 이렇게 6 시간에 1회 정도 멈출 때까지 한다. 만성 비출혈에는 포황에 당귀, 백작약을 가미할 필요가 있다.

위궤양에 갑작스런 출혈이 다량 나오고 선홍색을 띠며 갈증이 생기는 경우에 포황 20g에 산칠, 백급, 백작약, 생지황을 가미해 사용하고 지혈이 되면 포황을 10g으로 줄인다.

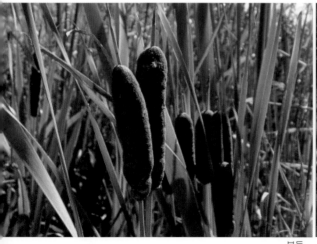

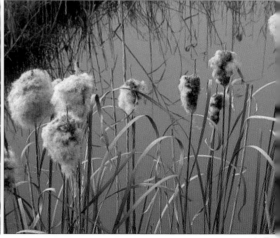

부들

부들

'부들' 이란 이름은 꽃가루받이가 일어날 때 부들부들 떨기 때문에 붙여진 이름이다. 부들속 식물은 전 세계에 16종이 있으며 주로 유라시아와 북미에 분포한다. 포황의 약명은 향포와 함께 신농본초경 상품에 수록되었다. 금궤요략의 포화산이라는 처방전에 향포의 잎을 태운걸 이뇨약으로 사용하였다.

수꽃이 암꽃 위에 자리잡고 암꽃이 꽃가루를 쉽게 받도록 아래에 있다. 수꽃을 먼저 피우고 암꽃을 나중에 피운다. 부들의 씨앗 아래엔 이삭털이라 부르는 흰털이 붙어 바람을 타고 전파된다. 부들 이삭은 작은 암꽃이 모여 만들어진 것인데 씨앗이 35만 개나 된다. 부들의 속명은 구름, 연기를 뜻하는 typhe에서 나온 라틴어로서 이 식물의 꽃차례에서 종자가 방출되는 현상을 나타내는 것이라 한다.

부들 줄기는 질기고 탄력성이 있어 가구를 만들고 방석, 돗자리를 만들어 사용한다. 자생하는 부들의 종류엔 애기부들, 큰부들, 꼬마부들 등이 있다.

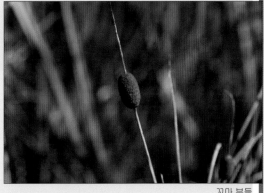

꼬마 부들

꼬마부들 암꽃이삭이 짧고 통통하다.

애기부들 저수지나 웅덩이의 가장자리에서 군락을 이룬다. 애기부들은 부들에 비해 물이 더 오염된 곳이나 소금기가 있는 염습지에서도 살아간다. 부들과 비슷한 크기로 수꽃이삭과 암꽃이삭이 떨어져 달리며, 꽃이삭 굵기는 부들보다 작지만 키는 더욱 크다.

여름철 개화기에 수꽃 이삭을 채취해 화분을 털어 가는 가루만 얻는다. 불순물을 제거하고 그대로 사용하거나 포황탄을 만들어 사용한다.

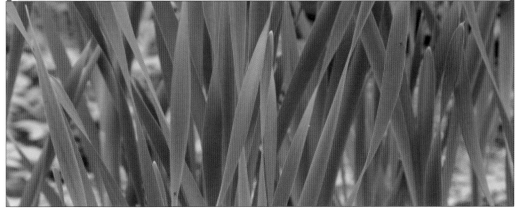

부들

자 란

Bletilla striata (Thunb.) Reichb. fil. (천백급, 대왐풀)

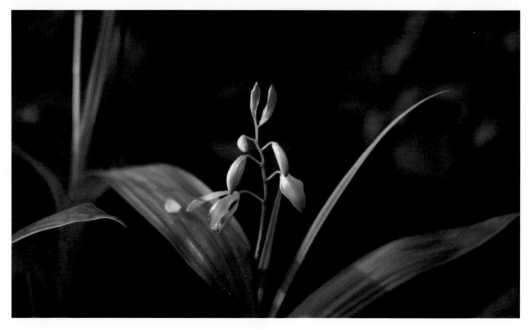

자생지	개화기	채취시기	채취부위
남부	5~6월	가을	뿌리

특징
성질은 서늘하고 맛은 달거나 쓰다. 효능은 수렴·지혈효과가 있다.

● 생김새 ●

전남 일부지역에서 자라는 난초과의 여러해살이풀로서 구경은 달걀꼴의 둥근 형태이고 속은 흰색이다. 자생지에서는 찾아보기 어렵지만 시장에서는 싸게 구할 수 있다.

보랏빛 꽃을 가졌다해서 '자란' 이라 부르고 한방에서는 '백급' 이라 부른다. 종명의 스트리아타(striata)는 '힘줄이 있는' 이라는 뜻인데 잎에 맥이 뚜렷해서 붙여진 이름이다.

잎은 밑부분에서 5~6개가 서로 감싸면서 원줄기처럼 되고 긴 타원형이다. 5~6월에 잎 사이에서 꽃대가 나오고 길이 50㎝ 정도 자란 다음 6~7개의 홍자색 꽃이 총상으로 달린다.

입술꽃잎은 쐐기 모양의 계란꼴이고 가장자리는 안으로 굽고 암술대를 반쯤 싼다. 윗부분은 3개로 갈라지는데 가운데 것은 거의 둥글고 가장자리가 물결 모양으로 안쪽에 5개의 능선이 있다. 열매는 긴 타원형으로 긴 삭과이다.

가을철에 덩이뿌리를 채취해 수염뿌리를 제거하고 깨끗이 씻은 후
안쪽의 흰 심이 안보일 정도로 쪄서 말린다.

수렴 · 지혈작용 백급은 농후한 교점액질을 함유하며 단미로 사용해도 수렴, 지혈에 효과가
좋다. 내복에는 주로 분말을 사용한다. 독이 없어 궤양 출혈에 대해서 상시복용해도 괜찮다.
특히 위와 십이지장 궤양의 출혈을 멎게 하는데 좋은 효과가 있다.

항균작용 백급 가루에 점질 성분이 있어 항균작용을 한다.

외상출혈에 백급과 감초의 가루를 쓰며 지혈이 약한 듯 할때는 상표초 가루도 쓴다.
백급의 가루는 외용에도 뛰어난 지혈효과가 있다. 외상에 의한 출혈이라면 궤양, 자상에 모두
사용해도 좋다. 상처가 크고 양이 많으면 백급에 혈갈을 더해 사용한다.

수술 후 염증 예방에 감염을 방지하고 새살이 잘 나게 한다. 화상, 창상 및 수술시 발생한 절
개구에 대해서도 동등한 효과가 있다.

기타 백급가루로 풀을 쑤어 접착제를 만들어 쓰기도 한다.

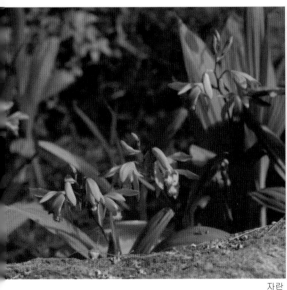

자란

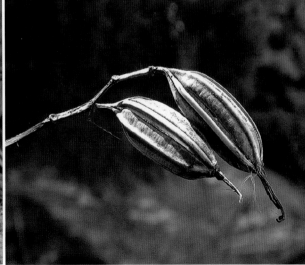

자란 열매

자란은 난초과 식물로서 한방명이 백급이며 오랫동안 약용해온 귀중한 존재다. 자생지는 일본, 중국, 동남아시아이며, 한국에선 남도 지역에서 근근히 살아간다. 중부이남에서 자생하였으나 약재 효용도가 높아 남획당한 걸로 생각된다.

이 속의 종은 전 세계에 6종이 있고 중국에 4종이 있으며 약용한다. 조선조 기록엔 대왐풀로 나온다. 백급이란 약명은 신농본초경에서 하품으로 처음 기재되었다. 난초과는 식물의 군 가운데 가장 규모가 크다. 알려진 종만해도 3만여 종이 넘는다. 우리나라의 자생식물은 약 5,000종 인데 , 이 중 난과 식물은 120여 종이다. 난의 종류는 한란, 춘란, 풍란, 복주어란, 나도풍란, 새우난 그리고 자란이다.

자란 한반도에서 자생하는 전체 난 종류의 70%가 제주도에 집중되어 자라고 있지만 자란은 전남 목포의 유달산에서 처음 발견되어 신안, 진도 지역에 주로 분포되어 있고 자연상태에서 종자 발아가 잘 되는데도 불구하고 제주도에선 자생지가 발견되지 않고 있다. 자란은 구경이나 근경이 잘 발달되어 건조 상태에서도 잘 견디고 지상부가 마를정도의 극한 상황에서도 살아 남을 수 있다.

큰방울새란 방울새란속 식물로 속명이 Pogonia 이며 종명은 Japonica 이다. 원산지는 동북아시아이며 우리나라엔 방울새란, 2종이 양지 바른 습지주변에서 자생한다.

꽃은 5~7월에 줄기 끝에서 흰색 바탕에 연한 홍자색을 띠며 옆을 향해 핀다. 방울새란에 비해 꽃이 활짝 벌어지고 입술꽃잎은 긴 타

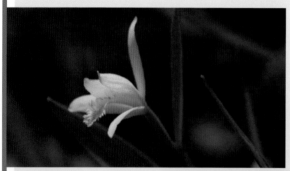

큰방울새란

원형으로 3갈래 진다. 약명으로는 주란(朱蘭)이라 하고 효능은 열을 내리고 독을 풀어주며 간염, 담낭염에 전초를 약용한다.

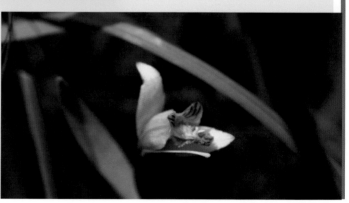

큰방울새란

엉겅퀴

(大薊) *Cirsium japonicum var. ussuriense*

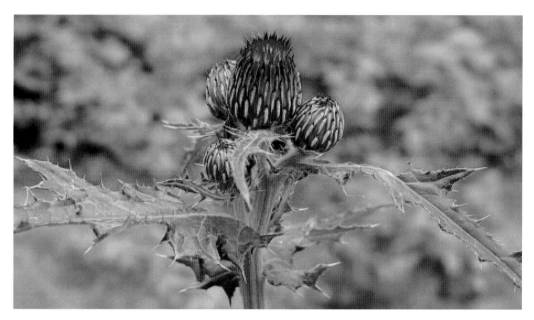

자생지	개화기	채취시기	채취부위
산, 들	6~8월	지상부(6~8월) / 뿌리(가을)	전초

특징

성질은 서늘하고 맛은 달다. 효능은 양혈 · 지혈 · 해열 · 소종작용이 있다.

• 생김새 •

엉겅퀴는 마치 귀신을 닮았다해서 '귀계', 호랑이를 닮아서 '호계', 고양이를 닮았다해서 '묘계' 라 하는데, 꽃이 상투 같아서 지어진 이름이다. 또한 잇꽃과 비슷하다해서 '들잇꽃' 이라고도 한다.

엉겅퀴' 란 이름은 피를 엉기게 한다해서 엉겅퀴가 되었다고 한다. 속명은 그리스어의 '정맥확장' 이란 뜻에서 왔다고 한다.

키는 50~100㎝로서 전체에 백색털과 거미줄 같은 털이 있으며 가지가 갈라진다. 뿌리에서 나는 잎은 꽃이 필 때까지 남아있고 잎 가장자리에 결각상의 톱니와 더불어 가시가 있다. 줄기에서 나온 잎은 원줄기를 감싸고 깃털 모양으로 갈라진 가장자리가 다시 갈라진다.

꽃은 6~8월에 피며 가지 끝과 원줄기 끝에 달리고 꽃잎은 자주색 또는 적색이다.

청열 · 이뇨 · 지혈(뇨)작용 비뇨기 계통의 출혈증상에 사용된다.

급성 출혈 억제 많은 양은 3일만에 급성 출혈증을 없앤다. 토혈과 객혈의 치료에도 사용된다.

식용 개화 시기에 전초를 베어 햇볕에 말려 쓰고, 뿌리는 가을철에 채취하여 햇볕에 말린 후 그대로 썰어서 사용하거나 검게 볶아 사용한다. 초봄에 뿌리와 함께 연한 잎을 삶아 먹는다. 엉겅퀴 뿌리는 떫어 삶은 후에 쌀뜨물에 하룻밤 담가 둔다. 어린순이나 잎은 튀김을 하거나, 삶아 헹구어 양념을 해서 무쳐 먹는다. 뿌리째 생즙을 내어 먹거나 차를 만들어 먹을 수도 있다.

위십이지장 궤양의 출혈에 출혈 양이 많고 선홍색이며 갈증이 나면 측백엽, 황백, 백작약(초)을 가미해 끓인 것을 복용한다. 월경과다, 자궁출혈시 실열이든 허열이든 대계를 사용한다.

고혈압에 고혈압이면서 귀에서 이상한 소리가 들리며 얼굴이 붉고 머리가 혼미하여 걸음걸이가 떠다니는 것 같은 증상에는 결명자, 희첨을 배합 사용하면 강압작용을 얻을 수 있다.

방광염과 요도염에 소변이 붉고 조금씩 나오며 통증을 느끼면 차전자, 편축, 활석을 배합한다.

황달성 간염에 황적색 소변을 어렵게 보고 열이 있으면 인진, 치자, 차전자를 배합해 사용한다.

각종 창양에 창양이 붉어질 때 사용하면 소종 · 지통의 효과가 있는데 지정, 포공영, 생지황을 가미해 복용하면 청열과 해독까지 한다.

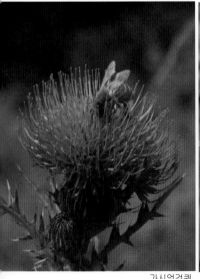
가시엉겅퀴

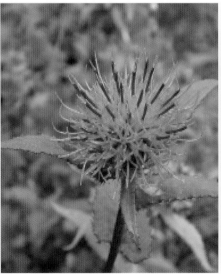
고려엉겅퀴

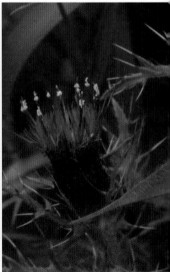
바늘엉

엉겅퀴속(cirsium) 식물은 전 세계에 250~300종이 있다. 유럽, 아시아, 북아프리카, 중앙 아메리카 지역에 광범위하게 퍼져 있다. 중국에 약 50종이 있는데 현재 약용하는 것은 10여 종이다. 한글명 엉겅퀴의 최초 기록은 오래되었다.

엉겅퀴의 약명은 '대계'인데 '명의별록'에 처음 기재되었다. 종명은 japonicum이며 중국약전의 법정 기원식물로 수록되고, 한국약전에는 cirsium japonicum var. ussuriemse로 수록되어 있는데 이는 같은 것으로 추정된다. 꽃은 늦여름에 시작하거나 주로 가을에 핀다.

엉겅퀴 속명 cirsium(치르시움)은 정맥종이라는 그리스어에서 온 것으로 고대에 그런 질병을 치료하는 약재로 이용된데서 유래한다.

서양 엉겅퀴 학명은 silybum marianum으로 영명은 milk thistle, holy thistle로 부르며 이들의 모습은 대형의 2년초로 큰 잎에 흰 대리석 같은 무늬가 아롱져 있는 것이 특색이며 얕게 결각진 곳마다 연노란색의 날카로운 가시가 있다.

개화기는 6~8월이며 역시 전초를 식약용한다. 씨를 볶아 커피 대용으로 쓰고 어린싹은 샐러드로 이용한다. 약효는 소화를 돕고 진정작용이 있으며 모유 부족, 기침, 우울증에도 쓰인다.

바늘 엉겅퀴 제주도에 있는데 키는 작고 잎이 길고 크며 아주 억센 가시가 있다.

고려 엉겅퀴 강원도에서 곤드레 나물로 부르며, 꽃이 훨씬 작고 잎이 타원형이다.

지느러미 엉겅퀴 유라시아 원산의 귀화식물로 이 꽃은 지느러미 같은 날개가 달린 데서 온 이름이다. 엉겅퀴중 가장 먼저 5월에 꽃이 핀다. 세로능선이 날개처럼 되며 날카로운 가시가 있다. 5~8월에 줄기와 가지 끝에 홍자색 두상화가 핀다.

학명은 cardus crispus로 비렴이란 약명으로 신농본초경 상품에 수록되어 있다. 효능은 혈을 식히고 어혈을 풀며 독을 풀고 종기를 가라앉힌다.

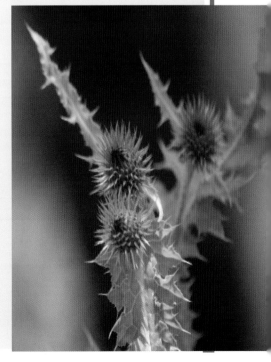

지느러미엉겅퀴

조뱅이

Cephalonoplos segetum(Bunge) Kitamura (소계)

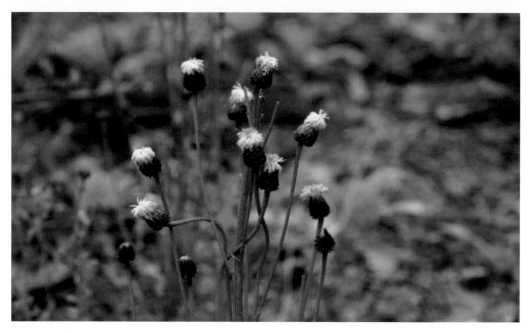

자생지	개화기	채취시기	채취부위
• 산, 들	• 5~8월	• 가을	• 뿌리

특징

• 성질은 차고 맛은 달다. 효능은 양혈 · 지혈 · 청간작용이 있다.

● 생김새 ●

조뱅이는 전국 각처의 밭둑이나 산기슭의 건조지 등에서 자라는 국화과의 두해살이풀이다.

키는 20~50㎝ 정도이며 근경이 길게 옆으로 뻗는다. 근생엽은 꽃이 필 때 쓰러지며, 경생엽은 긴 타원상의 피침형으로 끝이 둔하며 밑부분이 좁다.

길이는 7~10㎝로서 가장자리에 작은 가시가 있다. 윗부분의 잎은 잎자루가 없으며 밑부분이 둥글고 거미줄 같은 백색 털이 약간 있다. 또한 가장자리가 밋밋하거나 끝에 가시가 달린 치아 모양의 톱니가 있다.

꽃은 5~8월에 피며 지름이 3㎝로 자주색이고 가지 끝과 원줄기 끝에 달리고 암수딴그루이다. 열매는 8~9월에 달리고 수과로서 길이가 2~3㎜이며 관모는 회백색이다.

· 효능 ·

항균 · 강압작용 소계와 대계는 비슷한 점이 많으며 용도 또한 거의 같아 양자를 합쳐서 '대계'라고 한다. 그러나 소계의 항균작용은 대계보다 뛰어나며 강압작용 또한 대계보다 훨씬 앞선다.

지혈 · 이뇨작용 소계는 비뇨기계의 각종 긴급성 출혈에 대해 경증과 중증에 모두 쓴다. 보통 목통(木通)(으름덩굴), 석위를 배합하지만 대계와 소계를 같이 쓰면 효과가 더욱 뚜렷하기 때문에 초탄해서 사용한다.

· 질병에 따라 먹는 방법 ·

잦은 소변과 요도통에 소변색이 누럴 때 차전자, 활석을 함께 쓰면 청열 · 이뇨작용을 한다.

황달성 간염의 초기에 소계 40g을 약한 불로 진하게 끓여 마신다. 간기능에 큰 이상만 없다면 어떠한 간의 증상에도 소계를 사용할 수 있다.

정창종독 초기에 붓고 열이 나고 아플 때 소계 80g을 진하게 끓여 백설탕을 가미해 먹는다. 1일 1첩씩 3일간 복용하면 통증과 부기가 없어진다.

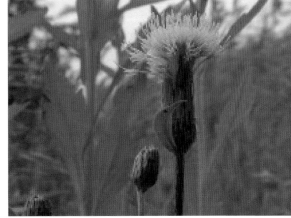

조뱅이

구강의 미란과 궤양에 소계에 금은화를 더해 끓이고 당분을 가미해 복용한다.

기타 소계의 이담 · 청열 · 해독작용은 인진의 효과를 도우므로 간염증상이 중증일 경우에 소계와 인진을 함께 사용한다.

소계만 단미로 복용하면 현기증과 구토가 날 수 있으며 2일 후엔 없어진다. 뿌리는 봄에서 가을 사이에 채취하여 햇볕에 말린 후 그대로 썰어서 사용하거나 검게 태워 사용한다.

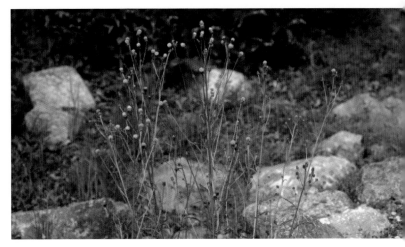

조뱅이

조뱅이는 국화과 breea속으로 보기도 하고 cephalanoplos, cirsium속이라고도 하지만 더 중요한 건 종명이 segeta이냐 segetum으로 볼 것이냐가 더 의미가 있을 듯하다. 두 종이 다 사는 곳에선 분별하기가 쉽겠지만 우리나라에선 segata가 우선이다. Breea속으로 켈트어로 '고귀하다'는 의미에서 유래하며 좀 희귀한 속이다. Cephalanoplos는 '머리'와 '무기'의 합성어로 두상화에 가시가 달려 있음에서 붙여진 이름이다. 실제 조뱅이는 엉겅퀴 속에 포함되었기에 그 때 속명은 cirsium이었다.

조뱅이는 습한 땅보다는 건조한 땅을 더욱 좋아한다. Segeta라는 종명이 밭 경작이 가능한 땅을 의미하듯 전형적인 밭 토양에서 잘 산다. 조뱅이는 한반도를 중심으로 하는 분포 종이고 주로 사람이 거주하는 인근에서 산다.

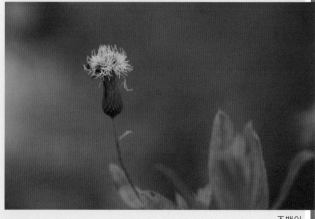

조뱅이

조뱅이는 약명으로 '소계'라 하며 '명의별록'에 중품으로 처음 기재 되었으며 cirsium setosum 자아채(刺兒菜)로 중국약전에 기재 되었지만 한국약전엔 'breea segeta'로 기재되었다.

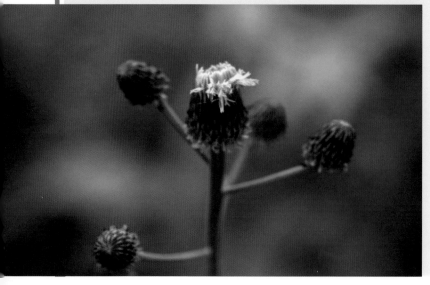

조뱅이

소루쟁이

(羊蹄) *Rumex crispus L.* (소리쟁이)
Rumex japonicus Houtt (참소리쟁이)

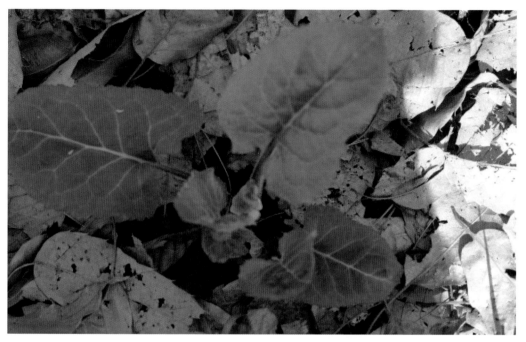

자생지		개화기	채취시기	채취부위
들		6~7월	가을	뿌리

특징

맛은 쓰고 매우며 성질은 차고 독이 약간 있다. 이담·화습·이뇨·해독작용을 한다.

• 생김새 •

소루쟁이는 마디풀과의 여러해살이풀로서 들이나 길가 부근에 습기가 있는 곳에서 자란다. 지하수위를 가늠하는 지표식물이다. 물길을 따라 길게 이어져 살아간다.

키가 30~80cm이고 줄기는 곧고 녹색바탕에 자줏빛이 돌며 세로줄이 많이 나 있다. 땅속에 황색의 비대한 뿌리가 나무같이 굳어 깊이 들어가고 뿌리에서 나는 잎은 잎자루가 길고 가장자리가 물결 모양이다. 피침형이나 긴 타원형이다.

줄기에서 나는 잎은 잎자루가 짧고 양끝이 좁으며 주름살이 있다. 6~7월에 가지 끝과 원줄기 끝에서 원추화서가 발달하고 많은 연한 녹색 꽃이 돌아가며 핀다. 꽃잎은 없고 꽃지름이 4mm 안팎이고 초록색이다. 열매는 수과로서 8~9월에 결실을 맺고 세모진다. 꽃이 핀 뒤 날개가 돋친다.

소루쟁이를 한방명으로는 '양제근(羊蹄根)'이라 부른다. 뿌리와 뿌리줄기엔 0.5%의 크리소판산, 크리사로빈, 네포딘, 크리소파놀, 0.12%의 에모딘, 신선한 뿌리에는 크리소파놀 안트론, 탄닌질, 사포닌, 잎에는 플라보노이드, 비타민 C가 있다.

지혈작용 양제는 신체 하부의 출혈을 막는데 효과가 좋고 지유, 괴화와 기능이 비슷해서 배합하여 사용하면 지혈작용이 강해진다.

피부진균을 억제 피부염에 두루쓰며 내복, 외용으로 두루 쓴다.

머리가 상쾌해짐 풀 전체가 녹색으로 수영보다 크고, 줄기도 수영처럼 빨갛지 않다. 가을에 열매가 익으면 바람에 요란한 소리가 날 때 씨를 말려 베개에 넣으면 머리가 상쾌해진다.

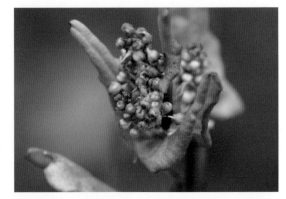

수영

『본초삼가합주』에서 장은암이 "양제는 수초인데 연못 또는 습지 근처에서 나며 가을의 기운을 받아 살고 겨울에도 시들지 않고 여름에 죽는다.
대체로 금수(金水)의 정기를 받아서 사는데 금(金)은 능히 풍을 제어하며 두독개소(頭禿疥瘡)를 치료하고 수(水)는 청열하므로 제열하며 쓴맛은 생기(生肌)하므로 음식(陰蝕)을 치료한다."고 하였다.

8~9월에 뿌리를 채취하여 햇볕에 말려 썰어서 사용한다. 잎이 무성해지기 전에 살짝 데쳐 먹으며 고깃국에 넣으면 좋다. 둥그스름하고 미끈미끈한 주머니를 쓰고 있을 때는 미역국 맛이 난다.

자궁출혈에 월경과다, 산후출혈에는 지유(탄), 측백엽 등의 지혈약을 배합한다. 신체허약으로 출혈시는 양제를 술에 담근 후 볶아 차가운 약성을 덜어내고 지유(탄), 천초근, 아교를 배합한다.

혈뇨에 목통, 비해, 활석을 배합 사용하고 출혈이 심하면 양제를 대계, 소계와 함께 사용한다.

여성의 피부병에 특효 뿌리 삶은 물로 씻으면 피부병에 좋으며 갈아서 즙으로 발라도 좋다. 특히 여성의 음부에 나는 부스럼에 생즙을 바르면 좋다. 무좀, 옴에는 뿌리를 말려 가루로 만들어 식초나 술에 개워서 바르며 류머티즘에는 생즙을 바르거나 파의 흰 뿌리와 섞어 환부에 바른다.

이질에 초기 장에 찬 습열을 황금, 갈근, 황련을 배합해 맑게 하고 지사, 지리의 효과를 올린다.

인후종통에 초기 길경, 사간, 박하, 감초를 배합하고 화농후엔 금은화, 연교, 황금을 배합한다.

마디풀과의 소루쟁이 속명 rumex는 잎 형태가 고대 무기인 창을 닮은데서 유래한다. 질소 유기물이 풍부한 부영양화 토양을 좋아하는 호질소성 지표식물이다. 소리쟁이는 산성토양을 싫어해 점차 산업화된 농촌지역에서도 볼 수 없다.

소루쟁이는 여러해살이면서도 씨가 발아하는 첫해부터 종자를 왕성하게 생산한다. 이 종자들은 새나 동물의 먹이가 되며 잎에는 초산과 탄닌이 있으나 나비, 나방류의 어린 유충이 그 잎을 먹고 산다. 그리고 사람들은 소루쟁이 줄기나 뿌리, 잎을 소금에 절여 장아찌를 담가 먹었다.

Rumex속의 수영은 종명이 acetosl다. 시금치와 닮은 잎에 독특한 신맛이 특징이다. 종명은 잎, 줄기에 수산이 함유되어 있기에 그 이름이 붙여졌다. 고대 그리스나 로마의 의사들은 잎에 이뇨작용이 있어 약초로 이용했고 특히 담석을 내리고 혈액을 맑게한다.

이것을 유럽에선 sorrel이라 하고 중국에선 산모(酸模)라 한다. 애기수영은 종명이 acetosella로 '소산모'라 하며 역시 식약용으로 쓰인다.

소루쟁이 자생 종류는 참소루, 돌소루, 좀소루, 금소루쟁이 등이 있는데, 꽃과 열매에서 뚜렷하게 구분될 수 있지만 지속적인 관찰이 중요하다.

참소루쟁이 동북아 지역의 고유종으로 소루쟁이의 변종으로 취급된다. 참소리쟁이는 소리쟁이보다 좀 크다. 참소루쟁이는 뿌리를 다려서 급성 임파성 백혈병, 급성 단구성 백혈병, 급성 과립성 백혈병 등에 사용되며 환자의 혈구 탈수소 효소와 백혈구의 호흡을 억제하여 백혈구를 줄인다. 또한 뿌리 알콜 추출물은 여러 병원성 진균을 억제한다.

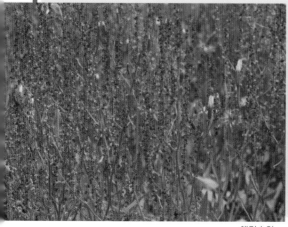

애기수영   애기수영

원추리

(훤후) *Hemerocallis aurantica Baker* (훤초)
Hemerocallis fulva L.

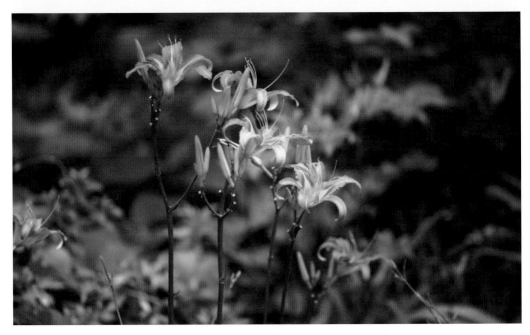

자생지	개화기	채취시기	채취부위
산, 들	6~8월	뿌리(가을)	꽃잎

특징

성질은 서늘하며 달고, 주로 비뇨기 질환을 다스린다.

• 생김새 •

원추리는 백합과에 딸린 여러해살이풀이다. 잎이 넓어 '넘나물'이라고 한다. 속명은 그리스어의 '하루'라는 뜻과 '아름다움'이라는 뜻의 합성어로 하루씩만 피고 진다는데서 비롯되었다. 주로 산과 들의 햇볕이 잘 드는 곳에서 자생한다.

뿌리 부분에 가늘고 긴 잎이 돋아나며 끝이 뾰족하다. 잎의 길이는 80㎝가량이며, 약간 두껍고 흰빛이 도는 녹색이다. 밑에서 두 줄로 서로 마주보고 끝이 둥글게 뒤로 젖혀진다.

여름엔 꽃줄기가 나오는데 잎의 길이와 거의 같고 황색이며 긴 꽃줄기 끝에 노란색의 10개 전후의 백합을 닮은 꽃이 피니 이 꽃은 하루에 한 송이씩 피고 아침에 피면 저녁에 시든다.

안쪽의 화피는 긴 타원형이고 수술은 6개인데 꽃잎보다 짧다. 열매는 보통 달리지 않는다.

자양 강장제 원추리 꽃은 말려서 술을 담그기도 하며 자양강장이나 피로회복에 좋다. 뿌리도 영양분이 많아 예부터 자양강장제로 쓰였다.

이뇨 · 소종 · 지혈 · 해독작용을 한다 비뇨기 계통의 염증 치료에 사용된다.

주의 원추리 꽃은 무독하나 뿌리와 잎에는 약간의 독이 있어 오랜 시간 동안 사용하지 않는다.

· 질병에 따라 먹는 방법 ·

원추리는 봄철에 어린 싹을 데쳐 초고추장에 무쳐 먹거나 여름철에 꽃을 따서 나물로 먹는다. 정월대보름을 나물로 쓰기 위해 어린순을 엮어 처마에 매달기도 하였다. 봄에 쌀, 보리를 섞어 떡으로 구황식물로도 쓰였는데 요즘은 어린 꽃을 기름에 튀겨 먹는다.

밥을 지을 때 꽃을 넣어 색반을 만들어 먹는다. 어린 잎을 캘 때는 뿌리 근처의 하얀 곳부터 깊숙이 자른다. 점액이 있어 맛이 있으며 살짝 데쳐 무쳐 먹는다.

주의 봉오리는 살짝 데쳐 건조 보관하고, 끓는 음식에 넣어 먹는다. 암술과 수술은 제거한다.

방광염이나 요도염에 소변의 배설이 시원치 못하고 요도에 가시로 찌르는 듯한 통증이 있다면 차전자, 택사, 석위를 끓여 복용한다.

황달성 간염에 각종 간염과 황달 치료약을 배합해서 사용하면 배뇨, 이담의 효과가 강화된다.

『동의학사전』엔 "기미(氣味)는 달고 성질은 차며 독이 좀 있다. 비경, 폐경에 작용한다. 오줌을 잘 누게 하고 혈분의 열을 없앤다. 약리실험에서 결핵균에 대한 억균작용을 강하게 나타낸다. 달여 먹거나 생즙을 내서 먹는다. 외용으로 쓸 땐 생것을 찧어 붙인다.

『동의보감』엔 "성분이 차고 맛이 달며 독이 없고 온몸의 번열을 치료한다. 집에서도 재배하며 싹을 채취해 나물을 만들면 흉격을 이롭게 하니 일명 녹총이라 하고 꽃이름이 의남이니 임신부가 차면 생남한다고 한다.

장경악의 경악전서 『본초정』에서 "꽃과 잎의 기미는 달고 약간 서늘하여 습열을 없애고 소변이 막힘을 조절한다. 뿌리는 사림대탁(沙淋帶濁)을 치료하고 수기(水氣)를 조절하니 찧은 즙을 복용하는 것이 마땅하며 토혈, 뉵혈을 치료한다.

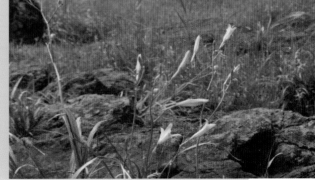

노랑원추리

원추리속 식물은 전 세계에 약 14종이 있으며 대부분 아시아의 열대지역에 분포하고 소수가 유럽에 분포한다. 중국엔 11종이 있다. 한국엔 중국산 왕원추리 종류를 제외하면 8종이 있다.

임신한 부인이 몸에 지니고 있으면 아들을 낳는다 하여 '의남초', 사슴이 먹는 해독초라 하여 '녹총' 이라 하고 근심을 잊게 한다고 해서 '망우초'라 한다. 또 '훤초'라고도 하는데 '훤''은 원추리를 뜻한다. 옛날에 어머니를 높여 부를 때 '훤당'이라 했는데 어머니가 거처하는 곳에 원추리를 심었기에 전해진 말이라 한다.

우리나라엔 애기원추리, 노랑원추리, 골잎원추리, 큰원추리, 각시원추리, 백운산원추리, 홍도원추리, 태안원추리가 자생한다. 원추리 종류는 풀밭 식물사회의 구성원으로 햇볕이 내리쬐는 건조하지 않은 땅에서 산다.

환경조건에 다르지만 오후 늦게 피기 시작하는 야간형은 노랑, 골잎, 애기 원추리이고 오전에 펴서 해지기 전에 시드는 주간형으로 백운산, 큰, 각시원추리가 있다.

노랑원추리 남한에서 볼 수 있고 호남지역에 주로 분포한다.

큰원추리와 홑꽃인 홑왕원추리라고도 하며 꽃이 크다. 꽃자루가 갈라지지 않는다.

각시원추리 꽃자루가 거의 갈라지지 않고 주로 중북부 지역에 산다.

왕원추리 꽃이 피는 시기가 이르며, 꽃이 크고 수술이 꽃잎화되어 여러 겹이다.

백운산원추리 원추리라고 통상 부르는 왕원추리처럼 긴 꽃자루 윗부분에서 다시 작은 꽃자루가 갈라져 그 끝에 꽃이 하나씩 달린다.

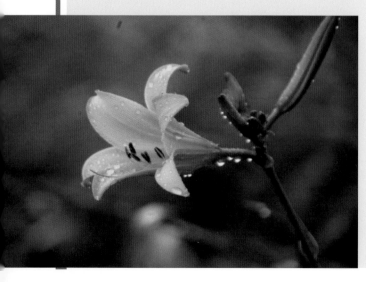

노랑원추리

원추리 발효액 담그기

재료를 채취하는 시기가 꽃, 뿌리, 줄기 등에 따라 다르므로 시기에 따라 재료를 확보한다. 가을에 뿌리를 캐서 다듬어 보관해둔 뒤, 봄이 와서 잎과 줄기가 충분히 자라면 발효액을 담근다. 그 뒤 꽃이 피면 첨가하는 방법이 좋다.

맨드라미

(鷄冠花) *Celsoia criotata C.* (계관화)
Celsoia argentea C. (개맨드라미)

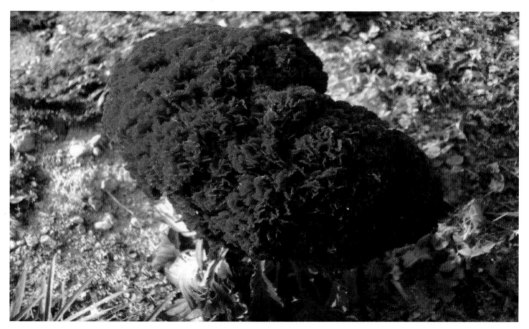

자생지	개화기	채취시기	채취부위
관상	7~8월	9~10월	꽃

특징

성질이 차며 효능은 청혈 · 지혈작용을 한다.

• 생김새 •

맨드라미는 생김새가 특이한 비름과의 한해살이풀이다. 키가 90㎝에 달하며 곧추 자라고 털이 없으며 흔히 붉은 빛이 돈다. 잎은 서로 어긋나고 잎자루가 길며 난형 또는 반상피침형이다. 꽃은 7~8월에 피고 편평한 꽃줄기 끝에 달리는 이삭화서로서 홍색, 황색 또는 흰색이 핀다. 꽃줄기 상부는 닭의 벼슬 모양이고 중부 이하는 다수의 꽃이 밀착한다.

꽃받침은 5개로서 갈라지며 넓은 피침형이다. 수술은 5개로서 꽃받침보다 길고 수술대 밑이 서로 붙어 있다. 암술은 1개이고 그 속에 암술대가 길게 있다.

열매는 난형으로 개과이며 꽃받침으로 쌓여 있으며 끝에 암술대가 있고 옆으로 갈라져서 뚜껑처럼 열리며 3~5개의 흑색 종자가 나온다. 9~10월에 꽃차례가 충분히 크고 종자가 성숙한 때에 꽃차례를 절단하여 햇볕에 말린 후 종자와 분리시킨다.

청혈 · 지혈작용 대장, 방광, 자궁출혈, 월경과다 증상을 막으며 장의 습열제거를 한다.

대하증을 치료 계관화는 백대하의 치료에 주로 쓰이며 그 원인에 상관없이 쓰인다.

· 질병에 따라 먹는 방법 ·

월경 이상에 월경과다로 주기가 지나도 멎지 않고 진홍색 혈이 덩어리지면 계관화에 생지황, 백작약, 황련, 애엽을 가미해 쓰면 출혈이 멈춘다.

백대하에 백대하가 1년 이상 계속 되고 체질이 약해져 다량의 백대하가 흐를 때 토사자, 녹용, 육계, 육종용 을 배합한다.

만성 변비에 대장에 조열이 적체하 여 만성 변비가 될때 괴화, 지실, 대 황을 배합 사용한다.

오랜 설사와 이질에 장염으로 오랫 동안 하는 만성 설사엔 백출, 연자, 산약, 당삼을 더하고, 만성 이질에는 백출, 석류피, 가자를 더해 사용한다.

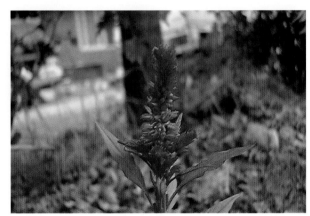

개맨드라미

두드러기에 부평, 형개, 방풍을 더해 쓴다.

시력감퇴시 결명자, 석곡, 곡정주를 배합하여 사용한다.

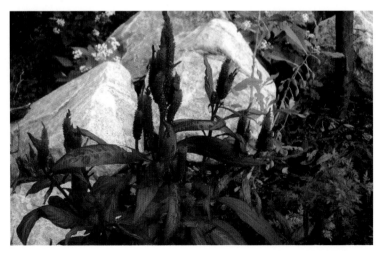

개맨드라미

시력회복시 청상자는 계관화의 종자로서 약성 이 약간 차고 맛은 쓰다. 눈이 벌겋게 붓고 아프 면서 사물이 뚜렷이 안 보일 때 쓴다

맨드라미속 식물은 전 세계에 약 60종이 있다.

오래 전부터 아시아, 북아프리카, 아메리카, 유럽의 아열대와 온대지역에 걸쳐 자라면서 오랫동안 사람들과 함께 지내온 정겨운 식물이다. 속명은 그리스어의 '불타는 것처럼 붉다' 라는 뜻이고, 종명은 '닭의 벼슬' 이라는 뜻이다. '계관화' 란 약명은 '가우본초' 에 처음 기재되었으며 중국약전에선 이 종을 법정 기원식물로 수록했다. 계관화란 이름은 이름 그대로 닭의 벼슬이요,

우리말의 맨드라미도 꽃 모습이 꼭 만들어 놓은 것 같다는 의미의 '맨드라미' 다.

개맨드라미(청상자) 학명

이 celosia argentea로 맨드라마와 같은 속으로 약명을 '청상자' 라 한다. 신농본초경에 하품으로 처음 기재되었으며 인도 원산의 초본이다.

잎은 호생하며 피침형 또는 좁은 난형으로 털이 없

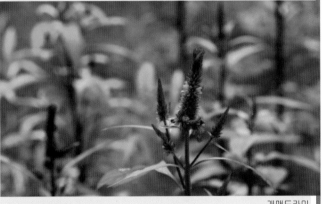

개맨드라미

다. 여름에 화수가 가지 끝에 달리고 백색, 담홍색의 작은 꽃이 핀다.

청상자는 청설간화(淸泄肝火, 간기(肝氣)의 기능항진으로 인해 발생하는 열상(熱象)을 청설하는 것). 명목퇴예(明目退翳, 눈을 밝게 하고 예막(翳膜)을 치료함)등의 효능이 있으며, 목적예장(目赤翳障, 눈이 충혈되고 눈동자가 속으로 가려짐)에 사용된다.

현대임상은 야맹증, 홍채, 모양체염증, 월경과다, 고혈압 등의 치료에 사용한다.

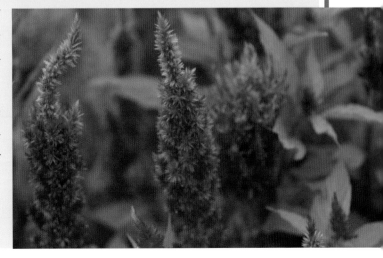

개맨드라미

한련초

(鱧腸) *Eclipt prostrata L.* (예장. 묵한련)

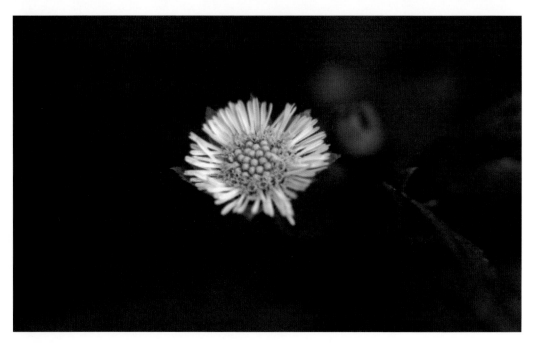

자생지	개화기	채취시기	채취부위
습지	8~9월	8~9월	전초

특징
성질은 평하고. 맛은 달고 시다. 효능은 보혈 · 지혈 · 강압 · 항균작용을 한다.

• 생김새 •

논둑이나 습지에서 자라는 국화과의 한해살이풀로서 키가 10~60㎝이다.

곧추 자라고 전체에 센 가시가 있으며 가지는 잎겨드랑이에서 나와 마주보며 다시 가지 끝에서 1개의 가지가 달린다. 잎은 서로 마주나고 잎자루가 매우 짧다.

양면에 센 털이 있으며 잎밑 가까이에 굵은 세 개의 맥이 있고 가장자리에 잔 톱니가 있다. 두화는 흰색으로 8~9월에 가지 끝에 1개씩 달린다. 설상화를 끝이 밋밋하거나 2갈래지며 관상화는 끝에 4개의 톱니가 있다.

열매는 수과로서 9~10월에 검은색으로 익고 설상화의 수과는 세모지며 관상화의 수과는 네모진다. 8~9월 개화시기에 전초를 채취해 맡겨서 그대로 썰어 사용한다.

한련초는 꽃을 포함해 전초를 약재로 쓰며 외용약으로도 쓴다. 사포닌 1.32%, 탄닌, 에클립틴, 비타민A, 니코틴이 약 0.08%의 성분이 함유되어 있다.

지혈작용이 매우 강함 외상을 입어 피가 흐르거나 또는 아랫도리가 습하고 가려운 증세에는 생품을 짓찧어 환부에 붙이거나 또는 말린 것을 가루로 빻아 뿌린다.

자양보신의 효과 체력이 허약에 사용하면 효과적이다.

항암 · 항균작용 자궁암, 식도암, 피부암 등에도 쓴다.

『신수본초』에 예장으로 기록되어 있으며 이시진은 "예는 오어(烏魚)이며, 내장이 검은 고기이다. 이 풀은 줄기가 부드러우며 잘라보면 묵과 같이 즙이 나와 붙여진 이름이다."라고 하였다. 그래서 옛사람들은 한련초의 즙을 수염이나 머리카락을 검게 물들이는데 썼다.

『의방유취』에서는 "흰 머리카락을 검게 하는 처방에 한련초를 쓰는데 한련초 반근과, 살짝 볶는 살구씨 한근, 숙지황 한근을 함께 써서 벽오동나무 씨 크기로 알약을 만들어 한번에 30알씩 공복에 따끈한 술 한잔과 함께 하루에 두 번 먹으면 좋다."고 한다.

비강출혈, 치육출혈, 대변출혈에 한련초 40g을 끓여 복용시키면 좋다. 방광염, 요도염으로 인한 혈뇨에는 측백탄, 지유탄, 차전자, 통초, 석위, 편축을 사용하면 소염 · 지혈 · 이뇨 효과가 있다.

노인 동맥경화에 단삼, 황백, 자초, 목단피, 황기를 배합해 사용하면 동맥경화가 있는 노인의 과민성 비염이나 피부과민으로 인해 생기는 심마진을 치료하는데 효과가 있다.

허약한 체력에 머리가 멍하고 눈이 어지럽고 귀가 멍멍한 증상들이 복합적으로 수반되면 여정자, 하수오, 상심자, 구기자를 끓여 복용하면 자양보신의 효과가 있다.

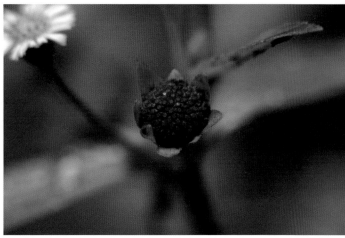

한련초

한련초속 식물은 전 세계에 4종이 있으며 주로 남미와 대양주에 분포한다.

예장이란 약명도 있지만 한련초라는 명칭으로 '신수본초' 에 처음 기재되었으며 중국약전의 묵한련의 법정 기원식물이다.

한련초는 국화과에 속하는 다년생초본으로우리나라 중남부 지방 어디서든지 논이나 습지 등에서 쉽게 찾아볼 수 있는 식물로 흔히 잡초라고 생각할 수도 있겠지만 효능 자체가 뛰어 나서 인체의 간과 신을 튼튼하게 합니다.

한련초는 한해살이 풀로 줄기가 벗겨지면 먹처럼 까만 즙이 흘러나온다. 잎이나 줄기를 꺾이면 맑은 빛깔이 나는 진액이 흘러나오며 잠시후 까맣게 바뀐다. 그래서 옛 사람들은 한련초의 즙을 수염이나 머리칼을 까맣게 물들이는 데에 썼다.

한련초를 예장초, 묵한련, 묵두초, 묵초, 묵채, 묵연초, 한련풀, 하련초 등의 여러 이름이 있는데 이는 모두 먹처럼 까만 즙이 나온다고 해서 붙은 이름이다.

한련초의 특징은 8~월에 가지 끝과 줄기 끝에 지름이 1cm 쯤 되고 구절초 꽃을 닮은 꽃이 하나씩 흰 빛갈로 핀다. 꽃이 지고 난 뒤에 씨앗이 까맣게 익는다.

한련초는 인도의 전통의학에서도 사용되고 있으며 현대의 연구를 통해서 향균, 소염, 지열의 작용이 있고 건강입욕제의 개발이 유망하다고 한다.

중국시장엔 전혀 다른 식물로서 여러 종들이 한련초라 불리우는데 물레나물, 왕불류행, 유기노 등이 그렇다. 한련초는 열매에 깃털이 없어 종자를 퍼뜨리기 위해선 종자가 익을 시기에 땅에는 반드시 물이 있어야 한다. 속명 eclipta는 열매에 깃털이 없다는 의미다 종명 'prostrata' 는 마치 땅바닥을 기어가는 것 같다 해서 붙여진 것으로 실제로는 바로 서서 자란다.

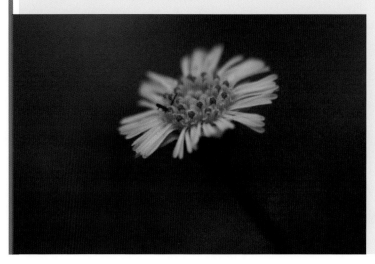

한련초

냉이

(薺菜) *Capsella bursa-pastoris(L.) Medicus* (제채)

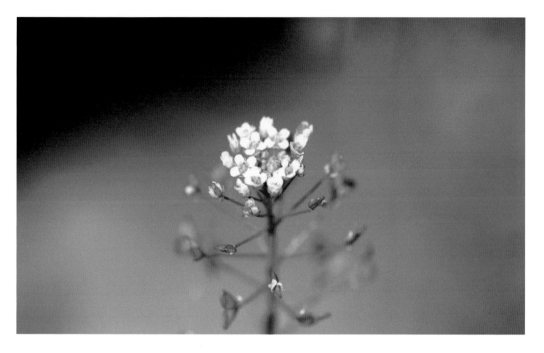

자생지		개화기	채취시기	채취부위
들		5~6월	여름	전초

특징

맛은 달고 성질은 평하다. 효능은 지혈 · 이뇨 · 건위 · 소종 · 소염 · 퇴종작용을 한다.

• 생김새 •

전국의 산과 들, 논둑, 밭둑 등 어디서나 잘 자라나는 십자화과의 두해살이풀이다.

냉이는 흔히 자라는 풀로서 키가 10~50㎝이고 전체에 털이 있으며 곧게 자라고 가시가 많이 가라지며 뿌리가 곧고 백색이다.

경생엽은 서로 어긋나고 위로 올라갈수록 작아져서 잎자루가 없어지며 근생엽은 많이 돋아서 지면에 퍼지며 새깃처럼 갈라지지만 끝부분이 보다 넓고 길며 길이가 10㎝ 이상이다.

5~6월에 원줄기 끝에 백색 십자화가 많이 달려 총상화서를 형성한다. 열매는 각과로 편평한 삼각형 모양이며 20~25개의 종자가 들며 도란형이다.

한방에서는 냉이를 '제채' 또는 '제채자'라 부른다.

냉이는 채소중 단백질 함량이 가장 많으며 칼슘과 인, 철분이 많은 알칼리성 식품이다. 비타민도 골고루 있으며, 잎에는 비타민A의 함량이 높다. 제채엔 아세트(acetic)산, 타타르(tartaric)산, 유기산과 당류가 함유되었으며 제채자엔 디오스민(diosmin)과 지방유가 함유되어 있다.

이뇨작용 제채는 이비이수(利脾利水)해서 이질과 소변을 잘 못 보는 증상에 효과가 있다.

지혈·명목작용 객혈, 토혈, 대변 출혈, 산후 자궁출혈증, 충혈된 눈을 다스리며 눈을 밝게 한다. 지혈을 위한 보조약으로도 쓰인다.

거풍·보혈작용 풍증을 제거하고, 혈을 보하고 간 기능에 좋은 영향을 준다.

건위작용 소화기능의 감퇴 및 간염 초기에 효과적이다. 소화기에서 출혈시 죽을 상용한다.

냉이 발효액 담그기

뿌리의 기운이 가장 왕성한 겨울이나 봄에 전초를 캐내서 잎과 줄기와 함께 잘 씻어서 잘라 물기를 뺀 후 용기에 넣어 같은 양의 흑설탕과 함께 발효시킨다. 이른봄에 나는 여러 산야초들과 함께 복합방을 만들어 마시면 많은 효과를 기대할 수 있다.

· 질병에 따라 먹는 방법 ·

씨를 이용 햇볕에 말린 씨를 1회에 1.5~3g씩 200cc의 물로 달이거나 가루로 복용한다.

눈이 붓고 아플 때 명목·소염·퇴종작용도 있어 눈이 벌게지면서 아플 때는 황련과 목적을 끓여 내복하면 소염과 소종에 좋으며 눈을 맑게 한다.

이질에 이질 초기 증상이나 만성 이질에 제채를 10일 정도 복용한다.

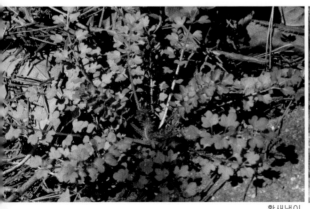

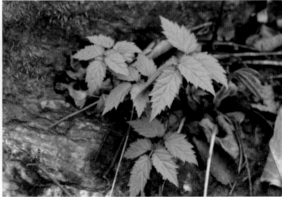

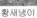
황새냉이

미나리

냉이는 쓰거나 매운 맛이 없어 담백하고 씹히는 느낌이 든다. 어린순을 김치를 담글 때에 같이 넣으며 먹거나 가볍게 데쳐 나물해먹고 국거리, 튀김으로도 먹는다. 뿐만 아니라 냉이는 그 독특한 향기로 입맛을 돋구어 주고 소화액의 분비를 촉진시킨다. 냉이는 종류도 많다. '나도냉이', '두메냉이', '는쟁이냉이' 등이 있으며 한방에서는 '제채' 라 부른다.

물냉이 유럽원산의 귀화식물로 제주의 서귀포, 한경 등에서 자생한다. 1920년대에 일본을 통해 식용으로 들어온 것이 퍼져 나간 것이다. 차거운 물에서도 생육이 가능해 겨울에도 물에 잠겨 짙은 녹색으로 자란다.

전체적으로 털이 없다. 뿌리줄기는 옆으로 짧게 뻗어 나가고 마디에서 흰빛의 뿌리를 낸다. 보통 생으로도 먹는데 수프에서 샐러드에 이르기까지

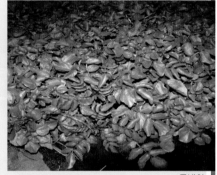

물냉이

음식에 상큼함과 다채로움을 더한다. 학명은 nasturitium officinale이다. 라틴어의 코와 재채기의 합성어인 속명은 매운 성분이 코를 자극한다는 의미다. 어린 잎은 매운 맛이 있고 민간에선 결핵, 해열, 진통 등에 약재로 쓴다.

미나리냉이 미나리와 유사하다해서 붙여진 이름이지만 전혀 다른 모습이다. 그늘지 가나 습기 있는 곳에서 자라는 여러해살이 풀이다. 전체에 부드러운 털이 있으며 땅속 줄기가 뻗으면서 곧게 자란다. 잎자루가 길다. 소엽은 넓은 피침형 또는 난형이며 가장자리에 불규칙한 톱니가 있다. 5~6월에 흰색꽃이 가지 끝 또는 줄기 끝에 총상화 서로 핀다. 학명은 cardamine leucantha로 황새냉이속이다. . 뿌리를 채자칠(菜子七)이라 하며 주로 어린 아이들이 백일해에 걸렸을 때 물에 넣고 달여 쓴다.

는쟁이냉이 '는쟁이' 는 '명아주' 의 강원도 사투리다.

십자화과의 여러해살이 풀로 중부이북의 산속 습지에 자생한다. 키는 30cm 정도이고 식물 전체에 매운 맛이 있다. 4~7월에 흰색의 꽃이 피는데 산갓이라 하기도 한다.

학명은 cardamine komarovi다. 줄기는 곧게 서고 위쪽에서 가지를 친다. 잎은 대체로 마름모꼴이며 잎 가장자리에 고르지 못한 톱니가 있다.

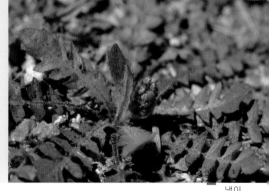

냉이

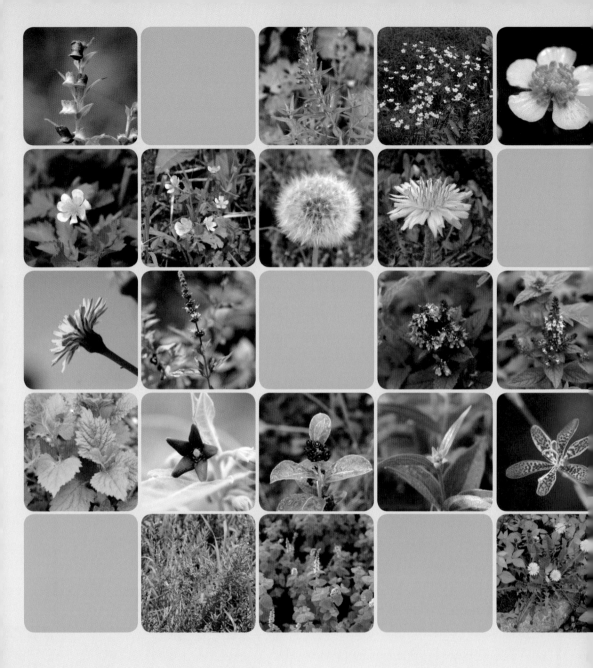

제6장
염증에 좋은 산야초

● ○ ○ ■ ■ □

우엉은 소들이 잘 먹는다하여 '소풀(우방)' 이라 하고,
꽃받침 조각의 끝이 굽어 갈퀴 모양인데
박쥐가 매달려 늘어져 있는 것 같아 '편복자' 라 한다.
또한 열매의 모양이 지저분하고 가시가 많아
'악실' 이라 하고 쥐가 지나가다가 걸리면 못 벗어 난다 해서
'서점자' 로 불린다.

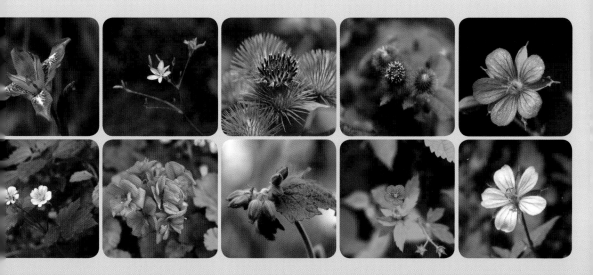

우엉

(牛蒡子) *Arctium lappa L.* (우방자)

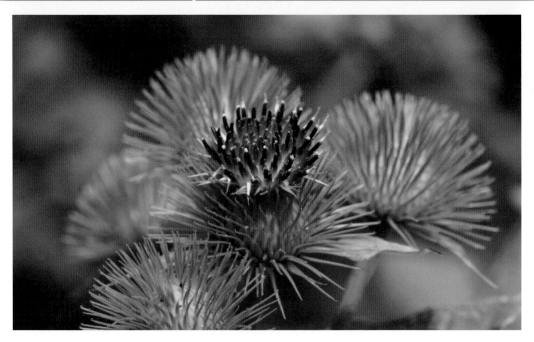

자생지	개화기	채취시기	채취부위
재배	7월	10월	씨, 잎, 뿌리

특징

성질은 차고 맛은 맵고 쓰다. 청열 · 소염 · 해독 · 거담 · 지해 · 이뇨작용을 한다.

• 생김새 •

우엉은 소들이 잘 먹는다하여 '소풀(우방)'이라하고, 꽃받침 조각의 끝이 굽어 갈퀴 모양인데 박쥐가 매달려 늘어져 있는 것 같다해서 '편복자'라 한다. 열매의 모양이 지저분하고 가시가 많아 '악실'이라 하고 쥐가 지나가다가 걸리면 못 벗어난다해서 '서점자'로 불린다.

우엉은 국화과에 속하는 두해살이풀로서 키가 1.5m 정도 되며 비대한 뿌리가 30~60㎝ 정도 곧추 들어가고 약용 · 식용으로 쓴다.

뿌리잎은 여러 개가 모여나고 줄기잎은 어긋나 달리며 30㎝가량이 큰 잎에 긴 잎자루가 있고 심장형이며 가장 자리에 치아 모양의 톱니가 있다. 뒷면에는 털이 많이 모여 있다.

꽃은 7월에 피며 원줄기와 가지 끝에 산방상으로 달리고 총포는 둥글고 포는 뾰족해 끝이 갈고리 모양이다. 꽃은 검은 자줏빛이고 종 모양의 관상화뿐이다. 열매는 8~9월에 익는다.

열매만을 햇볕에 말려 그대로 사용하거나 볶아 사용한다. 씨는 '우방자', '서점자', '악실' 이라고도 부르며 잎도 약용한다. 한방에서는 우엉을 '우방자(牛蒡子)' 라고 부른다.

풍열소산 · 소염 · 해독작용 인후종통에 좋은 치료효과를 갖는다.

거담 · 지해작용 급성 기관지염 초기에 심한 해수로 맑은 담, 인후통을 치료하는데 사용된다. 우엉은 어느 부위든 항균물질을 함유하고 있다.

진통작용 두통, 후두부의 견인통을 치료하는데도 좋다.

통변작용 유지방을 25~30% 함유하고 있어 발열질환으로 대변이 건조하여 굳은 경우 대변을 원활하게 배설시킨다. 또한 배뇨가 순조롭게 못할 때도 효과가 좋다.

항균작용 우엉 전체에 항균물질이 함유되어 있으며 황색 포도상 구균에 대해 가장 민감하게 반응한다. 우방엽에 있는 항균성분은 꽃이 필때에 가장 높다.

이뇨작용 우엉에는 셀룰로스와 리그닌 등의 식물성 섬유가 들어 있어 변비를 풀어주고 당질 속의 이눌린 성분이 신장의 기능을 도와 몸 안의 노폐물을 배설되도록 돕는 이뇨작용이 있다.

> "민간에서 열매에 가시가 많고 그 모양이 사납게 생겨 악실이라고 한다. 뿌리는 몸을 보하는 강장약으로 쓰이며 위염, 위십이지장궤양, 소화약, 구풍약으로도 쓴다. 뿌리를 식물성 기름에 담가서 우려낸 액은 머리털을 강하고 든든히 한다고 하여 털이 빠지는데 사용한다. 또한 추출액으로 머리를 감기도 한다."고 『약초의 성분과 이용』에 써 있다.

· 질병에 따라 먹는 방법 ·

우엉죽을 쑤어 먹으면 고혈압과 중풍예방에 효험을 발휘하며 피부미용에 좋을 뿐만 아니라 이뇨제로도 많이 쓰인다.

염증에 열독을 제거하는 작용이 뛰어나므로 이하선염, 편도선염에 사용되고 급성 유선염 초기에 즙을 내어 개어서 환부에 직접 바르거나 포공영, 금은화, 연교와 함께 내복하기도 한다. 뿌리는 풍열로 인해 얼굴이 붓거나, 동맥경화, 입안 염증이나 잇몸이 부었을 때도 좋다.

소변이 잘 안 나오면 우엉 잎을 찧어 즙을 내어 같은 량의 생지황의 즙과 섞은 뒤 같은량의 꿀을 타서 녹인 후, 물 반 컵으로 끓여 활석(곱돌가루) 4g을 타서 한 컵씩 마시면 효과가 좋다.

습진, 두드러기, 땀띠 등에 우엉의 뿌리든 잎이든 적당히 씻어 자루 속에 넣고 목욕물에 우려서 쓴다. 심한 경우에는 진하게 달여 식힌 후에 목욕하고 나서 피부에 바르고 분을 바른다.

월경 불순에 혈액을 원활히 순환시키므로 월경 불순일 경우에 우엉술을 담가 마시면 좋다.

우엉속 식물은 전 세계에 약 10종이 있으며 아시아, 유럽의 온대 지역에서 야생종을 볼 수 있다.

중국에는 2종이 있는데 모두 식약용이 가능하다. 우엉의 종자는 악실이란 약명으로 "명의별록"에 중품으로 처음 기재 되었으며 중국약전에 기재된 법정기원 식물은 Lappa 종이다. 중국의 모두우방(Tomentosum)은 주로 신강지역에서 나는데 열매가 우방자의 약재로 이용되는데 임상적으로 사용된 역사가 오래되었고 효능이 우방자와 버금간다.

우리나라엔 밭에서 재배하는 귀화 식물로 원산지가 뚜렷하지 않으며, 약전에는 우방근을 우엉의 뿌리로 우방자를 우엉의 익은 열매로 기재하고 있다.

한중일 3국에선 오랫동안 우엉의 어린뿌리 및 여린 줄기를 식용하였으며 이는 서양에서도 마찬가지다. 다년생으로 세계의 온난한 지역에선 거의 모두 재배를 하는데 영명의

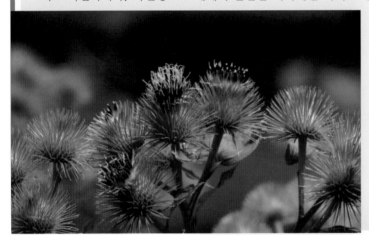

Burdock(버덕)은 특히 미대륙의 인디언들이 전통적으로 사용한 약초이다 Bur는 열매를 싸고 있는 가시를 말하며 Dock은 식물을 나타낸다.

우엉

우엉술 담그기

뿌리, 줄기, 잎 모두 살짝 찌거나 또는 그것을 2배의 소주와 함께 2~3개월 서늘한 곳에서 익힌 뒤 1일 2~3회 공복에 한잔씩 마시면 좋다. 동맥경화가 있거나 피가 탁해서 피부가 거친 경우에도 마신다.

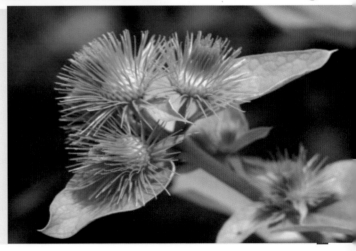

우엉

범부채

（射干） *Belamcanda chininsis. DC.* (사간)

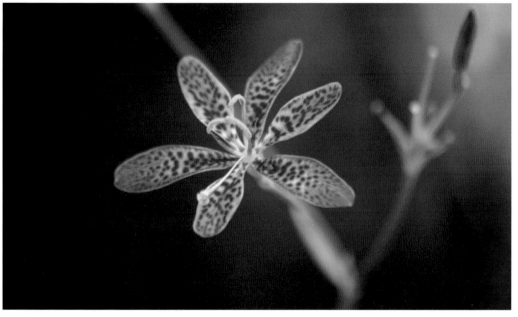

자생지	개화기	채취시기	채취부위
산지	7~8월	가을~봄	뿌리

특징

성질은 차며 냄새는 없고 맛은 쓰고 맵다. 효능은 해열 · 소염 · 이뇨 · 거담작용이 있다.

• 생김새 •

범부채는 전국 각처의 들과 산지에서 나는 붓꽃과의 여러해살이풀로 길이가 1m가량 된다.

뿌리줄기는 맑은 황색으로 기는 줄기 밑에 수염뿌리가 많이 난다. 잎은 호생하는데 좌우로 편평하며 2줄로 부채살처럼 배열되고 녹색바탕에 흰빛이 다소 돌며 길이가 30~50㎝이고 끝이 뾰족하고 밑부분이 서로 얼싸안는다.

꽃은 7~8월에 지름이 5~6㎝로 수평으로 피고 황적색 바탕에 짙은 반점이 있으며 원줄기와 가지 끝에 1~2회 갈라져 한 군데에 몇개의 꽃이 달리고 끝 부분에 4~5개의 포가 있다.

뿌리는 덩어리가 불규칙하게 갈라져 있고 바깥면은 황갈색을 띠고 쭈글쭈글하고 치밀한 무늬가 있다. 위쪽에는 몇 개의 줄기가 떨어져 나간 흔적이 있다. 줄기가 남아 있는 것도 있다. 아래쪽에는 가는 뿌리가 있거나 뿌리의 흔적이 남아 있기도 하다. 질이 단단하고 황색을 띤다. .

약용으로는 뿌리를 사용하는데 가을 또는 봄에 뿌리줄기를 물에 씻어 햇볕에 말린다.

한방에서는 사간이라 범부채를 '사간(射干)' 이라 부른다.

사간' 이란 약명은 신농본초경에 처음 기재 되었다. 중국약전이나 한국약전에 기재되어 있는 것은 같은 종이다. 중국약전에 있는 천사간(川射干)은 붓꽃속 식물로 중국붓꽃인데 이는 약명이 유사하지만 동일하게 두 약물을 사용할 순 없다.

해열작용 폐, 비, 간경에 작용하면서 열을 내리고 독을 풀며 담을 삭이고 어혈을 없앤다. 목안이 아픈데, 열담으로 기침이 나며 숨이 찬데, 월경이 없거나 입 냄새가 날때, 부스럼 등에 쓴다.

소염 · 해독작용 목 부위의 임파선 종대 혹은 임파선 결핵 치료에 사용하면 소산작용을 한다.

인후의 급성 편도선염에 우방자, 길경, 감초와 배합하면 그 효과가 신속히 나타난다. 유행성감기로 후두가 염증을 일으켜 종통이 있을 때는 3~4g을 해열약에 더해 사용하면 효과가 있다.

치주염, 치육염에 환부가 붓고 아프며, 음식을 씹으면 아픈 경우에 사간을 진하게 끓여 입안에 넣고 있으면 소염효과를 얻으며, 골쇄보와 사간을 함께 진하게 끓여 먹으면 치통에 좋다.

백대하증에 트리코모나스 질염으로 백대하가 많아지고 비린내가 나며 외음부나 질에 가려움증이 있을 때 사간에 비해가루, 백련꽃수술, 계관화를 배합해 복용한다. 하루에 3~9g 이내의 사간을 달여 먹는다. 외용으로 쓸 때는 사상자를 끓인 것을 목욕할 때 사용하거나 가루 내어 목안에 불어넣거나 가루를 개어 붙인다. 사간이 들어간 방제는 '사간고' 와 '사간마황탕' 등이 있다.

주의 범부채는 반드시 비위가 허한 사람이나 임산부에게는 쓰지 않는다.

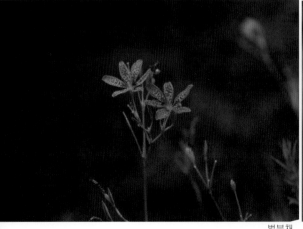

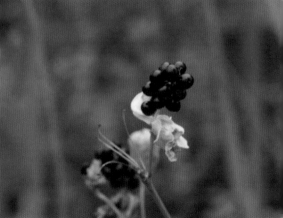

범부채

범부채

범부채속 식물은 전 세계에 모두 2종이 있는데 아시아 동부에 분포한다. '원래 자라던 곳은 산기슭이었으나 현재는 자생지를 찾기 어려운 귀한 꽃이 되었다. 재배하기는 비교적 쉬운 편이며 물 빠짐이 잘되는 사질토에서 잘 자란다. 특히 볕이 드는 양지를 좋아한다. 옮겨심기도 쉽고 어떠한 환경에서도 잘 견딘다.

부르는 이름은 범부채 외에 꽃 모양과 무늬가 나비와 같다하여 '나비꽃' 또는 '호접화' 라고도 하며 '편죽' 이나 '사간' 으로도 부른다. 영어로는 'blackberry lily' 라고 하는데 뜻은 '까만 열매의 백합' 이란 뜻이다. 또한 꽃무늬가 표범을 닮았다 하여 'leopard flower' 라고도 한다.

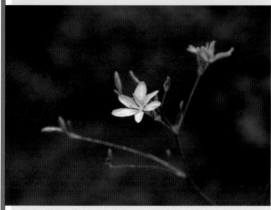

노랑범부채

범부채는 한여름 아침에 갈라진 여러 꽃줄기 끝에서 4~5개의 꽃이 하루에 한 송이씩 순서대로 핀다. 가지 끝에서 갈라진 꽃송이들은 이렇게 수없이 피고 진다. 꽃은 오전 7시경부터 강한 햇볕아래 싱싱하게 피기 시작해 오후 5시경 시들기 시작해 밤이 되면 잎은 도르륵 말려서 떨어지지 않는다. 다음날 꽃잎 6장은 나사처럼 꼬아 생을 마치고 떨어져 나가는데 꽃가루받이에 성공한 꽃송이는 씨가 맺혀 윤기가 나는 검은색의 씨앗이 옹골지게 달려 겨울까지도 보낸다.

애기범부채 범부채와는 전혀다른 식물인데 남아프리카 원산의 귀화식물로 남부지역 들에서 무리지어 자란다. 범부채에 비해 꽃이 작고 총상화서를 이룬다. 붓꽃과 식물로 속명이 Tritonia로 '몬트부레치아' 로 부른다.

대청부채 대청도에서 처음 발견된 '대청부채'로 잎 모양은 범부채와 같고 연한 보랏빛 꽃이 피는 희귀식물이다. 키가 무릎 정도이며 백령도에도 있다.

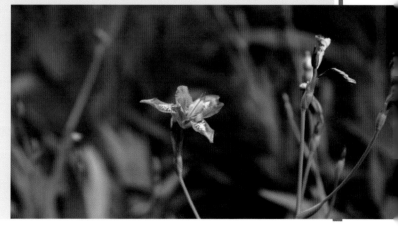

대청부채

박하

(薄荷) *Mentha arvensis var. piperascens Malinv.*
Mentha haplocalyx Briq. (영생이, 묘박하)

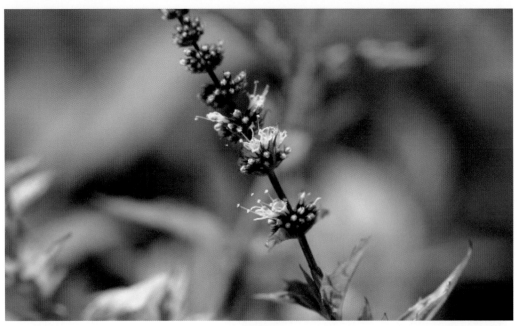

자생지	개화기	채취시기	채취부위
산야습지(재배)	8~10월	여름~가을	잎, 줄기

특징
성질은 차고 맛은 매우며 건위 · 구풍 · 산열 · 소종작용이 있다.

• 생김새 •

박하는 영생이, 승하라고도 불린다. 식용, 공업용, 약용으로 쓰이며, 독특하고 산뜻한 향이 사탕이나 치약의 향료로 쓰인다. 우리나라 각처의 개울가와 저지대의 습지에서 자라는 습지식물 종으로 꿀풀과의 여러해살이풀로서 약초로 재배한다. .

키는 60㎝가량인데 전체에 짧은 털이 있고 향기가 좋으며 많은 땅속줄기를 사방으로 뻗어 번식한다. 땅위 줄기는 모가지고 곧게 서며 가지가 갈라진다. 잎은 마주 달리고 3~10㎝의 잎자루가 있는 긴 타원형의 홑잎으로 두 끝에 날카롭고 가장자리에 뭉툭한 톱니가 있다.

잎 표면에 성근 털이 나 있고 양면에 기름샘이 있어 정유를 저장하고 있으며 특유한 향을 풍긴다. 정유함량은 맑은 날의 한 낮에 높다. 8~10월경 잎겨드랑이에 연보라색이나 흰색의 입술모양의 꽃이 밀집해서 핀다. 잎 끝이 4개로 갈라지고 수술은 4개, 암술은 2갈래진다.

여름부터 가을까지 잎과 줄기를 채취하여 햇볕이나 그늘에서 말리며 그대로 잘게 썰어서 사용한다. 박하에는 휘발유가 함유되어 있고 기름중의 주성분은 멘톨이다. 붉은 줄기와 푸른 줄기가 있는데 약으로는 붉은 줄기의 약효가 더 있다.

청량 · 해열작용 박하를 소량 복용하면 중추신경을 흥분시키는 작용이 있어 생체의 열을 흩어지게 하여 청량해열 작용을 한다.

항염작용 인후의 염증을 가라앉히고 종창, 통증을 완화시키는 작용도 있다. 박하기름을 분무하면 공기 중의 바이러스를 억제하는 효과가 있다.

소염 · 지통작용 피부를 자극하여 가려움을 방지한다. 피부에 천천히 침투해 시원하고 상쾌하게 하여 피부점막에 혈관을 수축시킨다.

· 질병에 따라 먹는 방법 ·

두통에 박하는 백지, 천궁, 국화와 함께 쓰면 풍열에 의한 두통을 치료하며 담이 나오는 것을 부드럽게 한다.

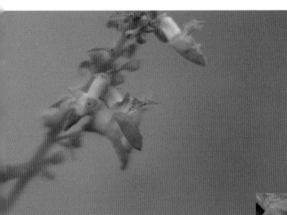

급성 기관지염에 기침이 심하고 담이 많으면 길경, 행인, 감초를 배합해 사용하면 좋다.

급성 편도선염에 우방자, 사간, 길경을 배합한다. 급성 인후염 및 인후의 화농성 감염증에도 증상에 따라 박하를 사용한다.

산박하

입속의 염증치료에 청대, 붕사, 용뇌와 함께 분말로 하여 입안에 바르면 소염효과가 좋다.

치통에는 세신, 용뇌를 가미해 분말로 해서 통증 부위에 바른다.

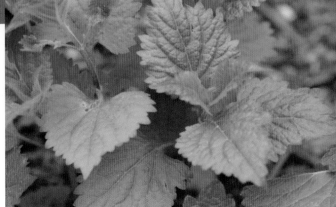

산박하

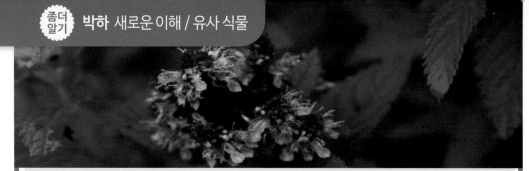

개박하

박하속 식물은 세계에 30여 종이 있고 주로 북반구의 대지역에 분포한다. '박하'라는 명칭은 '뇌공포자론'에 처음 수록 되었고 '중국약전'에는 Baploalyx 종을 법정기원식물 내원종으로 수록하였다.

한국 약전에는 Arvensis 종을 수재하고 있다. 이땅에 자생하는 박하는 너무 덥고 건조한 곳에선 잘 살지 않고. 북부지방으로 갈 수록 개체수가 많다. 속명은 그리스 신화의 불행한 님프의 이름 Minthe에서 유래 했다. 종명 Arvensi 는 경작이 가능한 땅과 의미가 있다.

박하는 레몬밤과 함께 밀원 식물의 대표적 허브이다. 잎을 비벼서 냄새를 맡으면 아주 좋은 향기가 나고 씹어보면 화한 냄새가 난다. '박하'는 희랍어의 배카임(Becaim)에서 유래하였으며, 일반적으로 박하를 크게 동양종(東洋種. Mentha arvensis) 과 서양종(西洋種, M. piperita 및 M. virides: 유럽원산)으로 구분한다. 우리나라에는 동양종이 전국 각지에서 자생하고 있다.

약 20여종이 재배되고, 야생종까지 포함하면 종류도 많고 변종도 다양하다. 과일향, 박하향 등 품종에 따라 고유의 향을 지닌다. 박하종은 풍토에 따라 향기나 형이 변하기 때문에 씨를 뿌리거나 뿌리로 번식하는 것이 바람직하다.

페퍼민트 주로 습한 개울 둑 근처에서 자생하는데 자연상태에서 생긴 잡종이다. 유럽이 원산지로 서양박하종류 중에 가장 오래 되었고 후추의 맛 때문에 Piperita 종명을 가진다. 동양박하와 비슷하나 전체에 털이 없다. 잎이 타원형으로 끝이 뾰족하며 줄기가 녹색과 자주색으로 원추형의 수상화서로 자란다. 워러민트와 스피아민트 사이에서 자연적으로 태어난 잡종이다.

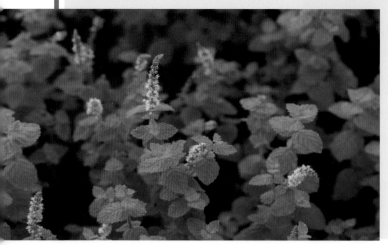

민트

황금

(黃芩) *Scutellaria baicalensis Georgi*

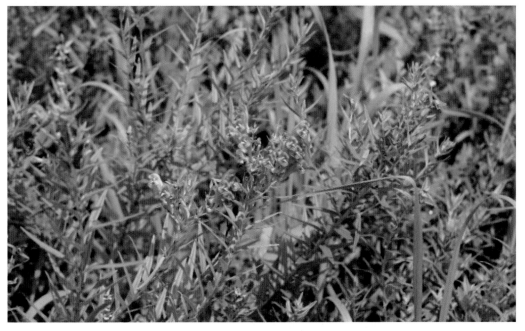

자생지	개화기	채취시기	채취부위
재배	7~8월	가을~봄	뿌리

특징
성질은 차고 맛은 쓰며 해열·사화·이담·이뇨·소종작용을 한다.

• 생김새 •

황금은 동아시아 대륙이 원산지로 몽고, 중국 동북부, 시베리아 동부지방 등지에 분포하는 꿀풀과의 여러해살이풀이다. 우리나라에서는 주로 약용으로 재배한다.

키는 60㎝에 달하며 전체에 털이 많고 원줄기는 네모지고 강하며 여러 개가 모여 포기로 자라며 곧게 선다. 잎은 마주 달리고 양끝이 좁고 피침형이며 잎자루는 매우 작다.

꽃은 7~8월에 입술 모양의 선명한 자주색 꽃이 총상화서로 가지 끝에 이삭 모양을 이루며 한쪽 방향으로 기울어져 핀다. 꽃받침은 종 모양으로 꽃이 핀 후에 닫히며, 가장자리가 2개로 갈라져 돌기가 뒤에 있고 꽃이 진 다음 젖혀진다. 꽃잎은 2.5㎝ 정도로 밑은 굽고 위는 2개로 갈라지며, 뒤의 갈래는 투구형이고 겉에 잔털이 있다. 밑의 갈래는 퍼진다.

황금은 심은지 3~4년 후 가을에서 봄에 채취하여 말려서 쓰거나 볶거나, 또는 술에 볶거나 탄으로 하여 사용한다. '편금'은 폐화를 없애고 기포의 열을 맑게 하고, '자금'은 대장의 열을 없애고 방광의 수기를 보한다. 9월에 익는 열매를 '황금자'라 하며 약용한다.

항균 · 소염작용 장티프스 열을 내리고 장내의 세균을 제거한다. 간염 황달에도 좋다.

부인과 질환에 사용 월경과다, 월경주기 이상 등의 부인과 질환에 광범위하게 사용된다.

뿌리의 비대한 부분을 채취하여 건조시키는데 오래된 뿌리의 일부는 썩어서 비어 있으므로 '속 썩은 풀'이란 별명이 있다. 속이 빈 것을 '고금', '편금(片쪽)'이라고 속이 꽉차고 충실한 것을 '조금', '자금(子쪽)'이라 한다.

· 질병에 따라 먹는 방법 ·

구강질환 · 염증에 급성 편도염, 급성 후두염, 구강점막의 염증에 황금을 진하게 달여 입속에 머금고 천천히 마시면 좋은 효과를 얻는다. 수면부족이나 말을 많이 해서 구강질환이 생겼을 경우에 금은화, 연교, 국화 등을 끓여 복용하면 구강점막에 염증이 생기는 것을 예방한다.

월경 이상에 월경의 색이 붉고 양이 많을 때는 황금을 군약으로 하고 천초, 포황, 목단피를 더해 사용하면 월경주기를 정상화시킨다. 월경기간이 길어져 소량의 출혈이 지속되면 황금을 까맣게 태워 여기에 측백탄, 당귀, 백작약을 더해 사용하면 조경 · 지혈의 효과를 얻을 수 있다.

임산부의 초조에 임부가 불안해 하면 상기생, 백작약, 백복신, 백출, 대추를 배합 사용한다.

고혈압에 황금을 군약(君藥)으로 사용한다. 조구등, 석결명, 백질려를 배합하면 강압효과가 빨리 나타나고 그 효과가 오래 지속된다.

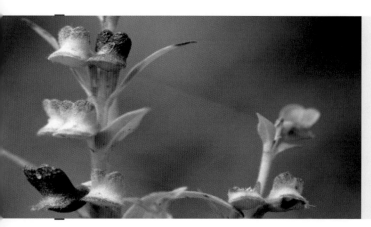

황금

삼황탕 만들기

혈중에 지질이 많아 콜레스테롤 수치가 높다면 황금, 황련, 대황의 3약을 배합한 '삼황탕'을 사용한다. 황금만을 사용할 경우에는 결명자, 산사, 하수오 등을 추가로 배합한다.

황금은 속명이 Scutellaria로 300여종이 있고 전 세계적으로 넓게 분포한다. 종명이 Baicalensis로 많은 종류의 황금중에서 이 종이 중국약전의 법정기원식물 내원종이다. '신농본초경' 중품에 수재되어 있으며 우리나라에 자생은 거의 없고 안동, 봉화에서 재배한다.

황금은 재배 4년차부터 뿌리의 속심이 썩기 시작하므로 3년 정도 생장한 것이 효능이 가장 좋다. 속명 스쿠텔라리아는 라틴어로 '작은 접시' 라는 뜻의 Scutella에서 유래했다. 꽃받침이 접시나 보자기 같다.

동아시아 지역에서 나는 바이칼렌시스황금은 산악지대나 들판에서 자란다. 미국황금이라 부르는 Laterifolia 종은 북미의 우거진 숲과 습한 덤불 숲에서 자란다. 이걸 영명으로 Scullcap, Quaker Bonnet이라 하는데 지상부 전체를 약용한다. 인디언들이 전통적인 약초 차로 달여 불안, 우울, 신경쇠약에 이용했는데 오늘날에도 이것을 중추신경계통 기능을 회복시키며 긴장 완화, 불면, 히스테리 등의 정신질환에 많이 사용한다.

자생하는 Scutellaria 속 식물들은 황금외에 각종 골무꽃이 있으며 연지골무꽃, 떡잎골무꽃, 제주골무꽃, 가는골무꽃, 산골무꽃, 광릉골무꽃, 참골무꽃 등이 있다.

애기골무꽃 습지 주변에서 자라며 종명이 'Dependens'이다. 뿌리줄기가 옆으로 뻗어 나가고 줄기가 비스듬히 서서 자란다. 7월에 줄기 위쪽의 잎겨드랑이에 1개씩 연한 홍자색 꽃이 핀다.

참골무꽃 바닷가의 모래땅에서 자란다. 잎 가장자리에 둔한 톱니가 있다. 꽃은 6~8월에 줄기 위쪽의 잎겨드랑이에서 1~2개씩의 청자색 꽃이 핀다.

광릉골무꽃 광릉에서 발견 되었고 제주를 제외한 전국에서 자란다. 잎이 크고 긴 타원형으로 길쭉하고 꽃이 크고 길다. 잎 끝이 뾰족하고 잎자루가 없다.

골무꽃 줄기는 네모지고 곧게 서면 전체에 긴털이 많다. 잎은 마주나고 원형에 가까운 심장형이며 가장자리에 둔한 톱니가 있다.

떡잎 골무꽃 잎이 보다 두껍다. 끝에 달리는 총상화서에 홍자색 꽃이 한쪽 방향으로 모여 핀다.

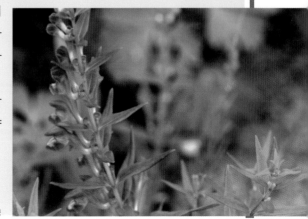

황금

백미꽃

(白薇) *Cynanchum atratum Bunge* (백미)
(白前) *Cynanchum ascyrifolium Matsumura* (백전, 민백미)

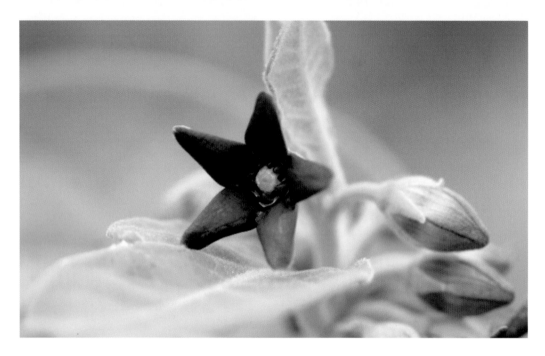

자생지		개화기	채취시기	채취부위
산지		5~7월	가을~봄	뿌리

특징
성질은 차고 맛은 쓰다. 효능은 해열 · 이뇨 · 양혈 · 소종작용이 있다.

• 생김새 •

백미꽃은 우리나라 산지에 사는 박주가리과의 여러해살이풀로 식물체를 꺾으면 흰색의 유액
이 나온다. 뿌리가 가늘고 표면이 희기 때문에 이렇게 부르고 백전과 자주 혼돈되는 식물이다.
키는 60㎝ 정도이며 줄기는 곧게 서며 전체에 짧은 털이 밀생한다.
잎은 서로 마주보고 나며 잎자루는 짧고 타원형이며 잎 가장자리에는 톱니가 없으며 밋밋하
다. 뿌리의 길이는 10~25㎝로 엷은 황갈색의 가늘고 긴 뿌리가 짧은 뿌리줄기에 모여 붙어
말꼬리 모양을 이루며 특이한 냄새가 있고 맛은 조금 맵다.
꽃은 5~7월에 피는데 검은 자주색이다. 잎겨드랑이에 모여나고 꽃잎은 다섯 갈래이다.
열매는 10월에 맺히는데 골돌형이다.

가을에서 이듬해 봄 사이에 뿌리를 채취하여 불순물을 없애 햇볕에 말린 후 썰어서 사용한다.

발열에 의한 의식불명에 효과적 백미는 발열이 계속되어 의식이 분명치 않고 반진이 나오는 증상을 없앤다. 단, 실열성 고열에는 거의 사용하지 않는다. 미열의 원인은 다양하지만 백미는 광범위하게 응용할 수 있다.

혈압강하, 혈관연화(軟化)의 효능 뇌일혈과 중풍 등에 효과적이다.

소종작용 종창과 인후종통에 효과적이다.

여름철 현기증에 갑작스러운 현기증으로 전신에 열이 나며 인사불성의 증상이 일어나면 백미에 청호, 황련을 배합하여 사용하면 열을 내리는데 효과가 있다.

방광염, 요도염에 소변의 양이 적고 잘 안나오거나 혈뇨가 나오면 석위, 차전자 등을 배합하여 사용하면 습열을 제거와 이뇨 · 지혈의 효능을 볼 수 있다.

간염의 초기에 눈과 피부가 누렇게 뜨고 소변과 땀으로 노랗게 될 때 바로 백미와 인진을 사용하면 좋다. 그 효과는 빠르면 빠를수록 좋고 증상의 진행을 억제할 수 있다.

월경 불순에 매회 주기가 빨라지고 경혈이 선홍색이며 양이 많고 열감과 불면증상이 있다면 백미를 조경 · 양혈약의 군약으로 하여 황금, 시호, 적작약, 목단피 등을 가미해서 사용한다.

뇌일혈, 중풍에 뇌일혈로 인한 중풍으로 혈압이 올라 하강하지 않을 때에 백미를 대량으로 사용하고 백작약, 목단피를 배합해서 쓴다.

종창, 인후종통에 청열, 해독제와 함께 복용한다. 또한 백미를 바로 채취해 찧은 후 즙을 내어 환부에 바른다.

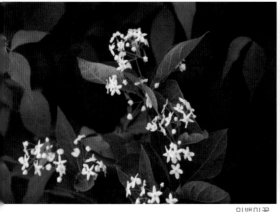
민백미꽃

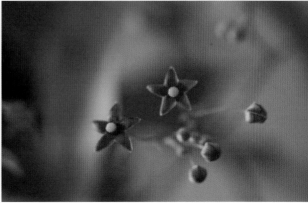
왜박주가리

백미꽃속 식물은 전 세계에 200종이 있으며 아프리카 동부 지중해 지역 및 유라시아 대륙의 열대, 아열대, 온대에 걸쳐 분포하며 대부분 초지에 산다

백미는 신농본초경 중품에 처음 기재 되었으며 약용하는 것이 25종이나 되는데 이 종도 법정기원 식물종의 하나이다. 조선시대의 '향약집성방' 엔 백미꽃에 대해 마하존(위대한 존자) 이라는 이름이 있는데 아마도 이것들의 뿌리에 대한 효능을 예찬한 것이라 본다.

백미는 중국에서 백위에서 시작된 약채로 백전으로 잘못 부르기도 한다. 박주가리과에는 하수오를 포함해 여러 식물이 자라는데 백미가 우리가 말하는 백미꽃하고 같은 것이다. 이 뿌리가 해열. 이뇨의 효과가 있어 열병 중기 이후의 발열에 졸중환자의 사지부종에 사용한다. 키가 50cm 정도이고 꽃은 암자색이다.

한국에 자생하는 종으로 같은 속 비슷한 식물엔 민백미, 덩굴민백미, 덩굴박주가리, 솜아마존 등이 있다.

푸른백미꽃 꽃에 녹색이 돈다.

민백미꽃 전체 가는 털이 있고 줄기는 곧게 서며 가지가 갈라지지 않으며, 잎은 마주보고 꽃은 흰색이다.

덩굴민백미꽃 바다 근처의 풀밭에서 자라는 다년초로서 높이 30~80cm이고 원줄기는 여러 대가 총생(叢生)하며 곧추서지만 윗부분이 흔히 덩굴성으로 되고 줄기와 잎

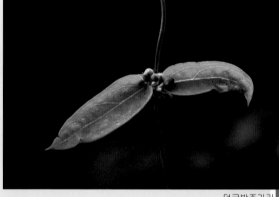
덩굴박주가리

의 맥(脈) 위 및 화서(花序)에 백색 곱슬털이 있다. 잎은 대생하며 길이 3~10cm, 나비 2~7cm로서 끝이 짧게 뾰족해지며 밑부분이 둥글고 엽병은 길이 3~10mm이다.

꽃은 5~6월에 피며 황백색으로서 액생(腋生)하는 산형화서에 달린다. 종자는 난형이고 이고 길이 8~10mm로서 가장자리에 좁은 날개가 있다.

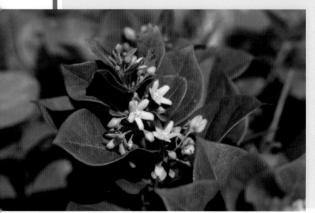
덩굴민백미꽃

이질풀

(老鶴草) *Geranium thunbirgii S. et Z.* (노관초)
Geranium sibercum L. (쥐손이풀)

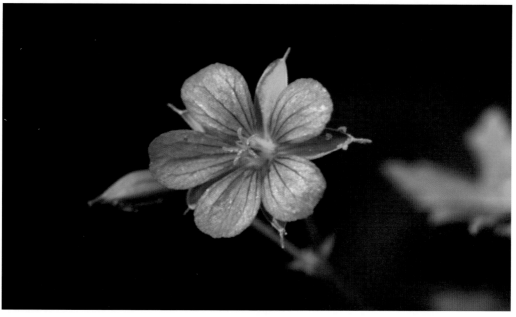

자생지	개화기	채취시기	채취부위
산, 들	8~10월	여름~가을	지상부

특징

성질은 평하고 맛은 쓰고 맵다. 효능은 수렴 · 거풍 · 환혈 · 해독작용이 있다.

• 생김새 •

각지의 풀밭이나 길가에서 흔하게 자라는 쥐손이풀과의 여러해살이풀이다. 현초(玄草), 노관초(老鶴草)라고도 부른다. 속명 제라늄(Geranium)은 그리스어로 '학' 이라는 뜻을 가진 제라노스에서 유래되었는데, 열매 모양이 마치 학의 부리를 닮아서 붙여진 이름이다.

옆으로 비스듬히 또는 기어가면서 전체에 긴 털이 난다. 키는 50~100㎝이며 잎은 손바닥 모양으로 서로 마주보고 나고 잎자루가 있고 양면에 흔히 흑색무늬가 있다. 너비는 3~7㎝로 표면에 복모가 있고, 뒷면 맥 위에 비스듬히 선 곱슬털이 있다. 갈래는 도란형으로 끝이 둔하고 얕게 3개로 갈라지며 윗부분에 불규칙한 톱니가 있고 턱잎은 서로 떨어진다.

꽃은 8~9월에 연한 홍색으로 지름 1㎝정도로 피고 꽃대에서 2개의 작은 꽃대가 갈라져 각각 1개의 꽃이 핀다. 열매는 9~10월에 삭과로 5개로 갈라져 위로 말리며 5개의 종자가 들어 있다.

여름에서 가을철 사이에 열매가 맺기 시작할 때 쯤에 지상부를 채취하여 햇볕에 말려 잘게 썰어서 사용한다. 한방에서는 '노관초'라고 불린다.

풍습(風濕)을 제거 급성, 만성 관절염의 관절통에 외용으로 사용해도 좋은 효과가 있다. 약성이 부드러워 보익의 기능을 가진 약물과 배합하여 상시 복용시킬 수 있다.

이뇨작용 배뇨가 잘 안될 때 사용한다.

활혈·화어작용 여성의 월경 이상이나 월경통에 좋은 효과가 있다.

· 질병에 따라 먹는 방법 ·

급성 장염에 황금, 갈근, 석류피 등과 함께 사용하면 지사효과가 더욱 빠르다.

요도감염에 이뇨의 효능이 있어 요도감염의 치료에 배뇨가 잘 안되고 통증이 있으며 색깔이 황색이고 결석이 있는 경우에는 차전자, 인진, 편축 등과 함께 사용된다.

만성적 안과질환에 시력이 약해졌을 경우에도 결명자, 석곡, 목적, 곡정초와 배합하여 끓여 마시면 좋은 효과가 있다.

월경통에 산후에 오로가 전부 나오지 않을 때, 월경이 늦어지며 월경통이 반복될때 색이 진하고 덩어리가 질때, 노관초에 단삼, 천궁, 작약을 가미하여 함께 사용한다.

타박상에 환부가 자색이 되어 없어지지 않고 통증이 있으며 부어오를 경우에도 백지를 가미해 내복하거나 외용으로 쓴다.

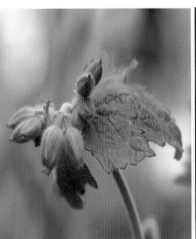
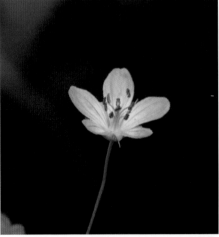
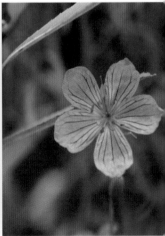

털쥐손이풀　　　　　　　이질풀　　　　　　둥근이

제라늄속 식물은 전 세계에 400여 종이 있으며 온대와 열대에 자생하는데 중국엔 변이종을 포함해 60여 종이 있다. 이 중에 약용하는 것은 10여 종이다.

노관초라는 약명은 '전남본초'에 처음 기재 되었으며 중국약전에 수록된 이 종은 우리 이름으로 세잎쥐손이다. 종명은 Wilfordii 다. '현초'는 일본의 민간약으로 '대화본초'에 기재되어 있는데 우리이름으로 이질풀(Thunbergii) 로서 대표되며 한국약전에 기타 종과 함께 이용된다.

같이 쓰는 유사식물로 쥐손이풀속의 여러 풀들로 쥐손이풀, 둥근이질풀 등이 있다.

둥근이질풀 한반도가 원산지로서 분포중심지이다. 준 특산종으로 해발 고도가 높은 산지의 능선초지에서 산다. 줄기잎은 마주보며 달리고 3~5개로 갈라지며 가장자리에 굵은 톱니가 있다. 꽃은 6~8월에 줄기 위쪽의 잎겨드랑이에서 나온 긴 꽃대에 분홍색 또는 홍자색 꽃이 2개씩 달린다.

쥐손이풀 쥐손이풀은 주근이 있으나 이질풀은 없다. 쥐손이풀은 한자명 서장초에서 유래하며 열매자루가 익으면 다섯으로 갈라지는 모양에서 나온 이름이다. 일본명 일화풍로는 긴 꽃자루 끝에 한 송이씩 달린 뜻이다.

세잎쥐손이 전국에 자라며 이질풀에 비해 잎이 3개로 깊게 갈라진다. 8~10월에 잎겨드랑이에서 나온 꽃대에 연한 분홍색 또는 홍자색 꽃이 2개씩 핀다.

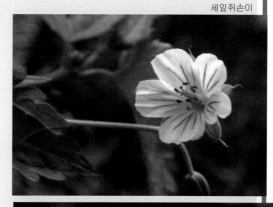
세잎쥐손이

털쥐손이 꽃쥐손이라고도 하는데 한반도 중부이북 분포하고 5~7월에 줄기 끝에 달리는 꽃대에 3~10개의 연한 자주색꽃이 산형꽃차례를 이루며 핀다. 턱잎이 서로 떨어져 달리고 꽃자루에 샘털이 있으며 높은 지대의 풀숲에서 자란다.

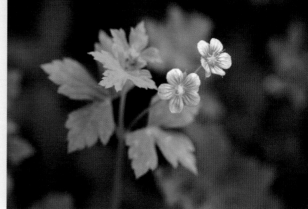
둥근이질풀

미나리아재비

(毛茛) *Ranunculus japonicus Thunb.* (모간, 놋동우)

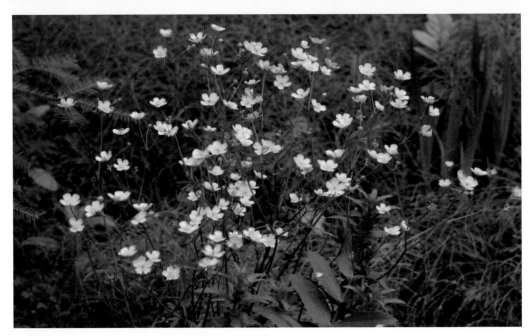

자생지	개화기	채취시기	채취부위
습지	6월	여름~가을	전초

특징
성질은 따듯하고 맛은 맵고 독이 있다. 효능은 해열 · 진통 · 소종작용을 한다.

• 생김새 •

습기가 있는 양지에서 자라는 여러해살이풀로서 온 몸에 짧으면서 거친 털이 생긴다.

줄기는 곧게 서고 가지를 치면서 60㎝ 정도의 높이로 자란다. 뿌리에서 나온 잎은 잎자루가 길며 3개로 깊이 갈라진다. 가운데 갈래는 다시 3개로 갈라지며, 옆의 갈래도 다시 2개로 갈라진다. 줄기에서 자라 나온 잎은 잎자루가 없으며 3개로 갈라져 선형으로서 톱니가 있다.

꽃은 6월에 줄기와 가지 끝에 노란꽃이 1개씩 핀다. 5개의 꽃받침은 타원형으로 겉에 털이 있고 수평으로 퍼지며 안으로 오목해진다. 꽃잎도 5개로서 꽃받침보다 2배 이상 길다.

많은 수술과 암술이 있고 암술대는 거의 없다.

열매의 다수가 모여 덩어리 형태를 이루며 수과로서 도란상 원형이고 약간 편평하며 털이 없고 끝에 짧은 돌기가 있다.

약명 '모간'의 간(莨)은 독이 있는 풀이란 의미다.

뿌리를 포함한 모든 부분을 약재로 쓰는데 여름부터 가을 사이에 채취하여 햇볕에 말린다.

진통·소종작용 학질, 편두통, 위통, 관절통 등에 쓰이며 간과 위경에 들어간다.

발포요법에 사용 발포시키지는 않으나 지통효과를 얻을 수 있다. 또한 자극 성분을 함유하고 있기 때문에 점막에 수포를 발생시키는 작용을 한다.

> 『중약대사전』에 "모간은 Protoanemonin및 Ane-monin을 함유한다. 신선한 식물에는 프로토아네모닌이 0.5% 함유되어 있다. 프로아네모닌은 종양세포에 급성괴사를 일으키는 경우가 많아서 종양의 억제력도 크다는 것을 임상 또는 동물실험에서 증명되었다. 뿌리는 어린 싹 보다 효력이 높다. 소화기 점막을 자극하여 염증을 일으키기 때문에 외용만 하고 내복하지 않는다."고 한다.

· 질병에 따라 먹는 방법 ·

봄에 어린순을 나물로 먹는데 독성분을 잘 우려내야 한다. 또한 매운 맛이 강렬해 내복하면 극렬한 위장염 및 중독증상을 일으킨다. 따라서 짓찧어 바르든지 끓인 물로 세정하여 사용한다.

종기나 옴에 말린 약재를 1일 한도 3~6g에서 1회 1~2g씩 200cc의 물로 달여 복용한다. 종기나 옴에는 짓찧어서 환부에 붙인다.

두통, 편두통에 모간을 짓찧어 소량의 소금을 첨가해 이마에 바른다.

발포요법 신선한 전초를 짓찧어 콩 크기의 작은 환제로 만들어 약 30분간 환부에 두면 작열감과 함께 발포를 일으킨다. 이것을 제거한 후 주사침으로 수포증의 물을 뽑아내고 겐티아나 바이올레트를 발라서 감염을 방지한다.

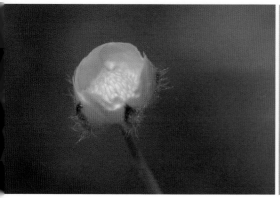
미나리아재비

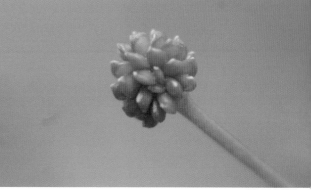
미나리아재비

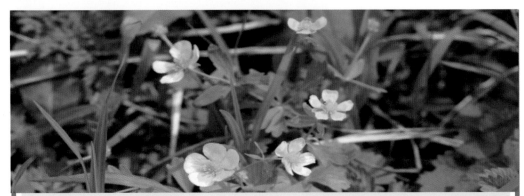

왜미나리아재비

미나리아재비는 미나리아재비과 Ranunculus 속으로 개구리자리. 젓가락나물, 개구리미나리와 같은 속이다.

미나리아재비과 식물은 기본적으로 건조한 곳에 살지 않으며 대부분 수분이 풍부한 곳에 산다.

그 가운데 미나리아재비는 가장 건조한 편에 살며 종자와 뿌리줄기로 번식한다. 속명은 고대 로마인들이 작은 개구리를 뜻하는 Rana에서 속명과 과명이 비롯되었다.

젓가락 나물 습지가 있는 양지에서 자란다. 꽃은 5~7월에 줄기로 가지 끝에 달리는 취산화서에 노란색 꽃이 핀다. 열매가 개구리미나리에 비해 타원형이다.

왜미나리아재비 강원이북의 높은 산에서 자란다. 뿌리가 수평으로 퍼지며 줄기는 곧게 서고 털이 조금 있다. 꽃은 4~5월에 줄기 끝에 1~3개의 노란색 꽃이 핀다. 개구리갓에 비해 열매가 털이 있고 덩이뿌리가 없다.

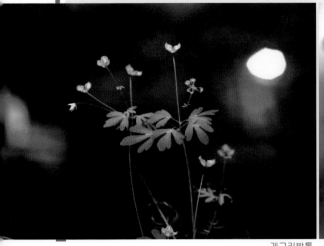

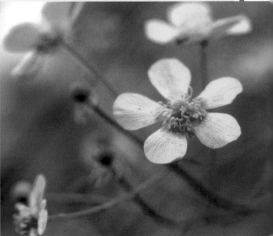

개구리발톱

개구리

민들레

Taraxacum mongolicum H. Mazz
Taraxacum officinale Weber (서양)
Taraxacum coreanum Nakai (흰민들레)

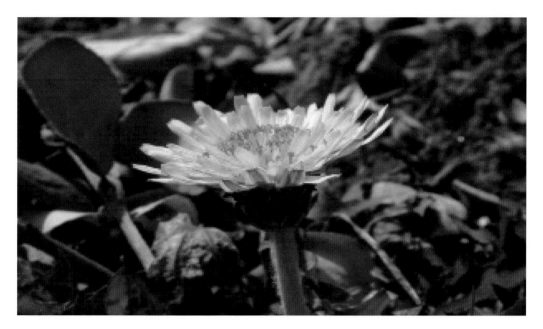

자생지	개화기	채취시기	채취부위
밭, 들	3~4월	가을~봄	전초

특징
성질은 차고 맛은 쓰고 달다. 효능은 소염·건위·담즙분비·이뇨·억균작용 등이 있다.

• 생김새 •

이른봄에 양지 바른 들이나 길가에 국화꽃 모양으로 핀다. 민들레는 암술과 수술이 모두 갖춰 있는 한 장의 꽃들이 각기 모여 탐스런 큰 꽃을 이룬다. 민들레 잎은 봄부터 가을까지 광합성을 하여 생산물을 땅속 깊이 있는 뿌리에 저장한다. 잎은 원줄기가 없고 뿌리에서 잎이 난다.

옆으로 퍼지는 근생엽으로 풀잎 모양은 로젯형으로 매우 특이하다. 한 줄기에 한 개의 꽃이 피고 키는 30㎝ 정도이나 밑에 뿌리는 주먹처럼 크다. 잎은 둥글게 배열되며 땅에 누워 자란다. 꽃은 3~4월에 풀잎 속에서 올라와 그 끝에서 한 송이 꽃을 피운다.

두상화서로 잎과 같은 길이의 꽃줄기 위에 붙으며 꽃줄기는 처음 흰털로 덮였다가 없어진다. 총포의 바깥조각은 좁은 계란꼴로 작은 뿔 모양이 곧추서며 돌기가 있다. 꽃이 시들면 그 자리에 씨앗의 날개가 돋아나 희고 둥근 모양으로 부푼다. 2~3일 사이 바람에 멀리 날아가 번식한다.

· 효능 ·

잎이나 뿌리를 끊이면 쓴맛을 내는 흰색 액체엔 타락세롤과 카페인이 함유되어 있다.

뿌리는 11~2월의 것을 쓰고 잎이나 줄기는 2~3월의 것을 채취해 건조시켜 사용한다. 잎은 청록색이고 뿌리의 지름은 10㎜ 이상이 양질의 약재이다. 한방에서는 민들레를 '포공영(蒲公英)'이라 부른다. 포공영은 내복하면 청열·해독하고 외용하면 소종·배농의 효과가 있다.

건위작용 옛부터 민간에서는 가래약으로 기침과 폐결핵에 사용했다.

이뇨·억균작용 포공영은 항균과 소염작용에 대해 우수한 약물이다. 이뇨제로서 신석증, 대장염, 위궤양 등에 쓰며, 비경과 위경에 작용한다. 열을 내고 목감기를 흩어지게 한다.

> 『본초정』에 "포공영은 황화지정이다. 기미는 약간 쓰고 평하다. 인동과 같이 끓인 즙에 물을 조금 더하여 복용하면 궤견(潰堅)소종시키고 결핵을 흩어내는데 좋다."고 하였다.
> 『본초비요』에 "포공영은 성미는 달고 평하다. 꽃이 황색이라서 토에 속하며 태음비경과 양명 위경에 들어간다. 열독을 화(化)하고 식독을 풀며 종핵을 없앤다. 또한 통림(通淋)하는 데서 오묘한 효과가 있다. 치아에 문지르고 수염과 머리를 검게 한다." 하였다.
> "유방이 부풀지 않고 유즙이 부족하면 포공영을 쓰며, 부인 유옹종에는 생으로 찧어 쓴다."

· 질병에 따라 먹는 방법 ·

식용 봄꽃이 필 무렵 전초를 채취해 햇볕에 말려 보관한다. 어린 잎은 나물이나 된장국에 넣어 먹는다. 뿌리는 쪄서 기름에 튀겨 영양식으로 먹는다. 김치를 담그나 볶아 커피처럼 마신다.

백혈병에 만성에 생지황, 반지련, 다래 뿌리, 금은화, 석고 등을 배합하여 달여 마신다.

치은암에 하고초, 백석영, 백화사설초, 지정을 달여 마신다.

요도감염, 기도감염에 뛰어난 효과가 있으며 생것을 진하게 달여 쓴다.

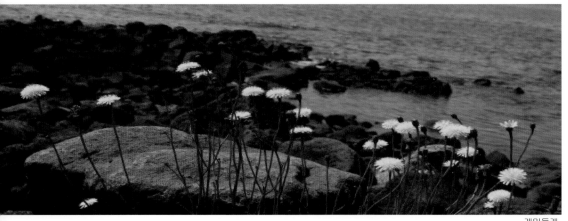

개민들레

민들레속 식물은 전 세계에 약 2,000여 종이 있다. 북반구 온대에서부터 아열대 지역까지 분포하며 열대 아메리카에서 살기도 한다. 민들레의 약명인 포공영은 '신수본초'에 처음 수록되었는데 중국에선 예로부터 이 속에 있는 여러 종류를 사용하였다. 한국약전에도 포공영을 자생하는 민들레, 털민들레, 흰민들레, 서양민들레로 기재하였다.

한국에 자생하는 민들레속 식물로 이외에도 산민들레, 좀민들레 등이 있고 귀화식물로 나도민들레, 개민들레, 등이 있지만 대용하지는 않는다. 민들레는 사람을 따라 척박한 곳 보다는 비옥한 토양에서 자라는데 오늘날 흔하게 보이는 민들레는 고유종이 아니고 대부분 서양민들레이거나 붉은씨서양민들레다.

붉은씨서양민들레　열약한 조건에서 살아가는데 주로 도시에서 볼 수 있다. 종명은 Laevigatulm 인데 종자가 붉다해서 그리 부른다. 민들레의 속명 Taraxacum은 쓴풀이란 뜻을 가진 아랍어에서 유래한 라틴어이고 복통을 치유한다는 의미가 있다.

서양민들레　특징은 일년 내내 꽃이 필 정도로 생장기간이 길고, 고유종 민들레와 달리 총포의 바깥 잎이 봉오리 때부터 뒤로 젖혀져 있다. 서양민들레는 종명이 Officinale 로 우리 고유종과 동등하게 이용된다. 이들은 영명으로 Dandelion 으로 부르고 유럽에서 귀중한 약초로 쓰여졌다. 프랑스에서 예부터 채소로 즐겨 식용하였고 Dandelion 이란 이름이 잎의 거치가 결각져서 모양이 마치 사자의 이빨 같다 해서 붙여졌으며 신통한 효능을 갖고 있다고 믿었다.

그 뿌리는 자생능력이 뛰어나기 때문에 뿌리를 몇 토막으로 잘라 흙 속에 묻어 두어도 뿌리 끝에서 새로운 개체가 생겨 나와 자란다. 서양 민들레는 발아해서 그 해 안에 꽃을 피우고 제꽃가루받이를 통해 씨앗을 만들어낸다.

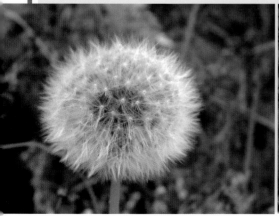

민들레

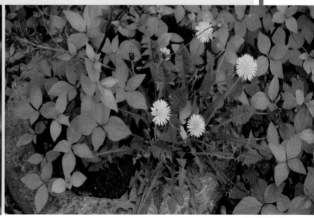

서양민들레

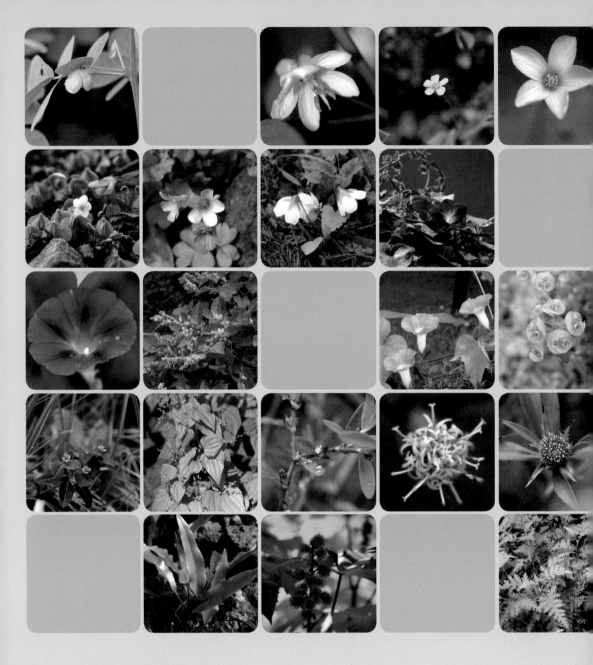

제7장
대소변을 잘 나가게
하는 산야초

● ○ ○ ■ ■ □

나팔꽃은 씨앗이 검거나 희고
그 약효가 소 한 마리와 바꿀 수 있을 정도로
높다하여 '견우자(牽牛子)' 라 한다.
또한 소를 뜻하는 '축(畜)' 자를 써서 씨앗이 검으면 '흑축',
황색이면 '백축' 이라고도 부른다.

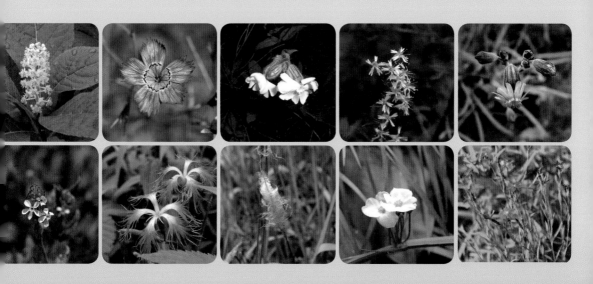

결명자

Cassia tora L.

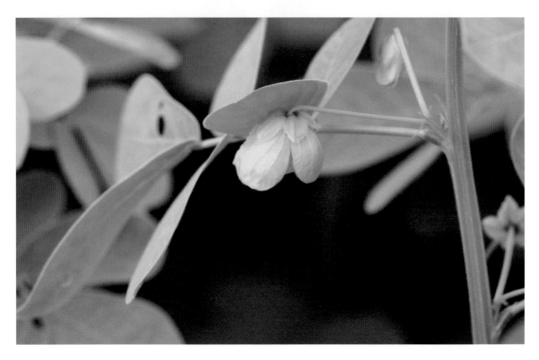

자생지	개화기	채취시기	채취부위
재배	6~7월	가을	씨

특징
성질은 차고 맛은 쓰고 달다. 효능은 청간 · 명목 · 이수 · 완화작용이 있다.

• 생김새 •

결명자는 멕시코가 원산인 콩과의 한해살이풀로서 '하부차', '긴강남차'로도 불린다.
약용식물로 재배하기 위해 들여온 일종의 귀화식물이다.

오래전부터 중국에서 재배되어 왔으며 키는 1.5m에 달하고 전체에 털이 있다. 잎은 호생하고
깃꼴 겹입으로 소엽이 2~3쌍 있으며 도란형이다. 꽃은 6~7월에 잎겨드랑이에 1~2송이가
노랗게 핀다. 꽃잎은 5장으로 난형이며 수술은 10개로 길이가 같지 않다.

열매는 9~10월에 열리는데 협과로 길이가 15cm로 긴 기둥 모양으로 구부러진다. 네모진 마름
모꼴의 씨는 한 줄로 늘어선다.

가을의 종자 성숙 시에 전체를 베어 햇볕에 말린 뒤 종자를 털고 난 후에 다시 말리고 볶아서 사용한다. 주로 차의 재료로 많이 쓰이며, 한방에서는 눈병에 많이 쓰인다.

명목작용 결명자를 베개에 넣어 베고 자면 눈이 밝아지고 전초를 욕탕에 넣고 목욕하면 혈액순환이 잘 되며 정신이 맑아진다.

완화 · 강장작용 안트라키논 유도체라는 성분이 소화불량, 고혈압, 위장병 등에 유효하다.

혈압 강하작용 효과는 비교적 느리지만 상당히 안정스럽다. 에모딘 성분을 함유하고 있어 경미한 사하작용이 있지만, 혈압강하에는 유리해서 만성 장질환만 없으면 효과가 나타난다.

노인의 배변을 원활하게 고혈압 장액이 감소하여 변비가 있고 혈압도 높다면 결명자는 노인에게 가장 적합한 약물이 된다. 대변이 순조롭게 배설되므로 다른 증상도 제거되며 특히 뇌졸중 예방효과도 크다.

주의 결명자는 약재의 성질이 아주 차기 때문에 볶아서 쓴다. 오래 복용하면 속이 차가워질 우려가 있고 잠이 잘 오지 않는 수도 있다. 설사가 있거나 저혈압인 경우에는 안 쓴다.

· 질병에 따라 먹는 방법 ·

장년층의 스트레스에 혈압은 높지 않으나 비만이 있고 정신적 스트레스에 의해 머리가 혼미하고 양 눈이 튀어나오는 듯한 증상이 나타나는 경우, 결명자에 구기자, 한련초, 국화를 배합하여 복용하면 좋다.

심혈관 질환에 콜레스테롤 치수가 정상범위를 초과한다면 심장질환 치료약 이외에 결명자를 사용하면 좋다. 결명자에 함유된 에모딘 다로인 완화작용에 의해 효과가 나타나기 때문이다.

노인의 배변불능에 고혈압은 아니나 진액부족 때문에 입이 마르고 변비 증세와 배가 더부룩하고 잠을 이루지 못할 경우에 결명자에 원삼, 맥문동을 함께 넣어 진하게 끓여 천천히 복용하면 좋다.

『본초강목』에 "결명자는 청맹(靑盲), 백막(白膜)을 생기게 하는 것, 눈이 충혈되는 것, 눈물이 자꾸 나는 것을 치료한다. 비혈을 그치게 하고 베개에 넣으면 두통을 낮게하고 눈을 밝게 한다. 간열에 의한 풍안적루(風眼赤漏)를 치료한다."고 한다.

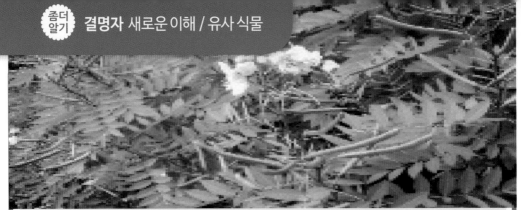

석결명

결명자는 '신농본초경' 상품에 수재되어 있으며 tora종을 소결명자, obtusfolia종
을 대결명자라 한다. 이 두가지를 하부차라고도 부른다.

대결명자는 아메리카 원산으로 아시아에 전해져 재배 되었는데 종자가 크며 무게
가 배나 된다.

cassia속 식물은 전 세계에 약 600종이 있고 주로 열대와 아열대 지역에 분포하며
소수가 온대에도 분포한다.

결명자는 넓게 분포하기 때문에 자원확보가 용이하고 다양한 약용가치가 있다.

특히 고혈압, 지혈압, 습관성 변비 등의 치료에 많은 연구가 되고 있다.

특히 인체에 필요한 영양소와 여러 기능 유전자가 풍부하게 들어 있어 식약동원의
건강식품이다.

결명자와 유사한 것으로 석결명(senna, sophera) 망강남(望江南, occidentalis)종
이 있다.

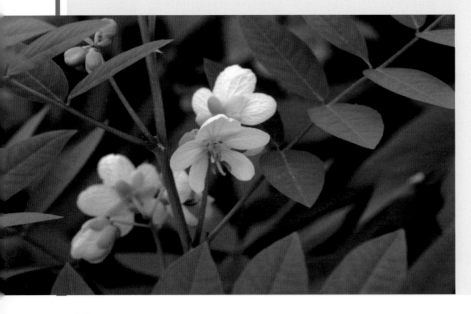

석결명

대극

(大戟) *Euphorbia pekineinsis Rupr.*
Euphorbia jolkini Boiss. (암대극)

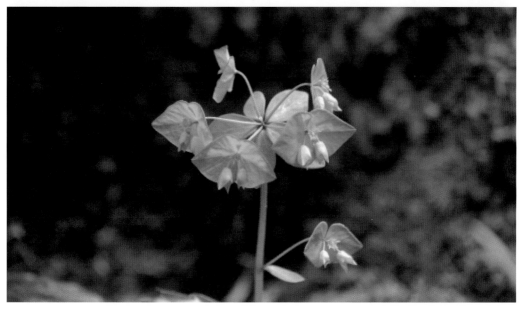

자생지	개화기	채취시기	채취부위
산지	6월	가을~봄	뿌리

특징

성질은 차고 맛은 맵고 쓰며 떫다. 효능으로는 강한 사수작용을 한다.

• 생김새 •

대극은 줄기와 잎이 갈라진 모습이 창처럼 갈라졌으며 약성이 강한 대극과의 여러해살이풀이다. 키는 80㎝ 정도로 땅속줄기는 비대하다. 줄기는 곧게 서고 잔털이 있으며 밑둥에는 가지가 갈라지고, 자르면 흰 유액이 나온다. 잎은 어긋나고 잎자루는 없고 길이는 5~8㎝이며 작은 톱니가 가장자리에 있다. 표면은 진녹색, 뒷면은 흰빛으로 중앙맥의 흰색이 뚜렷하다.

줄기 끝에 5개의 잎이 방사상으로 돌려나고 5개의 가지가 우산형으로 갈라진다. 가지마다 총포엽과 배상화서가 달린다. 총포엽은 넓은 난상 원형이며 배상화서에 긴타원형이고 다갈색이다.

꽃은 6월에 피는데 녹황색으로 수꽃과 암꽃이 있는데 소총포안에 1개의 암술로 구성된 1개의 암꽃과 1개의 수술로 구성된 몇 개의 수술이 들어있다. 암술대는 3개이고 끝이 둘로 갈라진다.

열매는 삭과로서 사마귀같은 독기가 있으며 종자는 넓은 타원형이며 겉이 밋밋하다. 대극의 뿌리는 긴 원추형으로 조금 구부러졌고 곁뿌리가 있으며 길이가 10~20㎝이다.

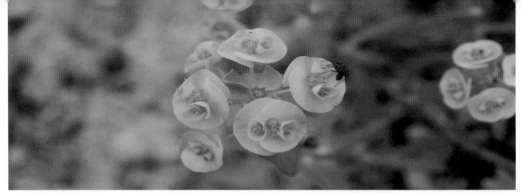

대극

대극의 뿌리를 그대로 잘게 썰어서 사용하거나 식초에 볶아 사용한다.

강한 사수작용 대극의 사수작용은 매우 강하기 때문에 효과가 빨리 나타난다. 따라서 사하가 일어나면 곧 투약을 중지하고 증상을 보아 다시 복용시킬 것인지를 결정해야 한다.

일반적인 용량은 4g으로 복용 후의 사하상태를 잘 관찰해야 하며 많은 양을 복용하는 것은 좋지 않으므로 기타의 온보약으로 전환해서 치료하는 것이 좋다.

주의 신체에 허약한 증상이 나타나면 사용해선 안 된다. 간경화의 복수는 만성 간염 후기에 나타나는 위험한 징후로서 복수가 괴어있는 환자는 고통이 크므로 서둘러 복수를 빼내야 한다.

· 질병에 따라 먹는 방법 ·

각종 창양종독에 발적, 종창, 열감의 증상이 나타나면 많은 양을 찧어 천화분 가루를 조금 가미한 후 식초를 조금 넣고 약하게 끓여 환자의 상처에 바른다. 하루에 한번씩 다시 바꿔준다.

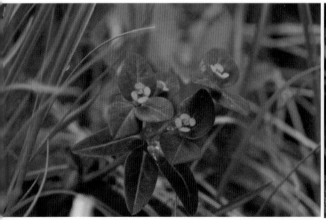

두메대극

흰대

대극속에 들어가는 식물은 전 세계에 약 2000여 종류가 있어 종 다양성이 대단한 분류군이다. 속명은 시기 1세기의 그리스의 의사 이름에서 유래하고 진짜(eu)와 식량(phorbe)라는 합성어이다. 우리 본래의 이름은 버들옻이다. 잎이 버드나무를 닮았고 자르면 몸에서 옻나무와 같은 유약이 나오기 때문이다.

대극은 화려한 꽃잎은 아니지만, 신기한 식물로 볕이 잘 드는 풀밭에서 자란다.

대극속의 모습은 중요 구분점은 선체와 열매다. 꽃차례가 배상화서라 하는데 아주 특이한 구조로 술잔 모양이란 것이다. 그 술잔은 옛 시대의 것을 말한다. 꽃줄기가 산형으로 둥글게 우산처럼 퍼지는데 그 밑에 5장의 잎이 돌려나는 것을 총포라 하고 꽃 하나를 받치고 있는 것을 소총포라 하는데 2~3개로 된다. 결국 이들은 꽃잎이란 것은 없고 콩팥모양의 선체(꿀샘덩이)가 4개 붙어 있는데 색이 여러 가지로 추측된다. 소총포 가운데 선체 옆에 수술이 1개인 5개의 수꽃 그리고 1개의 암술로 구성된 1개의 암꽃이 있고 암술대는 3개이고 두 갈래로 나누어진다. 열매는 돌기가 있고 3개로 갈라진다.

남부에선 바닷가 주위나 암석지에서 키가 좀 더 크게 자라는 다년초로 암대극과 주변 들에서 흰대극이 있어 간혹 외형상의 차이가 있음에도 불구하고 혼동되니 이들의 꽃, 열매, 잎, 총포, 화서 등을 세심하게 비교해야 정확한 동정을 알 수 있다.

암대극 난온대가 분포 중심이고 우리나라 남해안에서 드물게 자라며 대개 바닷가 바위틈에 몇 포기씩 무리지어 핀다. 대극보다 좀 작고 잎은 어긋나게 달리지만 돌려나는 것처럼 보인다. 산형화서의 꽃차례의 자루는 5개이고, 꽃잎이 없는 작은 꽃들은 이른봄에 피어나며 수꽃은 수술만 있고 암꽃은 암술과 수술이 함께 있다. 그리고 작은 꽃을 보호하는 잎처럼 생긴 기관이 발달한다. 가을에서 다음해 봄 사이에 뿌리를 채취하여 햇볕에 말린 후 사용한다.

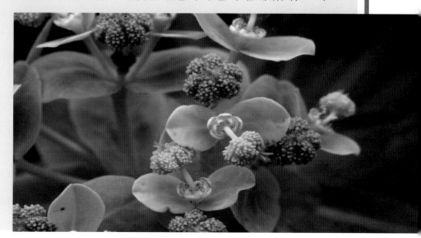
암대극

질경이

(車前草) *Plantago asiatica L.* (차전초, 차전자)

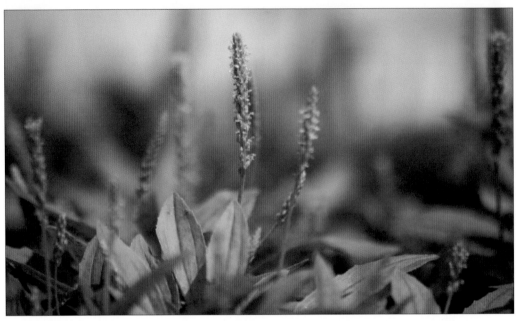

자생지	개화기	채취시기	채취부위
산, 들	6~8월	가을	종자

특징

성질은 차고 맛은 달고 짜다. 효능은 이뇨, 해소, 진해, 항궤양, 소염, 위산도 조절 등을 한다.

● 생김새 ●

산이나 들에서 자라나는 풀이며 질경이과의 여러해살이풀이다. 특히 단단한 땅에서도 자라며 밟혀도 잘 자란다. 마차가 다니는 길가나 바퀴자국이 난 곳에서 자란다 하여 '차전초', '차전자' 라는 이름이 붙여졌다. 심한 가뭄과 뙤약볕 아래에서도 살아 남는다.

원줄기는 없고 많은 잎이 뿌리에서 나와 옆으로 퍼진다. 잎은 땅바닥에 숟가락처럼 퍼지고 줄기가 몇 가닥 나오고 쥐꼬리 같은 긴 이삭을 이룬다. 잎자루의 깊이가 일정하지는 않으나 대개 풀잎과 길이가 비슷하다. 잎은 타원형 또는 계란 모양으로 잎의 맥은 평행맥이 있고 가장자리가 물결 모양으로 6~8월에 흰색 꽃이 피는데 잎 사이에서 꽃줄기가 나와서 꽃이 이삭 모양으로 핀다.

털이 없으며 10월에 익는 삭과는 꽃받침보다 2배 정도 길며 완전히 익으면 옆으로 갈라지면서 6~8개의 검은색 씨가 나온다. 아주 작은 씨는 물속에 담그면 물을 흡수하는데 몇 배나 커진다.

가을에 씨앗이 익으면 햇볕에 말려 비벼서 껍질을 제거한다. 약재는 입자가 크고 통통하고 흑색인 것이 좋다. 차전자의 효능 향상을 위해 소금으로 법제를 한다. 이때 깨끗한 차천자를 솥에 넣고 약한 불로 볶아 종자가 부풀어 오르면 식염수를 뿌리고 다시 계속해서 볶되 식염수가 마르고 향기가 나면 꺼내서 그늘에 말린다.

식용 무기질과 단백질, 비타민, 당분을 함유한 차전자는 봄철에 소금물에 데쳐 나물로 즐기고 삶아 말려 두었다가서 묵나물로 먹었다. 기름에 볶거나 국을 끓여도 튀김, 쌈으로도, 김치를 담가도 맛이 괜찮다. 질경이 씨앗으로 기름을 짜 메밀국수를 반죽할 때 넣어도 국수가 잘 끓어지지 않는다. 예부터 질경이를 민간에서는 '만병통치약'로 부를 만큼 다양한 약효를 지녔다.

이뇨 · 완화 · 진해 · 해독작용 소변이 잘 안 나오는데 변비, 천식, 백일해 등에 효과가 크다.

방광경, 폐경에 차전자는 소변을 잘 보게 하고 열을 내리며 눈을 밝게 하며 기침을 멈춘다. 임증, 방광염, 서습설사, 장염, 이질 등에 쓴다.

『신농본초경』에 "질경이는 맛은 달고 성질은 차갑다. 기를 다스리고 진통작용을 하며 소변 정체를 치료한다. 습으로 막히고 저릴 때 쓴다."고 한다.

『명의별록』에 "차전자란 맛은 짜고 무독하다. 남성의 중초손상, 여성의 소변불리, 입맛 없을 때 쓴다. 폐를 기르고 음을 강화하며 정(精)을 보하며 불임을 치료한다. 눈을 밝히고 충열되고 아픈 눈을 치료한다. 잎은 맛이 달고 성질이 차갑다. 외상으로 생긴 출혈, 코피와 어혈, 핏덩어리 하혈, 소변 출혈을 그친다. 기를 하강하고 작은 벌레를 없앤다."고 하였다.

비뇨기 염증에 일반적으로 씨가 많은 식물은 신장에 좋고 독을 배출한다. '오자연종환'에 차전자가 사용되는데 구기자, 토사자, 오미자, 복분자 등을 배합하여 밀환으로 만들어 먹는다.

혈뇨증상에 차전자가 군약인 '8정산(八正散)'은 모든 비뇨기 계통의 급성 간염으로 소변을 볼 때 아프고 잘 안나올 때 쓴다. 요도가 감염되어 혈뇨가 보이면 차전자 2g에 통초, 금은화를 더해 끓여 마시면 지혈효과가 빠르다.

전립선 염증, 비대로 생긴 요폐에 택사, 저령, 대황과 함께 사용하면 소염과 이뇨효과를 본다.

안과 질환에 세균감염으로 인한 안질환에는 결명자, 상엽, 국화, 적작약을 배합해 복용 한다.

방광열에 팔정산은 방광에 열이 있어 소변이 막히는 증상에 쓴다. 구맥, 대황, 목통, 편축, 활석, 치자, 차전자, 감초, 등심 각 4g을 함께 사용하면 좋다.

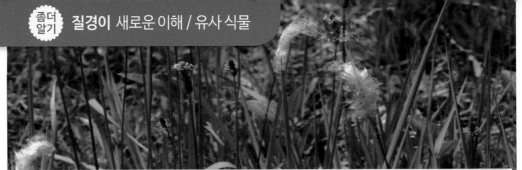

창질경이

질경이는 『신농본초경』에 당도라고 했고, 『시경』에는 부이라고 했다. 질경이 종류엔 여러 가지가 있다. 섬질경이, 가지질경이, 개질경이, 털질경이, 왕질경이 등이다. 길바닥에서 자란다 하여 '길짱구'라고도 한다.

창질경이 유럽원산의 귀화식물로 남부지역의 들에서 주로 산다. 잎이 뿌리에서 모여 나고 피침형이며 바닥에 펼쳐져 있다. 꽃은 4~11월에 잎 사이에서 나온 꽃 줄기 끝에 달리는 수상화서에 흰색이 위로 피어 올라간다

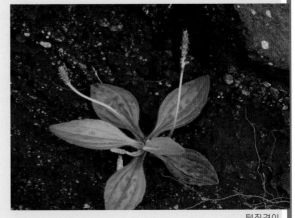

개질경이 바닷가 주변의 양지바른 곳에서 자란다. 질경이에 비해 전체에 부드러운 털이 밀생하고 열매에 든 씨가 4개로 적은 점이 다른다. 꽃은 5~7월에 잎 사이에 나온 꽃 줄기 끝에 달리는 수상화서에 노란빛이 도는 흰색에 모여핀다.

털질경이

갯질경 개질경이와 다른 식물로 바닷가의 갯뻘이나 바위지대에서 자란다. 잎은 모두 뿌리에서 모여나고 긴 타원상의 주걱 모양이며 광택이 있다. 꽃은 7~8월에 잎 사이에서 올라온 꽃 줄기 끝에 달리는 수상화서에 노란색와 흰색으로 이루어진 꽃이 핀다.

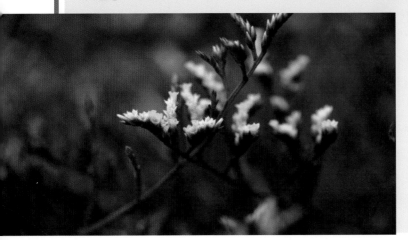

갯질경

자리공

（商陸）*Phytolacca esculenta van Houtte* （상륙）

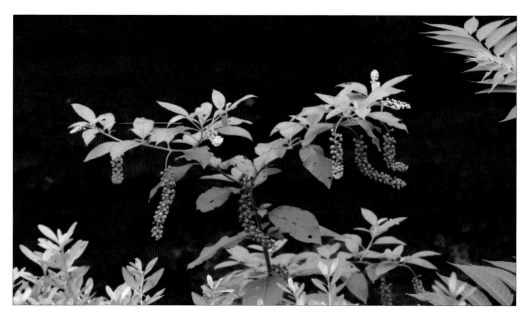

자생지	개화기	채취시기	채취부위
민가 주위	5~6월	가을~봄	뿌리

특징

성질은 차고 맛은 쓰다. 효능은 이수 · 소종작용이 있다.

● 생김새 ●

자리공은 중국이 원산으로 약초로서 재배도 하며, 전국적으로 민가 근처에서 자라는 자리공과의 여러해살이풀이다. 열매가 검붉은 포도송이처럼 달려나며 술을 담가 약용으로 쓰고, 무명천을 붉게 물들이는데 썼던 식물이다.

키가 1m에 이르며 뿌리가 크게 비대해진다. 잎은 서로 어긋나고 피침형이다. 양끝이 좁고 가장자리가 밋밋하며 잎자루는 1.5~2.5㎝이다. 꽃은 미국자리공에 비해 일찍 5~6월에 피고 색감도 백색에 가까우며 총상화서에 달리고 길이가 약 15㎝가 된다.

꽃차례는 잎과 서로 마주보고 곧추서거나 비스듬히 위를 향한다. 꽃받침은 5개, 수술은 8개이고, 꽃밥은 연한 홍색이며 수술은 8개, 씨방은 8개로 윤생하고 1개씩 암술대가 밖으로 젖혀진다. 열매는 7~8월에 익어 갈라지며 장과로서 8개의 분과가 돌려져 달리고 흑색이다. 열매이삭은 안쳐진다. 자라면서 뿌리가 아주 비대해져 전체적으로 덩이를 이룬다.

한방에서는 뿌리를 '상륙' 이라 해서 여러 처방에 쓰인다.

이수 · 소종작용 대변 및 몸의 수분을 뽑아내는 작용을 한다. 복수를 빼는 효능은 뛰어나지만 가슴에 쌓인 물을 빼내는 효과는 약하다. 작용은 그리 강하지 않아 많은 양을 써도 무방하다. 생용시에는 독성이 감소되므로 용량을 증가할 수 있다. 감수, 대극과 함께 사용해도 무방하다.

주의 상륙의 수액은 사하는 작용이 다소 약하므로 복수가 그다지 심하지 않을 때 사용한다.

· 질병에 따라 먹는 방법 ·

식용 가을에서 다음해 봄 사이에 뿌리를 채취하여 햇볕에 말린 후 썰어서 쓰거나 식초로 볶아 복용한다. 자리공은 독성이 있지만 그리 위태롭지는 않아 어린순을 우려내 나물로 먹기도 하고 열매는 염료로 활용되어 왔다. 특히 꽃은 따서 그늘에 말린 뒤 술을 담가 복용한다.

만성 기관지염에 진하게 끓여 호흡이 곤란하고 담이 많아 눕기가 불편한 경우에 복용하면 좋은 효과가 난다.

목의 임파선 결핵에 아직 터지지 않았을 때 상륙과 패모를 진흙처럼 반죽해서 우유를 가미 하고 고약으로 만들어 환부에 바른다. 매일 한 차례씩 열흘 동안 계속하면 응어리가 없어진다.

각종 상처에 짓찧어 붙이기도 한다.

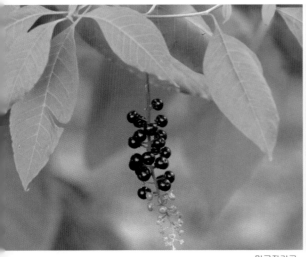

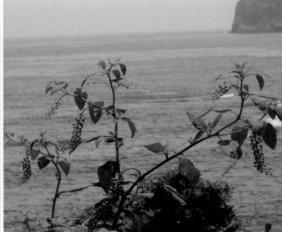

미국자리공

미국자

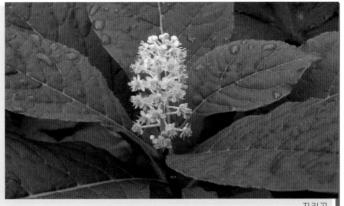

자리공

자리공속 식물은 전 세계에 약 35종이며 열대 및 온대지역에 분포하는데 대부분이 남미 대륙에 자생한다. 중국에는 4종이 있고 한국엔 자리공과 더불어 미국자리공이 자생한다. 약명인 '상륙'은 신농본초경 하품에 기재되었다. 한, 중, 미 자리공은 모두 중국약전에 자리공으로 등재되어 있지만 실제 시장에선 이들외에 메꽃과, 십자화과, 마디풀과, 가지과의 여러 다른 식물을 '상륙'이라 하여 유통되고 있어 적절한 판단이 요구되는 약물이다.

우리나라엔 미국자리공 이외에 자리공, 섬자리공이 분포하는데 명확한 기원은 알 수 없다. 우리 땅에 자생하는 자리공은 원래 중국 원산으로 식재된 것이 인가 주변에서 살다 야생화된 것으로 보며 섬자리공을 이와 같은 것으로 보기도 한다.

섬자리공 암술을 구성하는 심피 부분이 7~10개로 붙어 있다.

미국자리공 한자명으로 '수서상륙'이며 꽃대가 아래로 쳐지는 모습에서 붙여진 이름이다. 미국자리공은 온난하고 밝은 곳을 좋아한다. 농촌, 경작지 주변의 밝은 숲속 그리고 특이하게도 추운 야산의 잡목림에서도 산다. 산성비와 대기오염에 찌든 도시림속에서도 살 수 있다. 미국자리공은 이 땅의 자연 생태계를 도와가며 산다.

실제 미국자리공은 동서양을 막론하고 유익한 자원식물이다. 미국자리공은 줄기가 붉고 크며 열매와 꽃차례가 아래로 처진다.

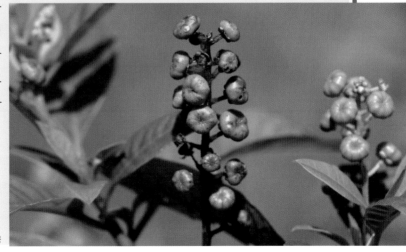

미국자리공

피마자

(蓖麻子) *Ricinus communis L.* (아주까리)

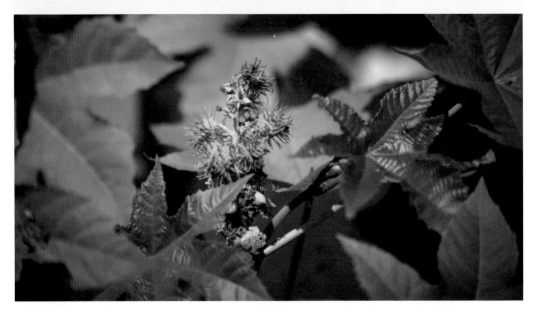

자생지	개화기	채취시기	채취부위
재배	8~9월	가을	종자

특징
열매의 성질은 평하고 맛은 달고 맵다. 독이 있다. 사하 · 소종 · 통변작용을 있다.

• 생김새 •

열대지역이 원산으로 우리나라 각처에서 재배하는 대극과의 한해살이풀이다. 잎이 대마초와 비슷하여 '비마', '피마'로 불린다.

뿌리는 고르지 않은 구형이나 원추형으로 길이가 3~8㎝이다. 때로는 2~4갈래로 갈라져 부정형인 것도 있으며, 아랫면에는 많은 뿌리 자국이 작은 돌기를 이룬다. 꽃은 8~9월에 피는데 암수한그루이며 원줄기 끝에 길이가 20㎝ 정도의 총상화서가 달린다. 연한 노란 수꽃은 밑부분에 달리고 붉은색 암꽃은 윗부분에 모여 달린다.

줄기는 원기둥 모양이고 잎은 서로 어긋난다. 잎자루가 길며 방패 같고 잎은 손바닥 모양으로 얕게 5~11개 갈라진다. 갈대는 달걀 모양으로 끝이 뾰족하고 날카로운 톱니가 있다. 2~3m에 이르는 붉은 줄기는 속이 비었고 마디가 있다.

열매는 삭과로 9~10월에 열리고 겉에 가시가 나고 3개의 각 방에 씨가 1개씩 있다.

가을에 열매가 성숙하면 종자를 채취하여 햇볕에 말린 후 씨앗만 사용한다.

열매의 껍질에는 가시가 많고 열매 속에는 알록달록한 씨앗이 있다.

통변작용 많은 양의 지방유를 함유하고 있어 배변을 원활히 한다. 다만 신체가 강건하면서 변비인 자에게만 적합하다. 내복과 관장에 모두 쓴다.

건위작용을 소화를 돕고 쳇기가 있을때 사용하면 효과적이다.

피부미용 자극이 있는 피마자 기름은 피부병에 좋고 피부 윤활제로 미용에 사용된다.

주의 피마자는 어린이, 노인에겐 적합하지 않으며 산후, 수술 후 변비에도 좋지 않다. 왼쪽이 마비되면 오른쪽에, 오른쪽이 마비되면 왼쪽에 하루에 한 번씩 붙인다.

· 질병에 따라 먹는 방법 ·

소화불능, 급체에 우유 반잔에 피마자유를 넣어 팔팔 끓여 설탕을 타서 식힌 뒤에 복용한다.

중풍으로 반신불수시 피마자유 한 되와 술 한 말을 구리 그릇에 끓여 뜨겁게 조금씩 마신다.

중풍으로 안면신경이 마비되면 입과 눈이 비뚤어지는 구안와사가 오면 피마자를 짓찧어 도인과 계란 흰자를 더해서 고약을 만들어 환측에 붙인다.

두통에 외용으로 이용시, 두통에는 피마자와 유황을 같은 분량으로 섞어 짓찧고 소금을 조금 넣어 눈초리끝과 귓바퀴 사이에 움푹 파여 있는 경혈인 태양혈에 붙이면 통증이 사라진다.

변비에 피마자는 냄새가 심해 내복으로 사용하려면 약한 불로 약간 볶아 쓰거나 꿀을 섞어 복용하거나 환제로 하여 사용한다. 변비에 피마자유와 벌꿀을 반반씩 섞은 다음 뜨겁게 하여 조금씩 자주 마신다.

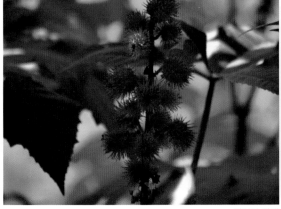

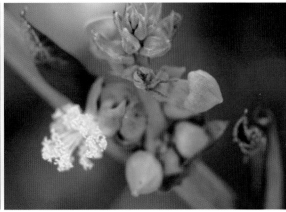

피마자 열매　　　　　　　　　　　　　　　　　　　　　피마자 꽃봉오리

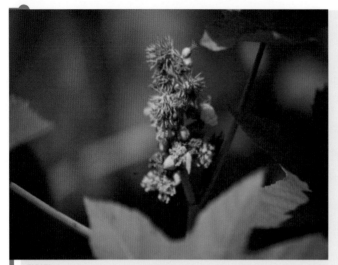

피마자

피마자는 북아프리카, 인도, 소아시아 등이 원산으로 '신수본초'에 수재되어 있다. 고대 이집트의 의학문헌인 Ebers Papyrus에 사용법이 기재되어 있다.

피마자의 속명은 Ricinus는 지중해의 지방어로 '이'를 뜻하는 ecinus에 유래되었고 씨의 모양이 '이'와 비슷해 붙여졌다. 종명은 '공통적'이라는 의미다.

피마자는 원산지에서 큰 목본식물 형태로 자리지만 우리나라에선 월동할 수 없어 한해살이가 되었다. 인도에서는 원사지에서 산스크리트 명칭으로 Rranda라 부르며 오늘날에 란다, 베렌다, 레리 등의 이름으로 불리운다.

아주까리는 머릿기름뿐만 아니라 염료, 윤활유 등 여러 방식으로 열매를 이용하였다. 밭에서 나무처럼 크게 자라며 노란색과 붉은색의 꽃이 아주 까리하게 아름답다.

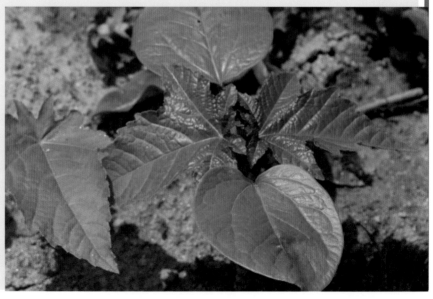

피마자 싹

택 사

(澤瀉) *Alisma canaliculatum A. Br. et Bou.* (질경이택사)

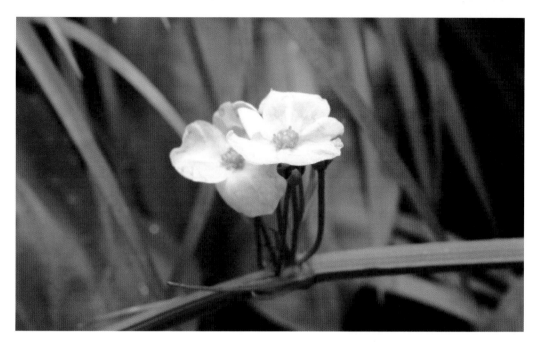

자생지	개화기	채취시기	채취부위
습지	7~9월	가을	뿌리

특징

성질은 차고 맛은 달다. 효능은 이수 · 지사 · 지갈작용이 있다.

• 생김새 •

택사는 주로 경기, 충북, 강원지역에서 재배하며, 특히 보은 것이 유명하다. 우리나라에 나는 것은 '상택', 중국산은 '당택' 이라 한다.

택사는 잎이 소의 귀를 닮았으며 '쇠택나물' 이라고 부른다. 우리나라의 논, 습지에서 나는 택사과의 여러해살이풀인 택사는 근경은 짧고 둥근형이며 겉껍질은 갈색이고 수염뿌리가 많다.

잎은 뿌리에서 모여 나오며 밑부분이 넓어져 서로 감싸는 잎자루가 있다. 잎몸은 달걀꼴로 끝은 뾰족하다. 가장자리는 밋밋하고 5~7개의 평행한 맥이 있다.

꽃은 7~9월에 흰색으로 피고, 꽃대는 잎 중앙에서 나오며 많은 꽃이 돌려나기로 달린다.

열매는 9~10월에 열리고 수과로 고리처럼 달린다.

잎은 '택사엽'이라 하여 약용으로 쓰지만 덩이뿌리를 주로 쓴다.

늦가을에 잎이 마르면 채취하는데 줄기와 수염뿌리는 제거하고 햇볕에 말린 후에 다시 조피를 제거한다. 잘게 썰어 쓰거나 소금에 담근 후 사용한다.

이뇨작용 소변량이 적고 빈도가 많을시 요량과 요소의 양을 증가시킨다. 신염에 대해 현저한 효과를 발휘하는데 급·만성을 불문하고 부종과 요핍증상이 나타날 때 택사를 사용하면 좋다.

혈압 강하작용 관상동맥경화에 의한 심장병으로 나타나는 고혈압에 동맥을 확장하고 혈류의 저항을 적게 하여 혈류량을 증가시키며 동시에 말초혈관을 확장시켜 혈압 강하작용을 한다.

콜레스테롤을 감소 중성지방을 감소시키는 효과가 우수해서 지방간의 형성을 억제하는 효과가 뚜렷하다.

결석증에 특히 신장결석에 효과적이다. 이 경우에는 저령, 차전자, 금전초를 배합하면 결석 용해작용을 더 한층 강화시킬 수 있다.

혈뇨에 혈뇨시 택사에 대계, 소계, 포황, 치자, 우절의 탄을 배합 사용한다. 신성(腎性)부종을 치료하는 작용 이외에도 간장질환에 의한 부종 치료에도 효과가 있다.

고혈압에 맛이 달아 택사만을 끓여도 차처럼 복용할 수 있으며 고혈압이나 변비가 동반할 경우, 결명자를 더하면 콜레스테롤 감소 효과가 한층 더 강화된다. 단방이나 복방 모두 가능하다.

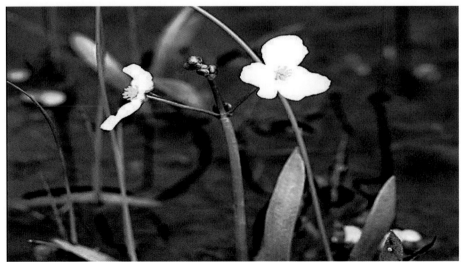

올미

택사는 자생식물로 신농본초경 상품에 수재되어 있다. 택사속의 속명 alisma의 alis는 "물'을 의미하며 택사의 종명은 canaliculatum으로 ' 수로 '에서 나온 말로 ' 도랑이 있는 ' 뜻이다. 질경이택사의 종명은 '질경이'와 '물'을 합해서 만든 말로 '물에서 나는 질경이' 라는 뜻이다.

택사과에는 택사, 질경이택사, 둥근잎택사, 보풀, 벗풀, 소귀나물 등이 있다.

벗풀 속명이 Sagitaria로 라틴어 'Sagita(화살)' 이라는 뜻으로 잎모양이 화살같다 하여 비롯되었다. 잎은 뿌리에서 모여나는데 어린잎은 잘라지지 않고 성체의 잎은 화살모양 갈라진다. 7~8월에 잎 사이에서 길게 자라나는 꽃 줄기에 흰색꽃이 3개씩 층층이 돌려난다. 수꽃은 위쪽에 암꽃은 아래쪽에 달린다. 뿌리줄기 끝에 작은 알줄기가 생긴다.

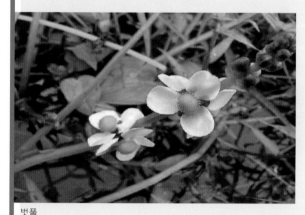

벗풀

둥근잎택사 택사와는 다른 속으로 제주도에서 자라고 잎이 신장형으로 부분이 오목하며 구형의 수과가 모여 달린다.

소귀나물 중국원산의 재배종으로 잎이 벗풀보다 넓고, 잎 위쪽 부분의 잎맥이 7개 이상이며 알 줄기가 크다. 근경은 짧고 포복경이 옆으로 뻗어 끝에 큰 둥근 모양의 괴경을 형성한다. 잎가루의 길이가 50~70cm나 된다. 꽃은 층층이 윤생하는 원추화서를 이른다.

질경이택사 다년생 초본으로 근경이 짧고 수염뿌리가 나며 잎은 모두 근생엽으로 총생하고 난상타워형이다. 꽃은 7~8월에 피며 백색이고 꽃받침과 꽃잎은 각가 3개이고 수술은 황색이고 암술은 여럿이다.

올미 전국 각처의 논이나 연못에 자생한다. 근경은 가늘고 길게 옆으로 뻗으며 말단에 부리 모양의 괴경이 달린다. 잎은 부드럽고 길이가 10~20cm 된다. 꽃줄기의 길이는 10~25cm 이다. 개화기는 6~10월이다.

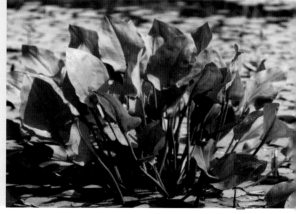

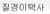

질경이택사

패랭이꽃

(石竹, 瞿麥) *Dianthus chinensis L.* (석죽, 구맥)
Dianthus superbus var. longicalycinus will. (술패랭이꽃)

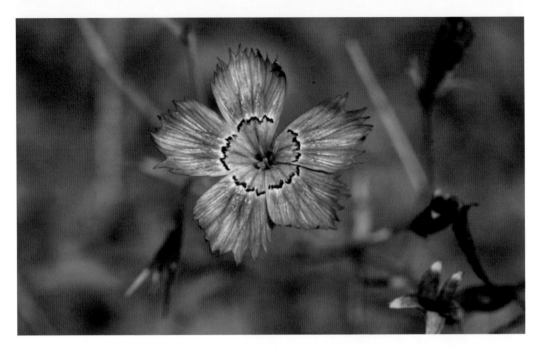

자생지	개화기	채취시기	채취부위
산, 들	7~9월	여름~가을	지상부

특징
성질은 차고 맛은 쓰며 이뇨 · 통경 · 소염작용이 있다.

• 생김새 •

'패랭이꽃' 은 우리나라 각처에서 나는 석죽과의 여러해살이풀로서 키는 30㎝ 내외이다.

야트막한 산과 들의 약간 건조한 땅이나 냇가의 모래밭, 비탈, 길가 돌 틈 같은데서 잘 자란다.

여러 개의 줄기가 모여 나는데 전체가 흰 가루로 덮인 것 같은 녹색이다. 줄기는 곧게 서고 가지

가 갈라진다. 잎은 서로 마주보고 줄기 끝에 1송이 또는 2~3송이씩 달린다.

열매는 9~10월에 삭과로 달리며 길이가 3~4㎝의 원추형이다. 끝에서 네 갈래지고 꽃받침이

감싼다.

꽃이 대개 분홍색으로 희거나 연분홍 빛인 것도 있지만 원예종으로 개량된 것은 여러 가지 색이

다. 꽃잎은 다섯 갈래지고, 끝은 깊이 갈라지고 밑등에 수염털이 있다.

여름에서 가을 사이의 개화시에 전초를 채취하여 햇볕에 말려 그대로 썰어서 사용한다.

한방에서는 패랭이꽃과 술패랭이꽃을 '구맥' 또는 '석죽'으로 부른다.

씨앗은 '구맥자'라 하며 이뇨제, 통경제로 쓴다.

습열이 생긴 방광염에 소변량이 적어 물 떨어지듯 나오며 요도가 열이 나고 깔깔한 느낌이 든다. 대황, 목통, 편축, 차전자를 가미해 진하게 끓여 복용한다.

배뇨작용이 뛰어남 특히 염소 화합물의 배설이 뛰어나 비뇨기 계통의 급·만성 염증에 대해 소염·이뇨의 효과를 얻을 수 있다. 줄기와 잎보다 꽃 이삭의 이뇨작용이 우수하다.

청열·해독작용 우수 구맥은 쓰고 찬 약이므로 각종 종창에 효과적이다.

· 질병에 따라 먹는 방법 ·

각종 열성병에 열이 나고 목이 타면서 대소변이 잘 안나오고 누런 소변이 혼탁하면 활석을 가미해서 쓰면 이뇨와 소염 효과가 있을 뿐만 아니라 해열에도 도움이 된다.

요폐증에 전립선이 비대해져서 갑자기 소변이 막히면 구맥, 저령, 생지황, 차전자를 끓여 내복한다. 각종 종창에 청열과 해독 성분이 함유된 약과 함께 사용하면 좋다.

무월경증, 월경통에 임신이 아닌데도 한달 이상 월경이 없고 배가 창만(脹滿)하고 번조로울 때 목단피, 단삼, 택란, 도인을 배합해 사용한다. 월경통에는 현호색, 향부자를 가미하면 좋다.

기타 활혈·통경작용에 대해선 도홍경의 『본초경 집주』이래 널리 활용되어 왔다. 임상상 구맥의 통증작용은 실열어혈에 적용된다.

주의 허약한 자에게 반드시 조심해서 써야하며, 임산부에게는 쓰지 않는다.

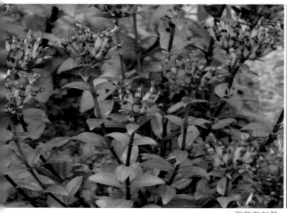

갯패랭이꽃

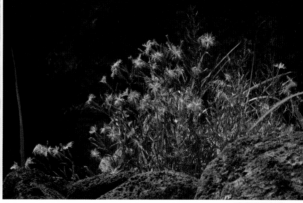

구름패랭이꽃

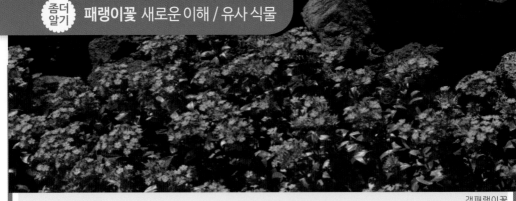

갯패랭이꽃

패랭이꽃은 지구상에 600여 종이 있다. 주로 북반구 온대지역에 분포하고 아시아, 유럽의 지중해 지역이 분포 중심지이다.

속명 Dianthus는 그리스 신화에 나오는 쥬피터를 뜻하는 디오스와 꽃을 뜻하는 안토스의 합성어다. 태양광선이 작열하는 개방된 양지의 건조한 곳에서 살아간다.

한국엔 12종이 있으며 술패랭이꽃, 패랭이꽃을 등재하고 있다.

중국엔 변종을 포함해 25여 종이 있다. 약명은 '구맥'으로 신농본초경 중품에 기재되었으며 중국약전에는 Superbus종을 법정기원 식물의 하나로 수록한다.

갯패랭이꽃 바닷가에 사는 식물로 줄기가 곧게 서고 원기둥 모양이며 아래쪽은 목질화 된다. 7~8월에 위쪽 줄기의 잎 겨드랑이에서 나온 꽃줄기 끝에 홍자색 또는 흰색꽃이 취상화서로 달린다.

술패랭이꽃 비교적 깊은 산골짜기 습윤한 곳에서 자란다.

잎이 술처럼 갈라진 패랭이꽃 종류라는 뜻인데 6~10월에 가지와 줄기 끝에 달리는 취산화서에 분홍색꽃이 핀다. 잎은 마주 보며 선형으로 가늘고 길다. 마주단 잎은 밑부분이 합쳐져서 마디를 감싼다.

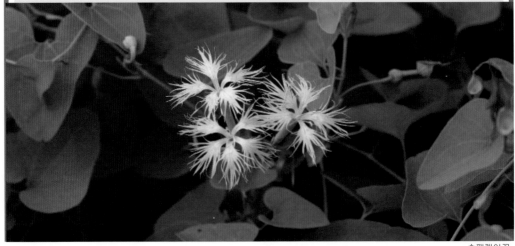

술패랭이꽃

석 위

(石韋) *Pyrrosia lingua (Thunb.) Farwell* (세뿔석위, 애기석위)

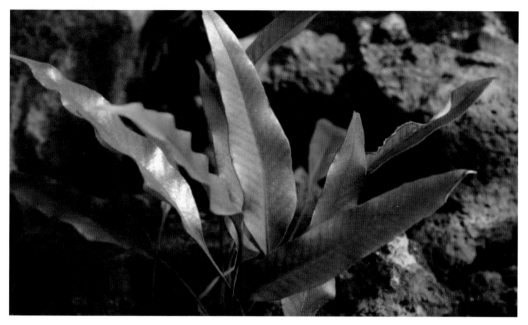

자생지	개화기	채취시기	채취부위
남부	포자	봄~가을	잎

특징

성질은 차고 맛은 달며 쓰다. 이뇨 · 청폐 · 소종 · 청열 · 해독 · 양혈 · 소염작용을 한다.

• 생김새 •

잎이 가죽처럼 반질거리고 바위에 자란다하여 한방에서는 '석위'라 한다.

속명의 'pyrrosia'는 그리스어의 화염색에서 유래되었다. 포자의 색이 마치 불꽃과 같아 그 이름이 붙었으며 종명은 혓바닥을 말하며 잎의 모양에서 나왔다.

우리나라 남부지방에서 자라는 양치식물이고 바위 또는 노목의 겉에 붙어서 자라는 고란초과의 늘푸른 여러해살이풀로서 옆으로 길게 뻗으며 적색 또는 다갈색 비늘 조각으로 덮인다.

인편은 선형의 피침형으로 밑부분은 흑갈색이지만 끝과 가장자리로 갈수록 연해져서 회갈색으로 변하고 가장자리에 털 같은 돌기가 있다.

잎몸은 넓은 피침형 또는 달걀 꼴의 피침형으로서 양끝이 좁고 두꺼우며 표면은 짙은 녹색이고 털이 없으나 뒷면은 갈색이고 성상모가 밀생한다.

봄부터 가을 사이에 전초를 채취한다.

근경과 잔뿌리를 제거한 후 잎을 햇볕에 말려 털을 깨끗이 닦은 후 썰어서 사용한다.

이뇨 · 소염작용 결석을 부수고 소변을 내보는데 매우 강한 작용이 있어 비뇨기계 각 부분의
감염, 출혈 등의 통증에 석위를 군약 또는 보조약으로 사용한다.

거담 · 기관지 평활근을 이완 급성 기관지염이나 해수와 담에 효과적이다.

지혈작용 혈뇨를 치료하며 자궁 출혈이나 월경과다에도 유효하다.

비뇨기계의 감염에 방광의 습열이 제거되지 않아 소변이 자주 마렵고 시원하지 못할 때, 아랫
배가 땡길 때는 비뇨기계의 급성 감염증을 나타내는 주요증상이다. 이런 경우에 구맥, 편축, 저
령, 차전자를 더하면 이뇨와 소염의 효과가 매우 좋다.

급성 기관지염에 초기 증상으로서 해수가 자주 나오고 담이 많고 색이 누럴 때, 인후가 가렵고
통증이 있으면 전호, 길경, 행인, 생강 등과 배합하여 사용하면 좋다.

월경과다에 혈색이 선홍색이면서 복통이 있는 경우에 양혈, 지혈약 속에 석위를 가미하면 지
혈효과가 강화된다.

이질에 증상 초기 황금, 백두옹을 배합하여 쓴다. 특히 설사변에 혈이 혼합된 경우 적합하다.

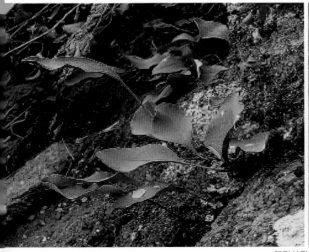

애기석위

애기석위

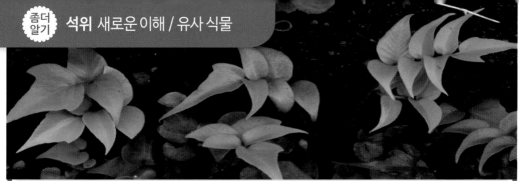

세뿔석위

석위속 식물은 전 세계에 약 100여 종이 있으며 아시아의 열대와 아열대 지역에 분포한다. 중국에는 약 40여 종이 있고 이중 9종이 약용으로 쓰인다. 속명의 Pyrrosia는 그리스어의 Pyrros(화염색)에서 유래되었으며 종명은 '혀' 라는 뜻이다.

'석위' 의 약명은 신농본초경 중품에 기재되었으며 중국약전에는 'Lingua' 종을 법정 기원식물 내원종의 하나로 등재하였다. 중국에선 위 종을 Sheareri(여산석위)와 함께 '대석위' 라 하고 유병석위(Petiolsa, 애기석위), 북경석위(Davidii)를 '소석위' 라 하는데 대석위의 품질이 더 좋다 한다.

그러나 이들 석위의 성분검사를 하면 함유된 성분의 내용이 다르므로 보다 엄밀한 약리연구가 필요한 실정이다.

한국에 자생하는 석위는 석위를 비롯해 세뿔석위, 단풍잎석위, 애기석위가 있다.

세뿔석위 중부이남 숲속에서 나무나 바위에 붙어 산다. 뿌리줄기는 옆으로 짧게 뻗으며 흑갈색의 비늘조각이 달린다. 잎은 단엽이고 손바닥 모양으로 갈라진다.

애기석위 석위보다 크기가 작으며 잎 모양이 흡사 혓바닥 모양이다. 잎 뒷면에 밀생하는 별모양 털이 많고 붉은색 포자낭이 있다. 한반도 전역에서 자란다.

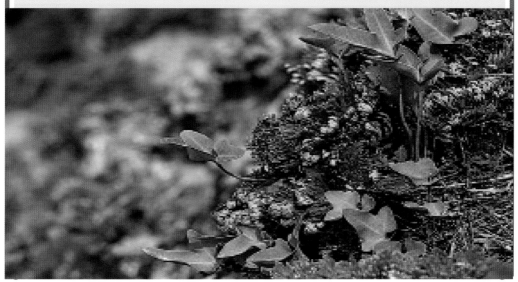

세뿔석위

마디풀

Polygonum aviculare L. (편축)

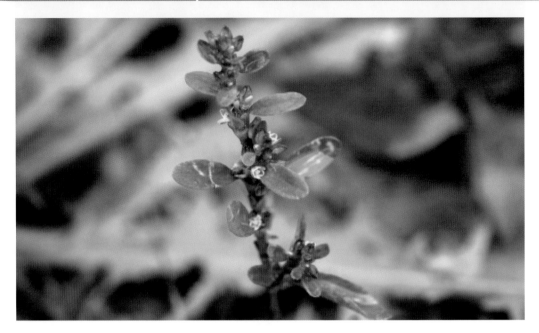

자생지		개화기	채취시기	채취부위
들		6~7월	여름	지상부

특징

성질은 평하고 맛은 쓰다. 효능은 이뇨, 살균작용이 있고 열을 제거하는 작용을 한다.

• 생김새 •

마디풀은 전국의 길가나 풀밭에서 흔히 나는 마디풀과의 한해살이풀이다.

이름은 비슷하지만 전혀 다른 식물로서 '마디꽃', '매듭풀'이 있다.

키가 30~40cm이고 줄기는 털이 없고 약간 단단하며 옆으로 비스듬히 퍼지며 가지가 많이 갈라진다. 잎은 서로 어긋나고 잎자루가 짧으며 긴 타원형으로 양끝이 둔하다. 엽초 모양의 턱잎은 막질이며 흰색이고 2개로 크게 갈라진 다음 다시 잘게 갈라진다. 길이는 5~10cm로서 가는 맥과 더불어 가장자리에 굵은 털이 있다.

꽃은 6~7월에 피며 양성으로서 잎겨드랑이에 한 개 또는 여러 개씩 달린다. 꽃잎은 없고 꽃받침은 녹색에 흰빛 또는 붉은 빛이 돌고 5개로 갈라진다. 수술은 6~8개이고 암술은 1개인데 대가 3개로 갈라진다. 열매는 수과로서 세모지며 작은 점이 퍼져있다.

한방에서는 마디풀을 '편축'으로 부른다

여름철 개화시에 전초를 채취하여 햇볕에 말린 다음 그대로 썰어서 사용한다.

이뇨와 거습작용 방광과 요도의 염증을 치료하는데 적합하다.

여름철에 소변이 짧으며 붉은색을 띠는 일이 자주 있다. 이런 경우와 위장의 열성질환에 의한 배뇨부조(소변 나오는 것이 일정치 않음)에는 편축을 보조약으로 사용하는 것이 좋다.

소염 · 소종 · 배농작용 편축은 적리균을 억제하는 작용이 있기 때문에 세균성 이질의 치료약으로 사용된다. 또한 해독작용은 여러 종류의 염증치료에 사용되기도 한다.

주의 성질이 차서 급성 요도염에는 좋으나, 만성에는 사용하지 않는 것이 좋다. 많은 양을 사용하거나 장기간 복용하면 위가 상할 수 있다.

· 질병에 따라 먹는 방법 ·

방광염에 오줌이 진 누렇거나 양이 소량인데 누어도 시원치 않고 아랫배가 은근히 아픈 증상이 있는 경우에 구맥, 차전자, 택사를 가미하여 사용하면 이뇨작용이 명확하게 나타난다.

혈뇨에 비뇨기계 질환에서는 많든 적든 혈뇨가 나타나기 마련이다. 황련, 소계, 차전자를 가미하여 쓴다. 이때 복령, 택사와 같은 자양제도 함께 사용한다.

비뇨기계 결석에 계골초, 금전초를 사용하여 이뇨 · 화석 효과를 보조하게 한다. 편축의 결석용해작용은 금전초만 못하나 이뇨작용은 금전초보다 좋다.

질염에 트리코모나스가 질염을 일으켜 백대하가 많아지고 가려움이 심할 경우에 편축, 사상자를 끓여 좌욕시 사용하면 좋다. 또한 살충효과가 있어 분말로 만들어 발라도 좋다.

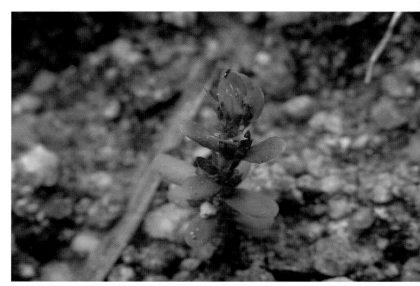

마디풀

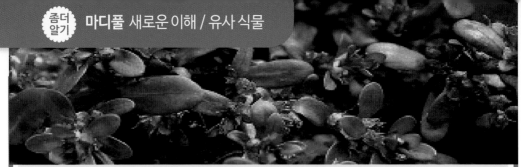

마디풀

마디풀과의 마디풀 속 식물은 전 세계에 200여 종이 된다.

속명이 Polygonum 이며 마디가 몸에 많이 있다는 의미다.

마디풀이라는 이름은 줄기가 마디마디 이어지듯 연결되어 붙여진 이름이다. 변축, 편죽, 편축, 백절이라고도 한다. 특히 전체를 건조한 것을 편축이라 하여 약용한다. 몸 전체에 털이 없고 녹색을 띠는데 말라도 변하지 않는다.

줄기는 보통 옆으로 비스듬히 뻗는다. 밑에서 가지가 갈라지고 마디가 뚜렷하다. 식용은 어린순을 삶아서 나물로 먹으며, 약용으로는 탕이나 생즙을 내어 이용한다. 우리나라엔 애기마디풀, 큰옥매듭풀, 이삭마디풀이 자생하며 큰옥매듭풀이나 이삭마디풀은 중부 서해안 지역에서 산다.

애기마디풀 길가에서 자란다. 마디풀은 애기마디풀에 비해 꽃자루의 상단끝부분에 관절이 있으며 종자에 작은 반점이나 줄무늬가 있고 광택은 없다.

이에 비해 애기마디풀은 꽃자루의 1/2 지점에 관절이 있으며 종자가 매끄럽고 광택이 있다.

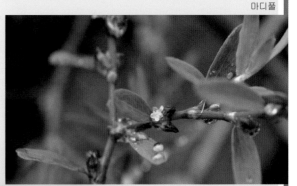

마디풀

이삭마디풀 해변의 모래땅이 나는데 원줄기는 많이 갈라지고 털이 없다. 꽃이 필 때 윗부분의 잎이 떨어지기 쉬워 이삭화서처럼 보여 '이삭마디풀' 이라 한다.

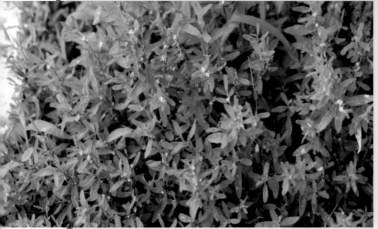

애기마디풀

도꼬로마

(草薢) *Discorea tokoro Makino* (비해)

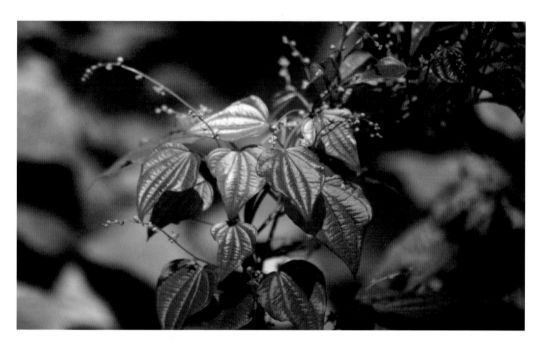

자생지	개화기	채취시기	채취부위
산, 들	5~6월	가을~봄	뿌리

특징

성질은 평하고 맛은 쓰다. 효능은 거풍 · 이뇨 · 소염작용이 있다.

• 생김새 •

우리나라 각처의 산이나 들에 나는 마과의 다년생 덩굴식물이다. 여러해살이풀로 근경이 깊게 옆으로 뻗으며 굵다.

잎은 어긋나고 길이와 폭은 5~10cm, 심장형으로 끝이 뾰족하며 밑부분은 심장저로서 가장자리가 밋밋하고 양면에 털이 없다.

꽃은 암수딴그루 이며 5~6월에 황록색으로 피는데, 수꽃은 총상꽃차례이며 암꽃은 이삭꽃차례로 가지가 갈라지지 않고 아래로 늘어지며 다소 꽃이 짙다.

열매는 8~10월에 열리며 삭과로서 3개의 날개가 있고 씨의 한 쪽에만 넓은 날개가 있다.

가을에서 이듬해 봄 사이에 근경을 채취한다. 뿌리털을 제거하고 햇볕에 말려 썰어서 쓴다.

소염 · 이뇨작용 요도감염에 사용하면 결석용해 및 혈뇨를 멎게 하는 효과가 크다. 뿐만 아니라 이뇨작용도 있어 배뇨를 원활하게 하며 습열을 제거하는 작용을 한다.

거습 · 활혈작용 류머티성 관절염, 황달에 효과적이다.

풍습을 제거 관절염이나 근육의 풍습을 제거하고 근육을 이완시켜 통증을 멎게 한다.

반신불수의 보조적 치료효과 중풍의 반신불수는 시일이 경과함에 따라 수족의 관절이 위축되며 구부러지고 말초부분이 마비되는 경우가 많다. 이에 대해 보신, 보혈, 근육이완 등을 하는 약에 비해를 가미하면 배뇨기능을 촉진시켜 치료를 돕는다.

유정의 치료에도 효과적 청년의 유정으로 꿈의 유무에 관계없이 소변 색이 적황색이고 소변을 볼 때 열감이 있으면서 잘 안 나오고 입이 쓰며 현기증을 수반하는 경우에 차전자, 복경, 택사, 황백, 검실 등을 더해 사용한다.

· 질병에 따라 먹는 방법 ·

류머티성 관절염, 근육 류머티즘에 산통이나 마비가 나타나고 한냉에 의해 그 증상이 무거워진다. 이런 경우에 오가피, 방기, 진교, 당귀를 배합해 사용한다.

간염에 의한 황달, 관절염에 차전자, 활석, 구맥, 편죽 등을 가미해 사용한다.

백대하에 여성 하부에 습열이 집중되어 백대하가 생겨 비릿한 냄새가 나면서 가려움증이 있고 소변이 누런색을 띠며 그 양이 소량이면 복령, 창포, 택사, 황백을 가미해 사용한다.

배뇨 이상시 소변 색이 유백색으로 혼탁하거나 쌀뜨물처럼 표면에 기름이 뜨고 오줌에 면화실 같은 것이 섞여 있고 소변볼 때 막히는 느낌시 비해 익지인, 창포, 오약 등을 더해 사용한다.

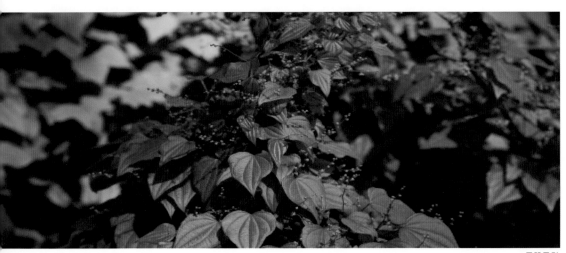

도꼬로마

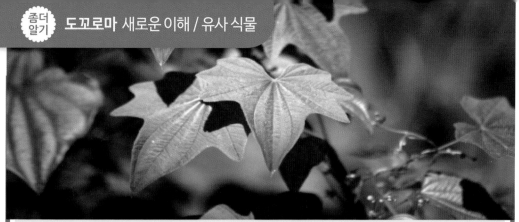

부채마

도꼬로마의 종명이 Tokoro인데 보통 이것을 한약명 '비해'로 이용했지만 이것은 정품으로 볼 수 없고 실제 정품은 학명이 D. colletti F. hypoglauca(분배서여)인 것을 비해라 한다. 분배서여는 이 땅에서는 안자란다. 그리고 도꼬로마는 중국에서 도 산비해라 부르며 비해의 정품으로 쓴 기록이 있는 바 굳이 도꼬로마를 달리 판단할 필요가 없다고 생각한다.

참마와 마는 도꼬로마와 달리 독성이 없지만 단풍마, 부채마는 식용보다는 약용으로 주로 쓰인다는 점에서 도꼬로마와 유사한 면이 있다.

단풍마와 부채마는 약명이 천산룡(穿山龍)이며 약리작용을 심장 근육의 혈류량을 증가시키고 항산화, 혈압강화, 콜레스테롤 강하 작용이 있다.

단풍마(Quinqueloba) 종명이 '다섯(Quinque)'과 '관련이 있는(Lobus)'의 합성어로서 열편이 다섯으로 갈라진 모습에서 나온 말이다. 단풍마는 6~7월에 잎 겨드랑이에서 나온 수상화서에 진한 노란색 꽃이 암수딴그루로 핀다. 수꽃은 짧은 꽃자루가 있고 암꽃은 꽃자루가 거의 없다.

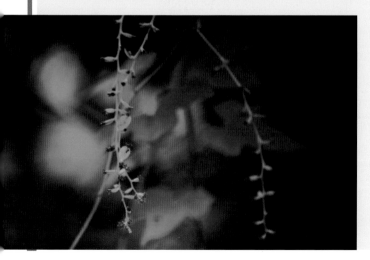

부채마(Nipponica)
잎 가장자리가 얕게 잘라지고 수꽃차례가 곧게 서거나 비스듬히 서며 잎과 줄기에 잔털이 있고 화피 조각이 수평으로 퍼지지 않는다.

단풍마

삽 주

(蒼朮, 白朮) *Atractylodes japonica Koidz* (창출, 백출)
Atracylodes lancea (Thunb.) DC.

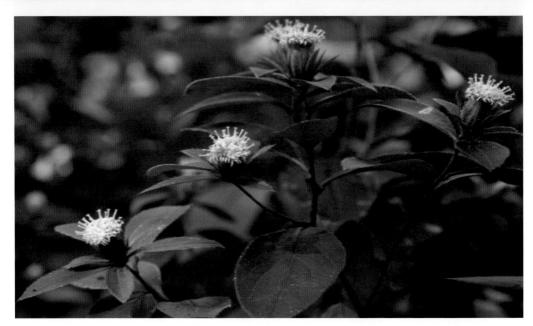

자생지	개화기	채취시기	채취부위
• 산지	• 7~8월	• 가을	• 뿌리

특징

• 성질은 따뜻하며 맛은 달고 쓰다. 비, 위, 소장, 심경에 작용한다.

• 생김새 •

삽주는 산이나 들의 양지바른 건조한 곳에서 자라는 국화과에 속하는 여러해살이풀이다.

줄기는 곧게 서고 키는 30~100㎝로 비교적 단단한 둥근 기둥꼴이다. 어릴 때는 잎 전체에 흰 솜털이 난다. 잎은 어긋나게 달리고 뿌리에서 나온 잎은 꽃이 피면서 없어지고 줄기에서 나온 잎은 긴 타원형이다. 표면은 광택이 나고 뒷면은 흰빛이고 끝은 뾰족하다. 가장 자리에 짧은 바늘 같은 가시 형태로 된 작은 톱니가 있다.

꽃은 암수 한 그루이고 흰색, 붉은색이 있다. 7~8월에 브러시형으로 줄기 끝에 한 송이씩 핀다. 뿌리는 깊고 굵고 마디가 있고 단단하다. 불규칙적으로 굴곡이 지고, 해마다 덩어리 형태의 마디를 만들면서 커간다. 외면은 갈색, 내면은 황갈색을 띠고 절단면의 각처에 기름기가 돌면서 특유한 향취가 난다. 열매는 수과이며 길고 털이 있으며 관모는 갈색이며 깃 모양이다.

식용 이른 봄에 새싹을 나물로 먹는데 하얀 액이 나오며 맛이 쓰다. 쓴맛을 우려내고 국거리, 묵나물로 먹는다. 가을에 캐낸 뿌리는 껍질을 벗겨 사나흘 쓴맛을 우려 삶아 음식으로 먹는다.

메스껍고 마를때 평위산은 비위가 불화하여 음식 생각이 없는 증세를 말한다. 토하고 메스꺼운 증세로 얼굴이 비쩍 마르는 증세에 쓴다. 창출을 군약으로 하며 습을 말리고 비를 운화시켜 행기화위하는 효능이 있다. 창출 8g, 진피 5g, 후박 4g, 감초 2g으로 평위산을 사용한다.

소변이 안 나올때 양증이 안으로 들어가 번갈하며 소변이 안 나오는 것을 다스린다. 택사, 저령, 복령, 백출, 계지 등을 배합하여 오령산을 만들어 먹는다.

외감내상의 증상을 치료 신통, 수통, 오한, 발열시 향부자, 소엽, 창출, 진피 등을 배합하여 향소산(香蘇散)을 만들어 먹는다

관절과 근육의 통증 치료 하지가 힘이 없고 뻣뻣해지면서 붓는 것은 관절과 근육의 통증을 치료한다. 열이 나며 수종이 커지면 창출에 황백을 더해 이묘환(二妙丸)을 만들어 쓴다. 창출의 거습과 황백의 청열 작용에 의해 치료효과를 얻는다.

장은암이 말하기를 "백출은 창출보다 우수하다. 일반적으로 비장을 보하자면 백출을 사용하고 운비하고자 하면 창출을 사용한다.

『신농본초경』에선 창출과 백출을 구분하지 않았고 장중경의 『상한방』 중에는 모두 백출을 사용하고 『금궤방』 중엔 적출(赤朮)을 사용한다"고 하였다.

『신농본초경』에 "출은 맛이 쓰고 성질은 따뜻하며 풍한습으로 생긴 비증을 치료한다. 죽은 살과 경련을 일으키는 옹저를 치료한다. 열을 제거하여 음식을 소화한다."고 한다.

『명의별록』에 "출은 맛이 달고 무독하다. 신체와 얼굴의 대풍을 치료한다. 풍으로 생긴 현훈과 두통, 흐르는 눈물을 치료한다. 담수를 없앤다.

곽란으로 토하고 설사하는 증상을 치료, 임신중기에 허리와 배꼽 사이 피를 원활하게 하며 진액을 북돋고 위를 데우며 음식을 소화하고 입맛을 좋게 한다."고 하였다.

삽주 발효액 담그기

발효액을 만들땐 창출, 백출 가리지 않고 달여낸 물에 엿기름과 흑설탕을 넣고 발효시켜 음용한다. 또는 생강, 대추, 감초를 진하게 달인 물에 삽주뿌리를 잘게 썰어 흑설탕과 함께 넣고 밀봉하여 응달에 놓고 7~8개월간 발효시킨 뒤 음용한다.

엿기름을 사용하면 발효가 조금 빠르고 소화기능이 약한 사람에 도움이 된다.

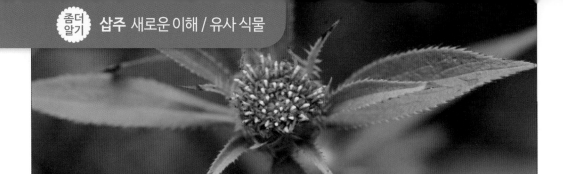

중국삽주

삽주속 식물은 전 세계에 7종이 있는데 주로 아시아 동부지역에 분포한다. 중국약전에는 백출은 큰꽃삽주를 법정기원 식물로, 한국약전에는 삽주와 큰꽃삽주의 근경을 그대로 또는 주피를 제거한 것으로 등재하고 있다

삽주는 국화과 식물로 신농본초경에 출(朮)이라는 약명으로 수재되어 있다. 현재는 창출과 백출로 구별된다. 이것을 처음 구별한 것은 도홍경이다. 수·당시대엔 '천금방'이나 '외대비요방' 등에서 백출이라는 이름이 나온다. 송나라 시대엔 구종석이 창출과 백출을 뚜렷하게 구별하고 있다. 명나라 시대의 '본초강목'에는 그 효능과 용도에 있어 구분을 명확하게 하고 있다.

한국에선 백출은 국화과의 삽주(A.japonica) 또는 큰꽃삽주(A.ovata) 의 근경이며 창출은 가는잎삽주(A.lancea, 모창출) 또는 만주삽주(A. chinensis, 북창출)의 근경이다. 중국산 백출은 큰꽃삽주(A.ovata) (A.macrocephala)의 근경을 그대로 건조한 것 혹은 증발 건조시킨 것이다. 중국산 창출은 가는잎삽주(A.lancea)로 남창출, 모창출이라 한다. 일본산의 백출은 모두 삽주(A.japonica)의 근경 코르크 층을 벗겨 조제한 것이다.

자생하는 삽주는 A.japonica로 7~10월에 줄기와 가지 끝에 흰색 두상화가 1개씩 달리며 암꽃 또는 양성화로 핀다.

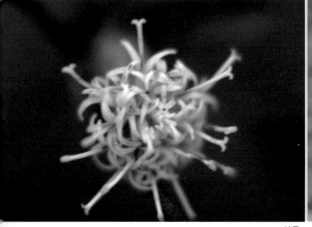

삽주

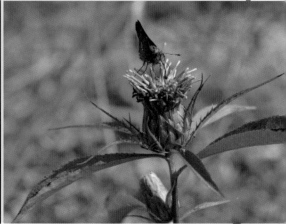

중국삽주

장구채

(王不留行) *Melandryum Firmum Rohrbach* (왕불류행)
(女婁菜) *Melandryum apricum Rohrbach* (여루채)

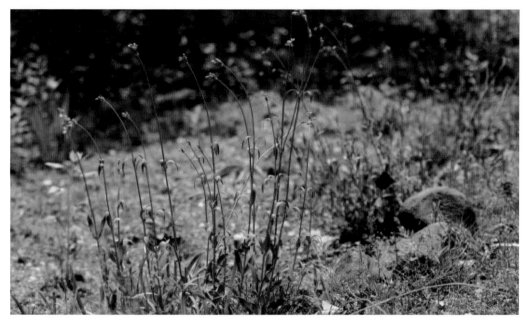

자생지	개화기	채취시기	채취부위
산, 들	7월	여름	전초

특징

성질은 평하고 맛은 달고 담담하다. 효능은 활혈 · 조경 · 이수 · 건비작용이 있다.

• 생김새 •

장구채는 전국 각지의 산야에서 자라는 석죽과의 여러해살이풀이다.

키는 30~80㎝ 정도로 곧추 자란다. 털이 없고 매끈하며 녹색 또는 자줏빛이 도는 녹색이지만 마디부분은 흑자색이다.

잎의 길이는 3~10㎝이며 서로 마주보는 긴 타원형 또는 난상의 넓은 피침형이다. 꽃은 7월에 피고 곧추서며 잎겨드랑이와 원줄기 끝에 취산화서가 층층으로 달리며 흰색이다. 포는 밑부분 양쪽이 막질이다. 작은 꽃자루에 털이 없고 꽃받침은 끝이 얕게 5개로 갈라지며 난형이고 털은 거의 없다. 꽃잎은 5개이며 끝이 2개로 갈라지고 10개의 수술과 3개의 암술대가 있다.

열매는 8~9월에 열리는 삭과로서 길이가 7~8㎜ 된다. 대가 짧으며 끝이 6개로 갈라지고 종자는 콩팥 모양이고 자갈색이며 겉에 작은 돌기가 있다.

· 효능 ·

여름, 가을에 전초를 채취하여 진흙을 제거한 후에 햇볕에 말려 썰어서 사용한다.

지혈작용 혈뇨에 사용하면 효과적이다.

항균 · 소염 · 배농작용 비강의 염증, 유선염에 효과적이다.

유즙을 정상으로 나오게 하는 요약 천산갑과 동일한 효과가 난다.

주의 장구채는 비교적 온화하며 약학성이 홍화나 도인만큼 강렬하지 않다. 다른 약물과 배합 응용하는 것이 보통이며 단용(單用)을 사용하는 것은 바람직하지 않다. 다량으로 장기 복용하는 것도 좋지 않다.

· 질병에 따라 먹는 방법 ·

월경통에 어혈이 막힌 월경통에는 천궁, 도인, 생강, 설탕을 가미해 끓여 온복한다. 월경통으로 복통이 있을시 적작약, 목단피, 황금을 가미해서 끓여 마시면 좋은 효과가 있다.

혈뇨에 십이지장 출혈로 대변 후 혈색이 자갈색이 되거나 대변에 붉은 기름 모양의 것이 혼합될 때는 지유탄, 황련, 마치현을 배합해서 쓴다.

비점막의 염증에 콧물이 나올 때 장구채를 분말로 하여 비공에 넣으면 좋은 소염 효과가 난다.

유옹, 유선염에 황련, 포공영, 금은화를 배합 사용하면 항균 · 소염 · 배농의 효과가 있다.

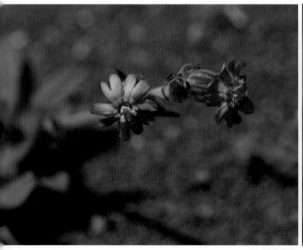

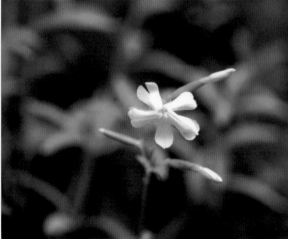

갯장구채

비누풀

양장구채

장구채의 약명 '왕불류행'은 '신농본초경' 상품에 수재되어 있다. 실제 중국에서 유통되고 있는 여러 종류의 왕불류행은 서로 기원이 다르므로 효능도 다를 수 밖에 없다. 한국에선 패랭이꽃과(석죽과)의 장구채 종류를 이용하며 중국에선 Vaccaria 속의 맥람채(麥藍菜) (Vaccaria segetalis Neck. Garcke)를 쓰기도 하는데, 이는 비누풀 속에 들어가는 식물이다. 왕불류행은 금원시대 이전엔 Melandriunm 속 Apricum 종을 주로 이용했으며 이후엔 현재의 맥람채를 이용한다.

최근에까지도 사용된 장구채의 속명 멜란드리움은 테오프라스토스가 사용한 검은 참나무를 뜻하는 고대 희랍어이다. 요즘에는 숲의 수호신인 실레노스에서 비롯한 Silene 를 쓴다. 자생하는 Silcne 속 식물로 장구채 외에 갯장구채, 애기장구채, 분홍장구채, 가는다리장구채, 끈끈이대나물, 끈끈이장구채, 울릉장구채, 오랑캐장구채. 양장구채 등이 있다.

양장구채 유라시아 원산의 귀화식물로 제주도의 저지대 풀밭에서 자란다. 줄기가 곧게 서고 자기 끝과 꽃받침에 긴 털과 샘털이 밀생한다. 개화기는 4~7월이다. 색꽃의 꽃잎은 5개 이고 끝이 오목하게 파인다.

애기장구채 전체 가는 털이 있으며 잎은 선상의 피침형이다. 유사식물로 말뱅이나물이 있다.

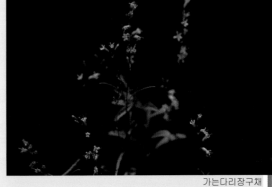

가는다리장구채

울릉장구채 울릉도의 바위지대에서 자란다. 뿌리줄기는 굵고 목질화 된다. 꽃은 6~11월에 가지 끝과 위쪽 잎겨드랑이에 달리는 원추화서에 흰색꽃이 촘촘히 모여핀다.

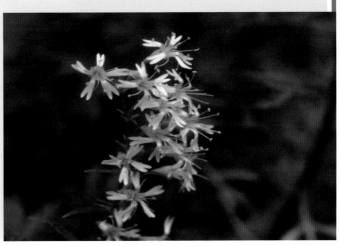

울릉장구채

괭이밥

(酢漿草) *Oxalis corniculata L.* (초장초)

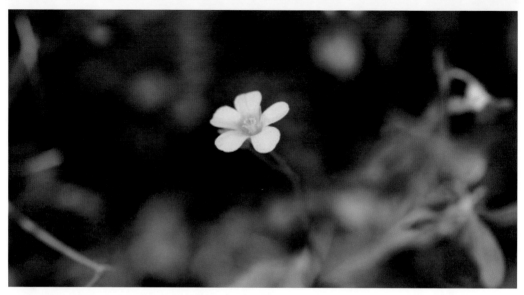

자생지	개화기	채취시기	채취부위
들	4~5월	7~8월	전초

특징

성질은 차고 씹어보면 신맛이 난다. 효능은 해열·이수·양혈·소종작용이 있다.

• 생김새 •

괭이밥은 전국 각처의 볕이 잘 드는 길가나 풀밭 등지에서 흔히 자라는 괭이밥과의 여러해살이 풀이다. 손톱에 봉선화 꽃잎으로 물들일 때 소금을 약간 넣고 찧은 후, 백반대신 괭이밥을 넣으면 봉선화 물이 붉게 잘 들기 때문이다.

길이는 10~30㎝ 이며 가지가 기부에서 갈라져 땅을 기며 잔털이 많다. 잎은 서로 어긋나고 긴 잎자루 끝에 3개의 소엽이 옆으로 퍼져있다. 작은 잎은 심장형으로 가장자리에 톱니가 있다.

잎겨드랑이에서 긴 꽃대가 곧추 나와 끝에 1~8개의 꽃이 우산 모양으로 달리며 포가 있고 화관은 작다. 꽃잎은 5장이며 긴 타원의 피침형으로 꽃받침도 5장이다. 수술은 10개로 5개는 길고, 5개는 짧다. 씨방은 5실이고 암술대(화주)는 5개이다.

열매는 6월부터 맺고 삭과로서 원주형이다. 속에 많은 씨앗이 있으며 렌즈 모양으로 양쪽 옆으로 주름살이 진다.

괭이밥의 화학 성분으로는 다량의 초산, 수산염 등이 들어있다.

소종 · 양혈 · 이수작용 감염성 염증, 황달성 간염, 비뇨기계 염증, 피부염을 치료한다.

· 질병에 따라 먹는 방법 ·

식용 전초를 7~8월에 채취하여 햇볕에 말리거나 생것으로 사용한다. 어린 것은 캐다가 나물로 해 먹는다. 이때 가볍게 데쳐 한번만 헹구어서 간을 한다.

피부염에는 여름이나 가을에 피부에 열이 나고 아픈 창절이 발생하면 향유, 금은화와 함께 끓여 내복하거나 외용한다.

말린 약재를 1회에 3~5g씩 500cc의 물로 달여 복용한다. 생즙을 내어 복용해도 같은 효과가 있다.

외과 질환과 치질에 생품을 짓찧어 환부에 붙이거나 달인 물로 환부를 씻거나 찜질을 한다.

갑작스런 이질에 열이 나고 배가 아프면서 대변을 자주보지만 배변량이 계속 감소한다면 황금, 황련, 목향, 백두옹을 3일간 계속 복용한다.

증상이 호전된 후에도 괭이밥을 계속해서 며칠동안 복용하여 재발을 막는다.

편도선, 인후의 염증에 발열로 편도가 붓고 아플 때 도라지, 범부채, 산두근, 감초를 가미하여 끓인 후 3일간 복용하면 좋은 효과가 있다.

비뇨기계 염증에 급성 신염, 방광염, 요도염에 제비꽃, 질경이, 통초, 편축, 금전초, 계골초를 함께 끓여 5~7일간 복용하면 효과가 좋다.

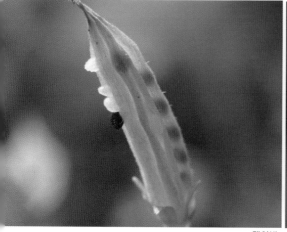

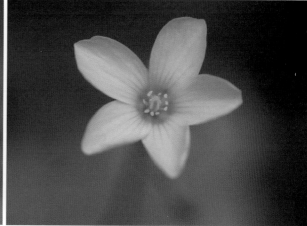

괭이밥   괭이밥

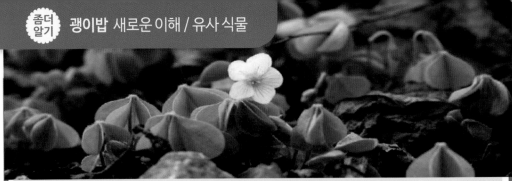

애기괭이밥

애기괭이밥 높은 산의 숲속에서 자라고 잎은 3출엽이며 소엽은 거꿀 심장형이다.
꽃은 4~6월에 뿌리에서 나온 꽃줄기 끝에 자주색 줄무늬가 있는 흰색꽃이 핀다.
열매는 매우 짧고 작은 별 모양의 형상을 띠고, 꽃이 분홍색이면 붉은자주애기괭이
밥이라 한다.

붉은괭이밥 잎이 적자색을 띠며 괭이밥에 비해 전체적으로 작다.

큰괭이밥 산지의 계곡 주변에서 자라는 여러해살이 풀이다. 잎은 뿌리에서 나고 3
출엽이며 잎자루는 길고 털이
있다.
작은 잎은 삼각형이고 끝부분
이 자른 듯 하여 약간 오목하
다. 4~5월에 뿌리에서 나온
꽃줄기 끝에 붉은 줄무늬가
도는 흰색이 밑을 향해 접혀
핀다.

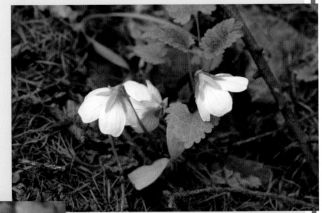

큰괭이밥

자주괭이밥 남미 원산의 귀화식물
로 주로 남부지방에서 자란다. 꽃은
5~10월에 줄기 끝에 달리는 산형화서
에 5~7개의 홍자색 꽃이 핀다.

자주괭이밥

나팔꽃

(牽牛子) *Pharbitis nil. Choisy* (견우자)

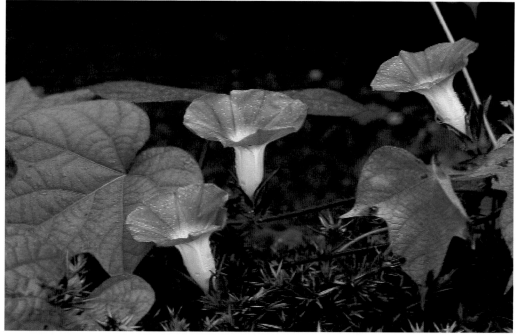

자생지	개화기	채취시기	채취부위
관상	7~9월	8~10월	종자

특징

성질은 차고 맛은 쓰며 독성이 있다. 사하, 거담, 이수작용을 한다.

• 생김새 •

아시아가 원산지로 흔히 나는 메꽃과의 덩굴성 한해살이풀이다.

씨앗이 검거나 희고 그 약효가 소 한 마리와 바꿀 정도로 높다하여 '견우자(牽牛子)'라 한다.

또한 소를 뜻하는 '축(畜)' 자를 써서 씨앗이 검으면 '흑축', 황색이면 '백축'이라고도 부른다.

길이는 2~3m되고 전체가 밑을 향해 털이 있다. 잎은 서로 어긋나고 심장형으로 보통 3갈래진

다. 갈래는 끝이 뾰족하며 가운데 갈래는 타원형이고 양쪽 갈래는 삼각상의 달걀꼴이다.

가장자리는 밋밋하다. 꽃은 7~9월에 피는데 흔히 보라색, 흰색, 붉은색으로 핀다. 잎겨드랑이

에 1~3송이씩 달리고 꽃받침은 깊게 5갈래진다.

열매는 8~9월에 열리며 성숙기(8~10월)에 채취하여 햇볕에 말린다.

강한 사하작용 소변을 통하게 하고 적체를 내려보내고 수종을 물리친다.

거담작용 천식 환자로서 담이 너무 많아 토해낼 수 없을 때, 누워 있을 수도 없을 때, 거담제가 효과가 없을 때 견우자를 사용하면 효과적이다.

견우자는 보통 가루 내어 쓰거나 끓이거나 볶아서 쓴다. 약성을 지켜 법제를 할 때는 보통 막걸리에 버무려 3~4시간 찐다. 원래 성질이 차기 때문에 그것을 완화시키고자 함이다. 그 후 다시 말려 찧어서 가루 내어 채서 첫물만 약으로 쓴다.

속명은 견우자에 함유되어 있는 '파르비틴'이라는 성분에서 나왔다. 원래 파르비틴은 장 내에서 담즙과 장액에 접촉되면 특정한 산이 발생되는데 이것이 장관에 강렬한 자극을 주어 장의 유동작용을 강화하고 분비액을 증가시킨다. 그래서 심한 변비에 효과적이다. 많은 양을 내복하면 중독현상이 생기므로 주의한다.

· 질병에 따라 먹는 방법 ·

변비에 위장에 실열이 꽉 차서 생기는 변비, 복부창만, 복수 등의 치료에 사용된다. 견우자 4~12g을 사용하면 장의 점막을 자극하여 분비액의 증가를 촉진해 배설작용을 원활히 한다.

간경화, 신염에 복수가 있거나 소변 보기가 힘들어지면 견우자에 망초, 대황을 배합하여 쓰면 체내에 쌓인 수분이 대소변으로 나가게 된다.

피부미용에 견우자는 미용 재료로 이용되기도 한다. 견우자 가루를 달걀 흰자에 개서 자기 전에 바르고 아침에 잘 씻어낸다. 피부의 노폐물을 제거하고 탄력을 높인다.

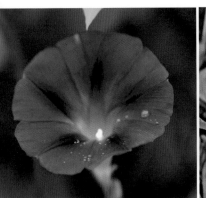
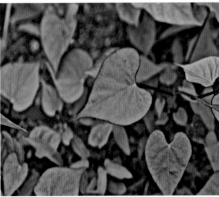
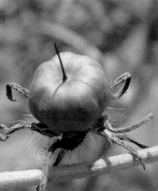

나팔꽃　　　　　　　　　　　둥근잎미국나팔꽃　　　　　　　　　　　나팔꽃

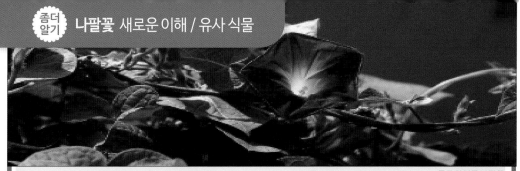

둥근잎미국나팔꽃

나팔꽃은 인도로부터 히말라야에 이르는 지역이 원산지라 한다. 일설에 의하면 남미의 열대가 또는 난온대 아메리카가 원산이라 하기도 한다.

전 세계에 24종이 있다. 나팔꽃의 속명 Ipomoea는 식물체 전체에 털이 나고 다른 식물체를 탱탱 감으면서 올라가는 모습에서 비롯한다. 종명 Niy은 아라비아어로 남색꽃을 의미한다.

'견우자'라는 약명은 최초로 '명의별록'에 하품으로 기재되었다. 그리스어 'Ip' 또는 'Ips'에서 나온 신 라틴어로 지렁이 같은 벌레라는 뜻이다. 그리스어 'Homoios(~에 닮은)'에 어원을 둔 신 라틴어 'Omoea'와 합해서 만든 것으로 감고 기어 오르며 자라는 모습을 나타낸다.

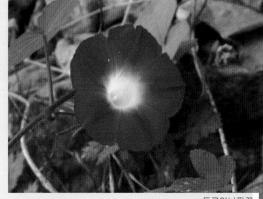

둥근잎나팔꽃

미국나팔꽃 나팔꽃에 비해 꽃이 작고 잎이 깊숙하게 갈라진다. 잎이 3~5갈래 깊게 갈라지고 꽃이 작고 꽃받침 조각이 피침형이고 뒤로 휘는 점이 특징이다.

둥근잎미국나팔꽃 잎이 난형이고 갈라지지 않는다. 둥근잎 나팔꽃은 꽃받침 조각이 긴 타원형이고 뒤로 휘지 않으며 꽃이 크다.

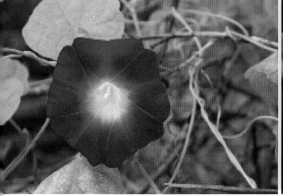

둥근잎미국나팔꽃

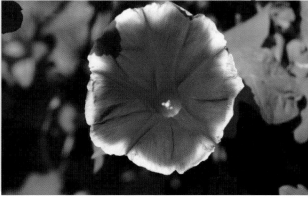

나팔꽃

호장근

Polygonum cuspidatum S. et. Z.,Reynoutria japonica Hou

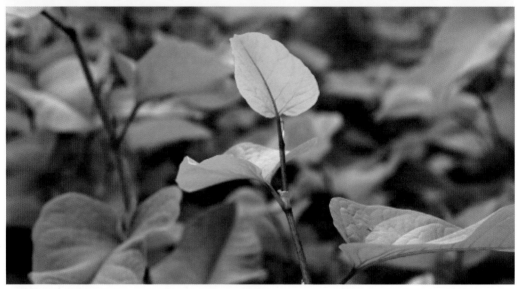

자생지	개화기	채취시기	채취부위
산, 들	6~8월	가을~봄	뿌리

특징

성질은 평하고 맛도 달다. 효능은 거풍·이뇨·소종하며 어혈도 몰아낸다.

• 생김새 •

전국 각처의 풀밭이나 길가에서 자라는 대형의 마디풀과로 여러해살이풀이다.

땅속줄기는 목질이며 길게 뻗으면서 군락을 형성한다. 굵은 줄기가 여러 대 곧게 또는 비스듬히 뭉쳐나며 높이가 1~1.5cm에 이르고 속은 비어있다. 어린 때는 줄기에 적자색 반점이 있고 마디에 원줄기를 둘러싼 탁엽이 있다. 잎은 서로 어긋나고 길이가 6~15cm이다. 끝이 뾰족하고 기부는 수평하며 양면에 털이 없고 가장자리가 밋밋하다.

꽃은 6~8월에 핀다. 암수딴그루에 작은 흰 꽃이 줄기 상부와 잎겨드랑이에 조밀하게 이삭 모양으로 달려 전체가 대형의 원추화서를 이룬다. 꽃받침 조각은 5개이고 바깥쪽 3개는 뒷면에 날개가 있고 꽃잎은 없다. 수꽃에 8개 수술이 있고 암꽃에는 암술머리가 3개로 갈라진 1개의 암술이 있다. 열매는 수과로 세모진 흑갈새의 타원형이고 광택이 있다. 날개가 있는 3개의 꽃받침 조각에 싸인다.

302

어혈을 몰아냄 혈중의 지질을 감소시킨다. 호장근 80g을 짙게 끓여 20일 동안 계속 복용한다. 혈액검사 후 비정상이면 다시 20일간 복용하며, 혈중지질이 정상화 될 때까지 반복 복용한다.

이담, 소황 높은 효과 황달성 간염에 사용하면 항균소염, 이뇨작용을 한다.

기타 풍습성동통, 황혈, 수종, 월경 불순 등에도 좋다.

· 질병에 따라 먹는 방법 ·

식용 가을에서 이듬해 봄 사이에 캐어 쓰며 먹는 부위는 주로 어린 잎이나 줄기이다. 잎이 아직 나지 않았고 줄기가 하나일 때 꺾어서 껍질을 벗기고 잘라 소금에 저린다. 그런 다음 소금기를 빼서 먹는다.

연한 잎은 따서 튀겨먹기도 하며 살짝 데쳐 기름에 지져 먹는다. 약용으로 쓸 때는 뿌리를 건조 시키든가 검게 쩌서 구워 사용한다.

류머티성 관절통, 신경통, 마목, 마비에 40g 정도 진하게 끓인 액을 한번에 복용한다. 급 · 만 성에 모두 쓴다.

황달성 간염에 발병초기에 인진, 치자, 차전자를 배합해서 쓴다.

가려움증에 호장근을 끓인 물로 씻으면 거습 · 지양 · 소종 · 지통의 작용을 발휘하므로 피부 의 가려움증에 외용약물로 좋다.

말린 약재를 가루로 빻아 달여 씻거나 기름으로 갠 후 환부에 바른다.

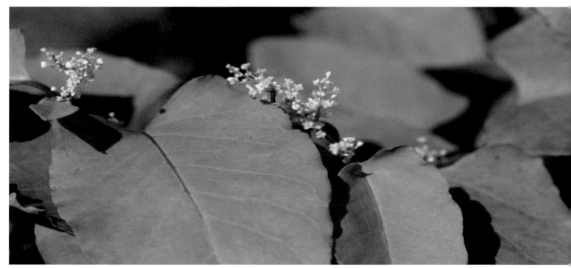

호장근

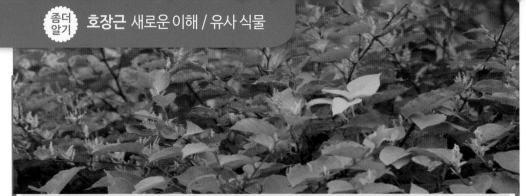

감절대

호장근속 식물은 전 세계에 약 230여 종이 있으며 세계 각 지역에 넓게 분포한다. 주로 북반구의 온대지역에 많이 자생한다.

중국엔 120여종이 있고, 그 중 80여종이 사용된다. 호장의 약명은 '명의별록'에 최초로 기재되었다. 중국약전에는 Cuspidatum종을 법정기원 식물로 한다.

중국식물지에는 호장근을 여뀌속(Polygonum)에서 분리하여 호장근속(Reynoutria)에 붙이고 종명을 Japonica로 부여하였다. 한국은 Fallopia란 속명을 쓴다.

왕호장근 울릉도와 북부지방의 산지에서 자란다. 키는 150~300cm다. 호장근에 비해 대형이며 잎이 좀 더 길쭉하고 뒷면이 흰빛을 띤다. 꽃은 8~9월에 가지끝과 잎겨드랑이에 달리는 총상화서에 흰색꽃이 암수 딴포기로 핀다. 감절대는 호장근에 비해 잎의 밑부분이 둥근 모양이다.

감절대 전국 하천가나 산기슭의 그늘진 곳에 자라는 다년생 풀이다. 줄기는 곧게 자라며 키는 1~2m이다. 잎은 어긋나고 길이는 6~10cm, 폭은 5~8cm이다. 꽃은 원추꽃차례에 5~6월에 가지 끝가 잎겨드랑이에서 나온다. 열매는 수과로 난상원형이다.

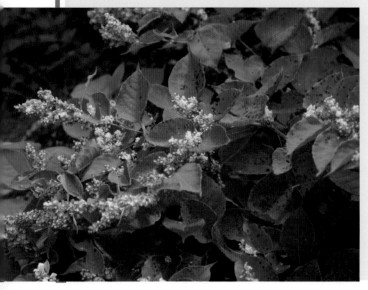

붉은호장근 제주 한라산에서 주로 자라고 6~9월에 가지 끝과 잎겨드랑이에 달리는 총상화서나 흰샛꽃이 암수 딴포기나 양성화로 핀다. 꽃은 붉지만 변이가 나타난다. 감절대(Forbesii)에 비해 잎의 밑부분이 끊어진 듯한 모양이다.

붉은호장근

인진호

(茵蔯蒿) *Artemisia capillaris Thunberg* (인진쑥, 사철쑥)

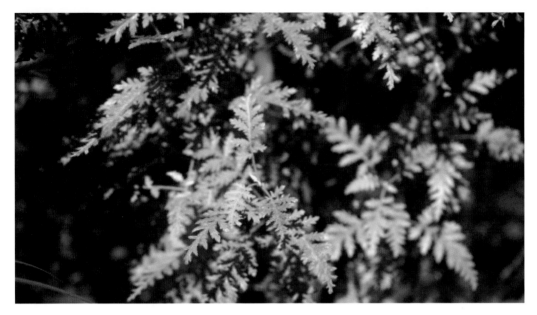

자생지	개화기	채취시기	채취부위
산, 들	8~9월	여름	지상부

특징
성질은 차며, 맛은 맵고 쓰다. 효능은 담즙분비, 이뇨, 항균, 습열제거를 한다.

• 생김새 •

국화과에 속하는 여러해살이풀인 사철쑥은 '인진호' 라고도 불린다.

바닷가의 모래나 묵은 밭, 냇가 자갈밭 등에 야생하며 포기상으로 자란다. 4~5월 초봄에 한 뼘쯤 자란 것을 베어 말려 쓴다. 길이는 1.5m까지 자란다. 줄기의 밑 부분은 나무처럼 딱딱하고 가지가 많이 갈라진다. 처음에는 비단 같은 털로 덮인다.

봄에 뿌리에서 나온 잎은 두 차례 깃털 모양으로 갈라지고 솜털이 빽빽하게 나며 개화 후에 없어진다. 꽃이 달리지 않은 가지의 잎은 넓으며 로제트(Rosette)형이다.

줄기의 잎은 털이 없고 가늘게 갈라진다. 뿌리에서 나온 잎은 여름에 마르고 줄기에서 나온 잎은 가을에 마른다. 줄기나 가지 끝에 많은 황색 꽃이 원뿌리꼴로 모여 핀다. 꽃잎은 없고 꽃(암술과 수술)은 8~9월에 피며 9~10월에 열매가 수과로 맺는다.

담즙분비 · 청간작용 소염성 이담제로서 담즙을 많이 나오게 하는 동시에 담즙 속의 덩어리를 밖으로 배출하여 간을 깨끗하게 한다.

이뇨, 혈압강하, 항균, 해열작용 주성분은 쿠마린, 클로로겐산, 카페인산과 정유이며 황달과 관련된 증상을 치료한다.

이담 · 퇴황작용 간염에서 황달, 배뇨곤란이 나타나면 수시로 이것을 복용하게 한다.

습열 제거 인진은 습기로 인한 병을 치료한다. 중추를 통해 내장 및 말초 혈관을 확장하여 혈압 상승에 좋다. 음황은 황달로 지체가 역냉(逆冷)하고 가만있어도 땀나는 경우에도 유효하다.

『동의학사전』의 설명에 의하면 "맛은 쓰고 매우며 성질은 차다. 방광경, 비경, 위경에 작용한다. 열을 내리고 습을 없애 오줌을 잘 누게 한다. 약리실험에서 물엑스, 향기름 성분이 열물내기 작용(담즙분비의 촉진), 이뇨 해열 작용을 보였다. 황달, 만성 간염에 쓴다. 하루 8~20g씩 달여 먹는다. 다른 나라에서는 사철쑥을 생당쑥으로 쓴다."고 하였다.

『신농본초경』에 "맛은 쓰고 기는 평하다. 풍습으로 생긴 한열, 사기(邪氣)와 열이 응결된 황달을 치료한다. 오래 복용하면 몸이 가볍고 기를 보하고 노화를 막는다."고 하였다.

『명의별록』엔 "전신 발황(發黃), 소변불리를 치료하고 머리 발열을 없애며 잠복한 덩어리를 없앤다. 얼굴이 환해진다. 5월과 입추 사이에 채취하여 그늘에 말린다."고 하였다.

『본초비요』에 "비위에 습열이 있으면 황달을 발하는데, 황색은 비장의 색이다. 열이 심한 것은 몸이 귤색이고 땀은 황백즙과 같다. 인진을 위주로 다스리고 양적인 황달에는 대황, 치자를 더하고 음적인 황달엔 부자, 사간(射干)을 가하여 각각 한열을 따라서 치료하여야 한다."고 하였다.

· 질병에 따라 먹는 방법 ·

열증을 수반한 황달에 장중경의 『상한경』에서 처방한 '인진호탕'이 대표적인 약물이다. 열이 나며 입이 쓴 양증으로, 이뇨와 황달을 치료하는데 효과가 매우 좋다. 대황, 치자, 황금, 울금으로 구성된다. 음황에는 '인진사역탕'이 있는데 인진에 건강, 부자 등을 가한다.

황달, 간염, 간경화, 간암에 민간에서는 생즙을 먹기도 하며 달여서 먹기도 하고 조청을 만들어 먹기도 한다. 보통 소화가 잘 안 되는 사람도 차처럼 끓여 마시거나 엿으로 만들어 먹는다.

신농본초경의 상품에 '인진으로 수재되어 있는 것을 일본에선 사철속의 화수를' 인진호 '라 한다. '생당쑥', '인진쑥', '더위지기' 등의 여러 이름이 있다.

어린순은 나물로 무쳐 먹고 약초로 쓴다. 중국에선 사철쑥의 어린싹을 '면인진'이라 하고 정품으로 본다. 이들 외에 여러 종류의 새싹이 유통되나 정확한 감별이 요구된다.

쑥 종류중에 가장 열악한 환경에서 사는 종이 더위지기이고 그 다음이 사철쑥이다

더위지기 '한인진'이라 하며 대용하며, 어린순은 나물로 무쳐 먹고 약초로 쓴다.

북한에서는 '흰더위지기(Arte misia messerschmi-dtiana Besser var. dis-color(Komarov) Nakai)' 라고도 하며, 비슷한 생당쑥을 여름철 꽃피기 전에 전초를 베어 그늘에서 말려 쓴다.

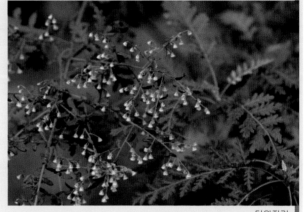

더위지기

사철쑥 주로 중상류 하천 고수부지에서 흔히 보인다. 땅속 깊은 곳까지 뿌리를 내리기 때문에 비록 땡볕에 살지만 뿌리가 건조에 노출된 위험은 없으며 거센 물살이 지나더라도 떠내려 가지 않는다. 목질화 된 원줄기의 아랫부분은 복사열에도 줄기 속 세포들이 파괴되거나 수분을 빼앗기지 않는다. 인진호라는 한자명은 봄에 채취한 어린 잎을 햇볕에 말린 것이다. 종명 카팔라리스는 가는 털이 많다는 뜻으로 '애탕쑥'이라고도 부른다.

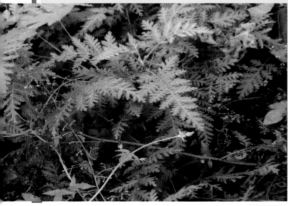

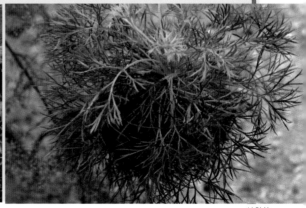

더위지기

사철쑥

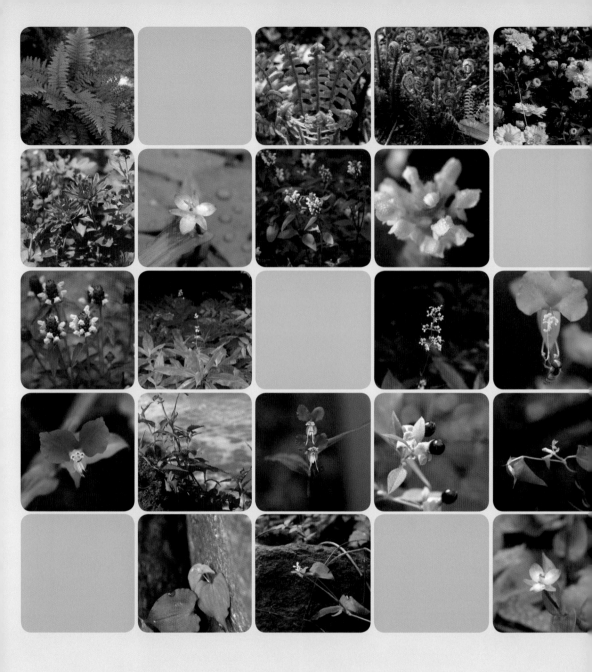

제8장
해독을 잘 시키는 산야초

● ○ ○ ■ ■ □

닭의 장풀은 꽃잎이 오리발 같이 생겼다해서 '압척초',
닭장 부근에서 잘 자라고 꽃이 닭 벼슬과 비슷해 '달개비',
마디가 있어 꽃이 피는 대나무 같다해서 '
죽절채' 라 부른다.
옛부터 꽃즙을 짜서 비단 옷감을 남색으로 물들일 때 사용했다고 한다.

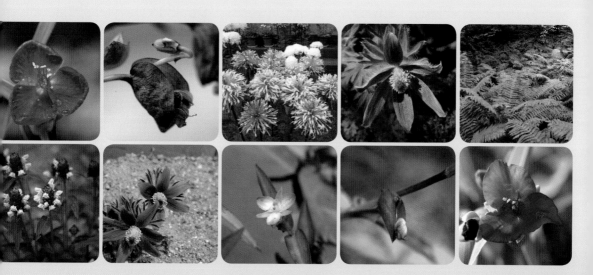

할미꽃

Pulsatilla koreana Nakai, Anemone koreana Nakai (백두옹)

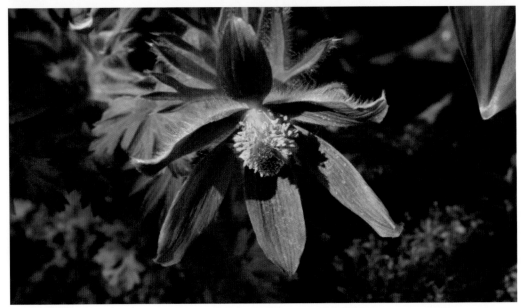

자생지	개화기	채취시기	채취부위
양지바른 산	4~5월	가을~봄	뿌리

특징

성질은 차며 효능은 청열 · 해독 · 살균작용을 한다.

● 생김새 ●

이른봄, 양지 바른 들과 산에서 잘 자라는 마나리아재비과의 여러해살이풀이다. 노고초(老姑草), 백두옹, 호왕사자(胡王使者) 등으로 불린다. 겨울 추위가 심한 곳에서는 자라지 못한다.

뿌리는 비대한 편이며 곧게 땅속에서 뻗어 내린다. 지름은 2cm 정도까지 자라며 0.7cm 이상이 되어야 개화할 수 있다. 뿌리 부근에서 여러 개의 잎이 나온다. 잎자루가 길고 5개의 소엽이 새의 깃 모양처럼 겹잎으로 되어있다.

개화기는 4~5월로 꽃대 높이는 30~40cm 정도로 자란다. 꽃대 끝에 한 개의 꽃이 머리를 아래로 숙이며 붉은 자주색으로 핀다. 꽃봉오리 때 곧게 자란 꽃대는 꽃이 피면서 굽어진다. 이것은 암술과 수술이 비에 젖지 않도록 보호하는 구실을 한다. 그러다가 꽃이 지고 난 뒤에 희고 긴 털이 달린 둥근열매를 맺는다. 꽃대는 다시 일어나 불어오는 바람에 씨를 날려보낸다.

열매는 4mm 정도의 수과이며 암술대가 4cm 정도로 길게 자라고 흰털이 모여 있다.

할미꽃 뿌리는 가을에서 봄 사이에 채취한다. 뿌리의 독성 여부와 성질(찬지 더운지)은 명확하지 않지만 선인들의 실례를 보면 뿌리는 성질이 차고 약간의 유독성이 있으리라고 추정된다. 『신농본초경』에 "맛은 쓰고 기는 따뜻하며 무독하다. 학질과 미친병으로 생기는 한열을 치료한다. 피를 몰아내고 진통작용이 있다. 외상을 치료한다."고 쓰여 있다.

청열 · 해독작용 구강의 열을 조절하여 항상 건강하게 한다.

살균 · 소염작용 피부에 생기는 피부질환을 개선시킨다.

주의 체질이나 질병의 조건이 냉성일 경우엔 소량씩 신중히 사용하여야 한다.

『약초의 성분과 이용』에서 "뿌리에 아네모닌과 탄닌질이 있다. 뿌리 달임액은 혈압 내림작용, 아메바 원충을 죽이는 작용이 있다.

전초 달임액은 말초혈관 확장작용과 떼낸 심장의 수축작용을 강화시킨다. 동의 치료에서 뿌리를 염증약, 수렴성 피멎이 약, 설사 멎이 약, 장의 열을 내리고 독풀이 약으로 설사, 치질출혈, 대장염, 적리에 10~15 g 을 달여서 하루에 세번 나누어 먹는다."고 한다.

『동의학 사전』에 위경, 대장경에 작용하며 열을 내리고 어혈을 흩어지게 한다."고 한다.

『상한론』의 저자인 장중경이 백두옹을 사용한 처방인 『금궤요략 334조』에는 '백두옹탕' 이 있다. 산후에 설사를 심하게 하여 쇠약해진 경우엔 '백두옹가감초아교탕' 으로 다스린다.

피부병에 병인이 되는 진균의 멸살작용을 하며 토복령, 지정초와 함께 사용한다.

입과 혀가 허었을 때 구강의 열이 심해 입과 혀가 헐면 치자, 황금, 금은화를 가미 사용한다.

시력 저하에 눈이 충혈되었거나 사물이 잘 안보이면 백두옹, 황련, 결명자, 국화를 배합해 며칠 동안 복용하면 염증을 없애고 시력을 정상으로 하는데 효과가 있다.

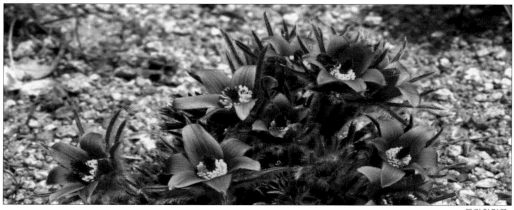

동강할미꽃

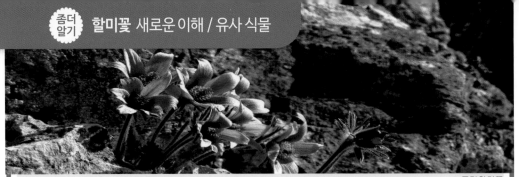

동강할미꽃

할미꽃속 식물은 전 세계에 40여 종이 있는데 주로 아시아, 유럽에 분포한다. 종 다양성이나 개체군이 제한적이다. 대륙성 온대지역에선 흔하다.

속명은 라틴어 Pulsatilla의 '소리치다' 라는 의미로 종같이 생긴 꽃의 형태에서 유래되었다. Anemone는 '바람의 딸' 이란 뜻이다. 바람이 없어도 움직이며 이는 동방의 기를 받아 풍(風)이 동하는 형상이고 바람이 있어도 움직이지 않으니 이는 서방의 기(氣)를 얻어 금(金)이 목(木)을 억제하는 것이다.

우리나라에서는 회분이 많이 있는 낮은 산의 무덤가에서 잘 자란다. 단 500m 이상의 산지에서는 자라지 않는다. 중국에는 오래전부터 '백두옹' 으로 알려져 있는데 그 중에 Anemone속, Imula속, Gerbera속 등등 전혀 다른 식물이 많다. 홍콩의 경우 백두옹의 대용품으로 석죽과 polycarpaca의 전초를 사용하며 중약명으로 성색초(聲色草) 광백두옹이라 한다. 할미꽃의 종류로는 제주도에서만 자라는 '가는 할미꽃', 북부지방에서 자라는 '분홍 할미꽃', 백두산 등지에서 자라는 '산 할미꽃' 등이 있다.

가는할미꽃 제주에서 자생하며, 높이 10~30cm이고 뿌리가 땅속 깊이 들어가 많은 뿌리잎이 뭉쳐난다. 작은잎은 5개로 밑부분의 작은잎은 2~5개로 갈라진다. 꽃은 4~5월에 피고, 종모양으로 밑쪽을 향한다. 꽃줄기는 10~30cm에 털이 빽빽하다. 꽃받침잎은 6개로 흰 털이 빽빽하다. 열매는 수과(瘦果)이며 흰 털이 난다.

동강할미꽃 강원도 동강의 바위 겉에 자라는 한국특산의 여러해살이풀이며, 키는 꽃이 필 때 15cm쯤이며 이후에 더 자란다. 전체에 흰 털이 많다. 잎은 뿌리에서 나는 깃꼴겹잎이다. 꽃은 4월 초순에 피며 처음에 위를 향했다가 옆을 향한다. 할미꽃과는 달리 꽃이 고개를 숙이는 않는다. 꽃 색깔은 연분홍, 청보라, 붉은 자주색, 흰색이다. 꽃자루는 1·2cm이지만 꽃이 긴 후에 자라 20cm에 이른다. 화피는 6장이고 겉에 털이 있다. 암술과 수술은 수가 많은 편이지만 할미꽃에 비해서는 적다.

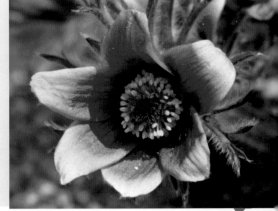

동강할미

꿀 풀

Prunella vulgaris Linne var. asiatica(Nakai) Hara (하고초, 셀프힐)

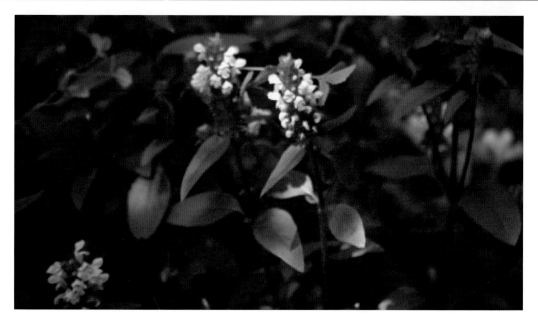

자생지	개화기	채취시기	채취부위
들	5~7월	6월	꽃

특징

맛은 쓰고 매우며 성질은 달다. 효능은 이뇨 · 혈압강하 · 억균작용을 한다.

• 생김새 •

꿀풀은 습기가 적당히 있는 땅을 좋아한다.

꽃은 5~7월에 피는데 붉은 자주색이고, 흰꽃이 피는 것은 '흰꿀풀'이라 하며 방망이 같은 꽃차례에 꿀이 빽빽이 달린다 하여 '꿀방망이'라고도 한다. '하고초(夏枯草)'란 이름처럼 6월부터 꽃대가 말라죽는다. '붉은꿀풀', '두메꿀풀'란 이름도 함께 쓴다.

키는 20~30㎝ 높이로 자라고 몸 전체에 흰색 털이 덮여 있다. 원줄기는 네모나며 꽃이 지고나서 옆에서 새 가지가 뻗는다. 잎은 마주 나고 긴 타원형이며 가장자리는 밋밋한 편이다.

초여름부터 이삭 안에 연보라색의 작고 아름다운 꽃이 피며 꿀이 많아서 '꿀풀'이라고도 한다.

하고초는 동지 후 싹이 나온다. 싹은 하지가 되면서 바로 마르는데 반드시 마르기 전에 채취해야 한다. 또한 꽃이 필 때 전초를 베어 그늘에서 말린 후 사용한다.

이뇨작용 잎과 꽃 이삭은 이뇨제로 널리 쓰인다.

해독·명목작용 주로 간경에 작용한다. 간염초기 증상에 대해 열독을 없애고 눈을 밝게 한다.

소염작용 종기 치료에 사용된다. 종기로 딴딴해지면 이를 누그러뜨리고 없앤다.

지혈작용 여성의 자궁의 출혈을 치료하는데 사용한다.

기타 약리실험에서 혈압강하작용과 이뇨·억균작용 등이 입증되었으며,
간화로 벌개지면서 아프고 붓는 눈, 구완와사 등에도 쓴다.

『신농본초경』에 "맛은 쓰고 매우며 성질은 차갑다. 한열을 일으키는 나력과 서루(鼠瘻)를 치료한다. 머리창상을 치료한다. 부수고 혹과 응결한 기를 흩어 버린다. 종아리 부종과 습으로 생긴 순환 장애를 치료한다"고 하였다.

『본초경』엔 "맛은 약간 쓰고, 매우며 기는 뜨면서 오르고 음중의 양이다. 간기를 잘 풀어주고 간혈을 잘 기르는 까닭으로 능히 산결 개울시키니 크게 나력, 서위, 유옹, 영기를 치료하며 아울러 두창, 목질도 치료한다"고 하였다.

당종해가 쓴『본초문답』에는 "하고초는 겨울의 막바지에 나서 봄에 커서 바로 수목(水木)의 기를 얻은 것이다. 여름을 만나 시드는 것은 목이 불을 만나 그 기운이 스스로 물러나기 때문이다. 그러므로 간담경의 화(火)를 없애는 데 쓴다.

하고초는 몸의 소양지기(少陽之氣)를 받아 생(生)하나 여름이 되면 마르고 맛이 쓰므로 간담과 삼초의 화를 맑게 한다. 나력이라는 것은 목위의 근맥이 맺힌 것이다.

하고초는 무더기로 자라 사람의 근맥을 닮았으며 성질이 가볍고 뜨므로 상초(上焦)로 달린다. 그러므로 경상(頸上)의 결(結)을 고친다.

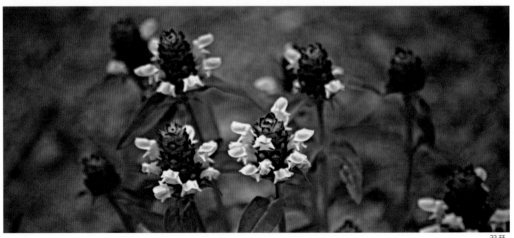

꿀풀

식용 봄에 어린순을 하루 정도 우려내어 나물로 먹는다. 꽃은 이삭 채 뜯어 씻고 물기를 빼 이삭에서 꽃만 뜯은 후 데쳐서 묽은 간을 하여 무쳐 먹는다.

반죽을 하여 튀김을 하고, 잎은 잘게 썰어 무쳐 먹기도 한다. 쓴맛이 강하므로 우려내어 쓴다.

눈이 아플때 향부자, 감초를 배합해서 눈이 아프고 찬 눈물이 흐르며 햇빛과 밝은 것을 싫어하는 증세에 쓰는 '하고초산'이 있다. 일명 '보간산(補肝散)'으로도 불린다.

고혈압에 관상동맥경화로 인한 고혈압증이나 본태성 고혈압증에 좋고 두통이 있고 눈이 어지럽고 이명이 들리고 머리가 혼미하면 하고초를 사용한다.

일시적인 고혈압에는 단기간 사용하며 이질균을 억제시키고 열을 내리고 담의 작용을 이롭게 한다. 황달성 간염에 대한 효과는 인진과 비슷하다.

변비에 울금, 시호, 치자를 더해 복용하면 열을 내리고 대소변의 작용을 편하게 한다.

결막염에 눈이 발갛게 부어오르면서 열이 나서 아프고 눈물이 흐르면 생지황, 국화, 목적을 더해 복용한다. 각종 안과질환으로 여러 증상이 있을 경우에도 쓴다.

각종 염증에 곪는 증상에도 언제나 금은화, 연교를 배합해 사용한다.

부인의 유방에 생긴 종괴(덩어리)에 만지면 아프거나 또는 아프지 않더라도 시호, 울금, 아출, 당귀를 배합해 사용하면 없앨 수 있다.

자궁의 갑작스런 출혈에 색이 검붉고 덩어리지면 천초, 측백엽, 애엽, 천궁 등을 배합 사용한다. 신체가 허약해서 나오는 출혈이라도 어혈이 수반되는 경우에는 하고초를 사용할 수 있다.

신경성 고혈압에 혈압을 내리는데는 하고초만으로 단방을 하거나 두충, 조구등을 배합해서 치료하면 효능이 뛰어나다.

결핵에 하고초를 매일 60g씩 달여서 마시면 좋은 효과가 있다.

꿀풀 발효액 담그기

발효액을 만들 땐 5~7월경에 전초를 채취하여 쓴다. 잎과 뿌리는 잘 씻어 물길ㄹ 말리고 나서 꽃과 함께 잘게 썰어서 용기에 넣는다. 같은 양의 흑설탕을 골고루 뿌리고 마지막으로 위에 충분히 덮어준다. 밀봉하여 응달에 5~6개월 동안 발효시킨다.

꿀풀속 식물은 전 세계에 약 15종이 있으며 유럽 온대지역 및 열대 산악지대, 아프리카 서부 및 아메리카 등에도 분포한다. . 꿀풀과의 세계는 너무도 향기롭고 달콤하다. 차로 음식으로 향료로 약으로 이용되는 것이 많다. 서양에선 오래 전부터 허브로 이용되어 왔으며 관상용으로 재배되어 왔다. 전 세계에 3500여종이 있고 이땅엔 60여종이 살아간다.

속명 프루넬라(prunella)는 독일어의 '편도선염' 이란 뜻에서 유래되었다. 프루넬라(Prunella)는 15~16세기의 독일 본초학에서 화려한 자색 또는 편도선염에 관련된 명칭으로 사용하면서 후에 와전되어 생겨난 것이다.

약명은 하고초로 신농본초경 하품으로 처음 기재되었다. 중국약전이나 한국약전엔 이 종을 법정기원식물 내원종으로 수록하였다. 일부지방에선 제비꿀의 전초를 '토하고초' 라 하며 중국엔선 금창초를 '백모하고초' 라 한다.

꽃은 양성화로 대개 입술모양이다. 그래서 순형과로 부른다. 우리나라엔 약 25속이 있는데 중요한 것으로 조개나물속, 개곽향속, 골무꽃속, 개박하속, 용머리속, 꿀풀속, 석잠풀속 등이 있다.

제비꿀 꿀풀과는 전혀 다른 식물임에도 조선시대 이전부터 불리어온 꿀풀의 이름으로 관련되어 온 것이 일제강점기의 식물 분류체계에서 만들어진 제비꿀과 혼동되어 우습게도 제비꿀이 대용으로 쓸 수 있다는 잘못된 사실에서 비롯되었다.

유럽에서 오랜기간 동안 이용된 유사한 식물로서 '셀프힐' 은 '자가치유' 라는 뜻으로 널리 알려져 왔다. 자생하는 종으로 흰색꽃이 피는 흰꿀풀과 두메꿀풀이 있다.

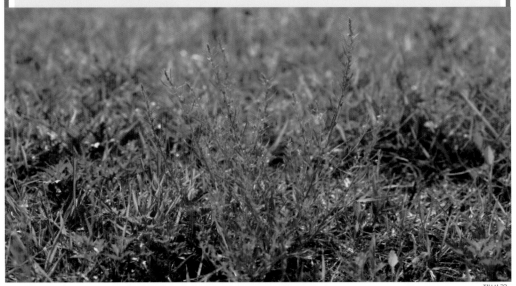

제비꿀

관 중

Dryopteris crassirhizoma Nakai

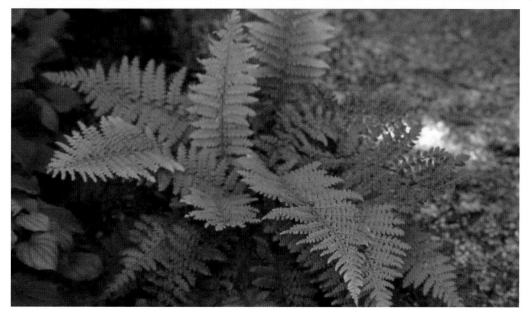

자생지	개화기	채취시기	채취부위
산지	포자	가을~봄	뿌리

특징

성질은 차고 맛은 쓰다. 효능은 살충 · 소독 · 소종작용을 한다.

- 생김새 •

그늘에서 자라는 면마과의 여러해살이풀로서 굵고 곧은 뿌리줄기에서 잎이 돌아가며 난다.

"관중은 볼에 빨간 싹을 낸다. 잎은 고사리처럼 청황색인데 앞면은 짙고 뒷면은 엷다. 구척과도 비슷하지만 가장자리에 톱니가 없다. 길이는 1m 내외이고 너비는 25㎝에 달하며 잎자루는 잎 몸보다 훨씬 짧다. 깃조각잎은 곱슬털 같은 인편이 밀생한다. 인편은 윤이 나고 황갈색 또는 흑갈색이다. 밑부분의 것은 2㎝ 정도로 가장자리에 돌기가 있다.

뿌리는 말리면서 생겨나고 구부러진 끝이 뾰족하다. 껍질은 검고 내부의 육질은 붉다. 관중은 뿌리가 겹겹이 얽혀있으며 줄기와 수염이 사방으로 뒤섞여 나온다. 줄기에 능선이 3개 있으며 젓가락만 하고 매끄러우며 검은 털이 총생한다.

잎몸은 2회 깃 모양으로 깊게 갈라진다. . 포자낭은 잎 윗부분의 깃조각에 달리고 중심맥 가까이에 그물로 붙는다. 포막은 둥근 심장형이며 가장자리가 밋밋하다.

기생충을 구제 관중은 옛부터 강이나 못가의 충류를 죽이는 작용이 있어,
식수가 부족할 때 많이 이용해 왔다.

독에 물을 넣고 관중 40g을 넣으면 수중의 벌레를 죽이고 혼탁한 물을 맑게 하였다. 소화기 전
염병이 퍼질 때도 관중을 사용해 음용수를 소독하는 일이 고대 민간에서 행해졌다.

살충효과가 뛰어남 살충과 해독에는 복방으로 하여 타 구충약과 배합하여 쓰지만, 단미로는
외용에 사용한다. 관중은 부작용을 일으키는 일이 없어 안심하고 복용할 수 있다.

열독을 맑게 함 각종 외과적 염증에 효과적이다.

주의 회충이 많은 사람에겐 위장의 손상을 방지하기 위해 너무 많은 양을 쓰지 않는다. 일반
적으로 8~20g까지 증량할 수 있다.

『본경속소(本經續疏)』에서 처음에 나오는 줄기와 수염도 억세고 거칠다."라고 말한다

창양, 종독, 농종, 창절 등에 금은화, 연교, 포공영, 생지황과 함께 배합해 사용한다.

일반적인 습진 · 소양에 사상자, 지부를 배합해 끓인 물로 환부를 닦아준다.

기타 가을에서 이듬해 봄 사이에 근경을 채취하여 잎자루와 뿌리털을 제거하고 햇볕에 말린
다. 그대로 썰어서 사용하거나 관중탄을 만들어 사용하기도 한다.

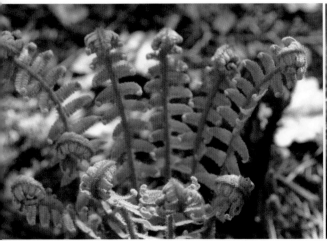

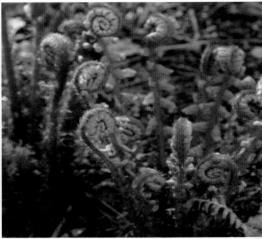

관중

관중

관중은 신농본초경 하품에 수재되어 있으며 별명을 관절, 관거, 백두라고도 하며 봉미초란 이름도 있다. 고사리과 식물로

속명은 가시나무와 양치식물의 합성어로 '가시나무에 붙어사는 양치식물' 이란 뜻이다. 종명은 Crassirhizoma로 근경이 굵다는 의미다.

관중(觀衆)은 일명 면마(綿馬)라고도 하며 고사리과에 속하는 숙근식물이다. 고사리과 식물들은 한때 이 지구를 뒤덮은 식물이며, 지금도 열대지역에는 이 시대의 영화를 상징이라도 하듯 목본(木本)의 식물들이 남아 있다.

관중의 근경과 엽기(葉基)는 관중 또는 면마라 해서 아시아 ,유럽에서 디오스코리데스 시대부터 약용되었으며, 근대적인 약효의 인식은 1860년 프랑스의 의사 Jobert에 의해 밝혀져 오늘에 이르고 있다.

북미지역에서는 D.marginalis A.Gray가 주로 약용되고 아프리카 지역에는 D.anthelmintica O.Kuntze가 약용된다. 이외에도 중국에서는 고비과에 속하는 고비를 노호아(老虎), 고각(高脚) 관중이라고도 해서 같은 목적에 쓰인다.

자생하는 동속식물로 비늘고사리, 느리미고사리 등이 있다.

다년생의 초본이고 높이 50~100cm로 자라며 독특한 잎새 모양은 여름철의 더위를 식혀 주기도 한다. 잎새는 엽기에서 역팔자형(逆八字型)으로 뻗어 올라와 근경의 선단에 속생(束生)한다. 잎자루의 길이는 10~25cm이고 기부에서 엽축까지 갈색 가는 린편이 밀집하고 있다.

포자는 군을 이루어 엽신의 중부 이상의 우편상에 분포한다. 이 식물은 우리나라의 산간계곡 암석 사이에 무리를 지어 자란다. 면마류의 약용가치는 이들이 지니고 있는 Phloroglucinol 유도체에 의해서 좌우된다.

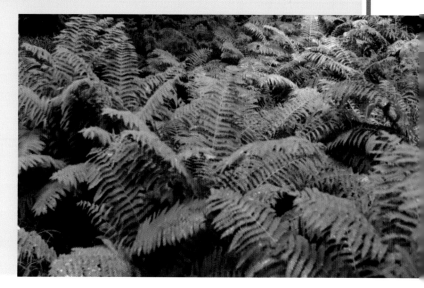

관중

닭의 장풀

Commelina communis L. (압척초, 압정초, 계설초)

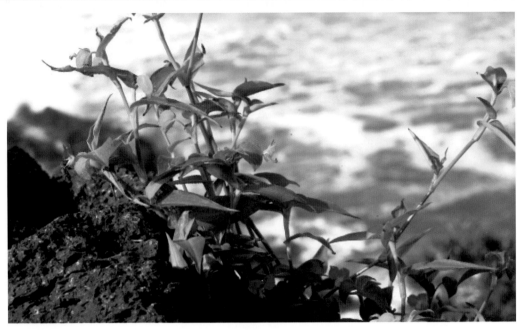

자생지		개화기	채취시기	채취부위
들		7~8월	여름	전초

특징
성질은 차고 맛은 달고 쓰다. 청열·해독·소종·이뇨작용을 한다.

• 생김새 •

닭의 장풀은 꽃잎이 오리발 같이 생겼다해서 '압척초 ', 닭장부근에서 잘 자라고 꽃이 닭 벼슬과 비슷해 '달개비', 마디가 있어 꽃이 피는 대나무 같다해서 '죽절채' 라 부른다. 옛부터 꽃즙을 짜서 비단 옷감을 남색으로 물들일 때 사용했다고 한다.

흔히 볼 수 있는 한해살이풀로서 키가 15~50㎝ 정도 되고 밑부분이 옆으로 비스듬히 자란다. 잎은 서로 어긋나며 마디가 굵고 밑부분의 마디에서 뿌리가 내린다. 꽃은 하늘색으로 7~8월에 피고 잎겨드랑이에서 나온 꽃대 끝에서 포로 쌓인다.

꽃잎은 3장인데, 위의 2장은 둥글고 하늘색이며 색깔이 선명하고 아름다운 반면, 나머지 1장은 희고 좁은 계란꼴로 작고 반투명하여 잘 드러나지 않는다. 노란 2개의 수술과 꽃밥이 없는 4개의 헛수술이 있다. 열매는 10월에 삭과로 타원형이고 두툼하고 마르면 3개로 갈라진다.

식용 주로 부드러운 줄기와 잎을 나물로 먹었다.

잎을 삶아 물기를 없애고 양념을 해서 무쳐 먹는다. 연한 줄기를 껍질을 벗긴 후 소금 한 줌을 넣은 끓는 물에 삶아 찬물로 헹군다.

그런 다음 꼭 짜서 수분을 빼고 소스를 만들어 곁들여 먹는다.

혈당강하 작용 각종 심장질환에 사용하면 매우 효과적이다.

· 질병에 따라 먹는 방법 ·

여름철 개화기에 전초를 채취하여 햇볕에 말려서 그대로 사용한다.

황달성 간염에 황염증상이 뚜렷이 나타나면 어성초, 인진, 목통, 차전자와 함께 끓여 복용하면 간 기능을 개선시킨다.

항균 · 소염 효과 방광염과 요도염의 치료에 사용한다. 내외복 모두 우수한 효과를 보인다.

급성 신염에 신염 초기에는 복령, 목통, 택사, 차전자를 함께 사용하면 이뇨 · 소염 · 퇴종의 효과를 더욱 얻을 수 있다.

심장병에 생즙을 짜서 1회 10cc를 1일 2회 복용하거나 말린 약재를 약한 불에 은근히 달여서 따뜻하게 마신다. 뿐만 아니라 꽃만 따서 말린 것을 녹차와 함께 우려내 마셔도 좋다.

신경통, 관절염에 꽃이 핀 줄기째 그늘에 말려 목욕물에 우려내어 목욕을 하면 좋다.

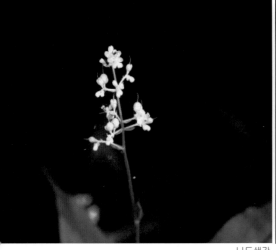

나도생강

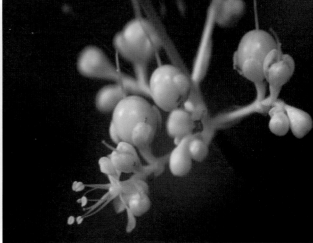

나도생강

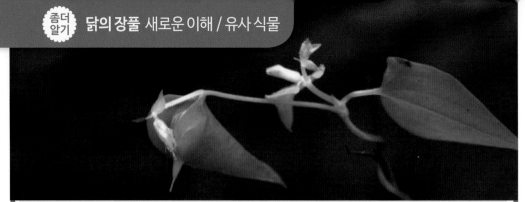

덩굴닭의장풀

이름만 유사하지 전혀 다른 식물로 물달개비는 물옥잠과이다. 속명이 Monochoria 로 'Monos'(하나)라는 뜻과 'Chorizo'(입을 벌린다)가 합쳐진 뜻에서 유래되었 다. 논이나 얕은 물가에서 자란다. 9~10월에 잎 겨드랑이에서 잎보다 짧게 나온 꽃줄기에 3~7개의 청자색 꽃이 모여 총상화서를 이룬다. 물옥잠에 비해 작고 잎이 세모진다. 꽃이 잎보다 아래쪽에 달린다. 압설초(鴨舌草), 수금규(水錦葵)라한다.

같은 유사종류로 나도생강, 좀닭 의 장풀, 애기닭의 장풀이 있으며 ,이외에도 흰좀닭의 장풀, 자주 달개비가 있다

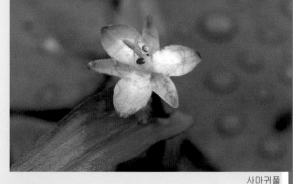

사마귀풀

나도생강 다년생 초본으로 키 는 50~100cm 이다. 잎은 호생 하며 길이는 15~25cm, 폭은 3~6cm이다. 꽃은 원추화서로 꽃 받침과 꽃잎은 각각 3개 이며 수 꽃의 수술은 6개이다. 열매는 삭과로 10월에 남자색으로 익는다.

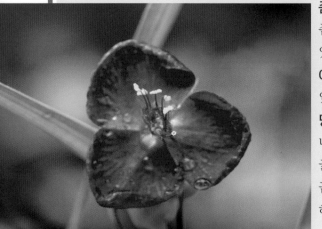

자주달개비

좀닭의 장풀 닭의 장풀에 비해 잎이 좁고 털이 있으며 포에 희고 긴 털이 있다.
애기닭의 장풀 꽃은 연한 청색이고 잎이 닭의장풀보다 소형이다.
덩굴닭의 장풀 동아시아에 3종, 우리 나라엔 1종이 산록의 습한 곳에서 덩 굴지며 자란다. 개화기 7~8월로 가지 끝과 원줄기 끝에 2~3송이씩 달리고 하얀색이다.

국 화

(菊花) *Chrysanthemun morifolium Ramat.*

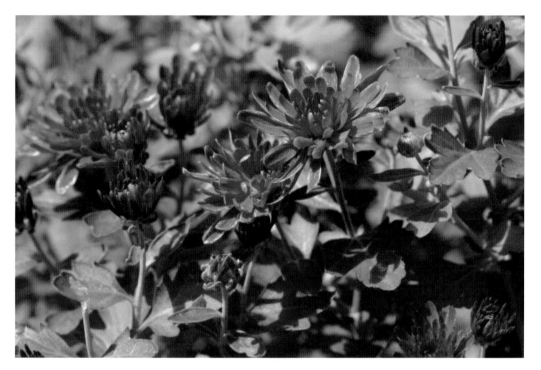

자생지	개화기	채취시기	채취부위
재배	가을	가을	꽃

특징

성질은 서늘하고 달며 쓰다. 효능은 거풍 · 해열 · 진통 · 해독 · 소염효과가 있다.

• 생김새 •

국화는 오랫동안 관상식물로 재배해 오면서 많은 변종과 품종이 생겨났다.

감국의 경우 설상화는 외겹이지만, 국화는 여러 겹이고 관상화는 가운데에 조금 있다.

키는 1m에 달하고 잎은 서로 어긋나 달리고 잎자루가 있으며 달걀꼴로 깃꼴 모양이다. 중앙부까지 갈라지며 갈래는 불규칙한 결각과 톱니가 있다.

가을철에 원줄기 윗부분의 가지 끝에 두화가 달린다.

두화 주변에는 암꽃만 있는 설상화가 가지 끝에 달리며 중앙부에는 양성의 관상화가 있어 열매를 맺는다.

가을철 개화시에 채취해 그늘에 말려 쓰거나, 또는 검게 볶거나 술을 뿌려 건조시켜 사용한다. 약용으로는 흰꽃과 노란꽃을 쓰며 맛은 단 것이 좋다고 한다.

꽃과 줄기에는 아데닌 스타키드린 성분이 함유되어 중추신경을 마비시키는 작용이 있으며 해열작용에 뛰어나다. 민간에서는 해열, 진통, 감기두통, 현기증의 치료와 녹내장에도 사용된다.

거풍 · 청열작용 국화는 열을 발산하는 효능을 한다. 그러나 발한력은 비교적 약하나 청열작용은 매우 강하다. 풍열감기로 열이 높고 풍을 꺼리고 약간 땀이 나는 경우에 주로 사용한다.

안부의 염증을 제거 눈에 생기는 각종 염증에 효과적이다.

활혈작용 관상동맥의 확장과 관상동맥 혈류량의 증가에 뚜렷한 작용을 한다.

• 질병에 따라 먹는 방법 •

각막염, 결막염, 인후염증에 '국화차'를 만들어 복용하면 좋다. 혹은 서늘한 약성이 있는 박하, 목적, 곡정초 등을 배합하면 약효가 강해진다.

피부에 종기가 생기면 종기는 아프고 붉은 반점이 종종 생기게 된다. 이때 금은화와 포공영을 배합한 후 가루 내어 꿀을 더해 상처에 바르고 면으로 덮어 놓으면 소염 · 소종효과를 얻는다.

고혈압에 고혈압 초기의 현기증, 두통, 두부 팽만감, 이명, 안면이 붉게 달아오르는 증상에는 하고초, 조구등을 배합하여 차처럼 복용하면 좋다.

동맥경화증에 고혈압 현상을 수반하면 산사, 상엽을 가미하여 끓여 마시면 혈압이 내려간다.

기타 국화를 건조시켜 베개에 넣어 사용하면 잠이 잘 오며, 두통을 치료하고 시력을 증강시킨다.

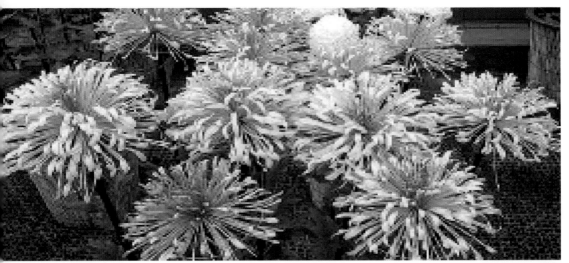

국화

국화과는 전 세계에 1000속 20,000종이 살아가고 있다. 종명은 Morifolium이다. 원래 국화의 속명은 Dendranthema로 부르는데 줄기 아랫부분이 목질화되는 식물의 특징에서 비롯한 '나무'(Dendro)와 '꽃'(Anthos)의 라틴어로 '황금색'과 '꽃'이라는 말의 합성어로 원래 지중해 연안에 자생하는 국화의 이름이라 한다.

현재 자생하는 식물을 기준으로 보면 국화의 원종은 아마도 감국이나 구절초와 관련이 깊을 것 같다. 재배종 국화는 유전자적으로 구절초 종류보다 감국, 산국에 더 가깝다고 본다.

우리나라엔 60여속에 200종이 자생한다. 국화과 중에서 국화속 식물은 북반구에 약 200종이 사는데 한국엔 산국, 감국, 구절초, 쑥갓 그리고 국화가 자생한다. 꽃은 지름에 따라 대륜, 중륜, 소륜으로 구분하고 꽃잎의 형태에 따라서는 후물(厚物), 관물(管物), 광물(廣物)로 나뉜다.

국화를 보통 중국이 원산지라 하지만 신라국, 고려국이 중국에 건너가 식재되었다는 기록으로 보아 아마도 이렇게 교배되어 다시 고려 충숙왕때 다른 꽃들과 함께 도입된 것으로 볼수 있다.

국화는 신농본초경 상품에 수재되어 있으며 옛부터 그 종류가 있다 하였으니 진품은 식용이 가능한 것 이었다. 현재 감국, 산국으로 구별하지만 아무리 감국의 효능과 색미가 다르다해도 식용여부를 보았을 땐 과연 당시 진품의 국화는 어떤 것인지 알 수가 없다.

소동파는 국화를 식품으로 다루어 봄에는 싹을 먹고 여름에는 잎을 먹고 가을에는 꽃을 먹고 겨울엔 뿌리를 먹어 사철 사용하였다 한다.

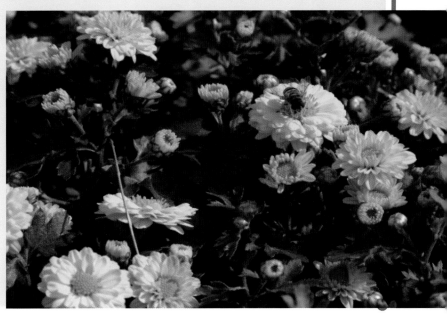

국화

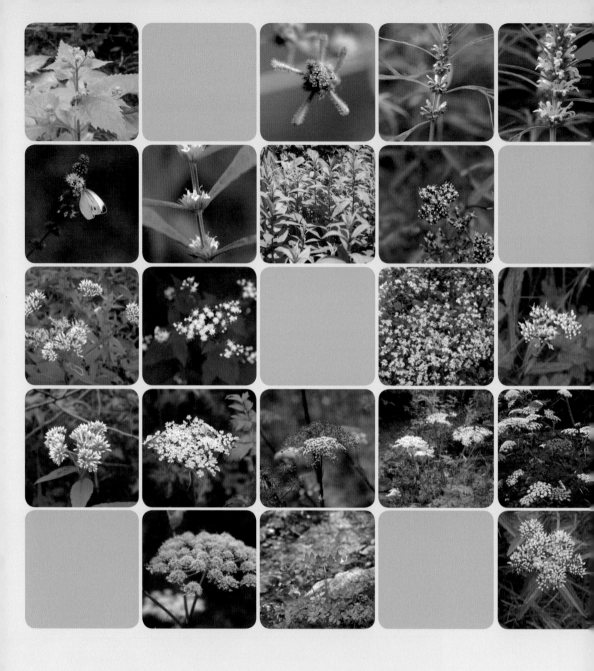

제9장
기·혈을 잘 소통시키는 산야초

● ○ ○ ■ ■ □

병은 살아 있기 때문에 생긴다고 본다.
식물이든 동물이든 살아있는 모든 것은
자라면서 병이 생기고 번식을 하며 병들어 죽어간다.
죽을 수밖에 없기에 번식을 하게 되고 유전자를 지켜나간다.
병이란 유전자가 활동하는 한계를
지켜 나가기 위해 생겨난 것인지도 모른다.
그러기에 의학적 차원보다 생물학적 차원에서
질병 유전자에 대한 연구가 더 필요하다.

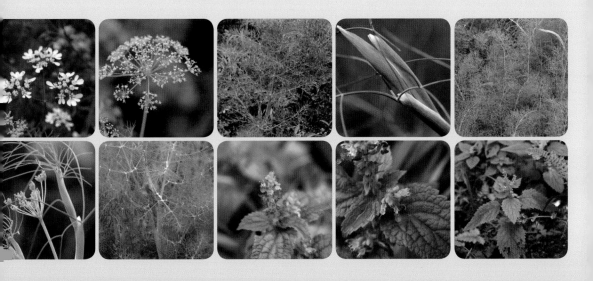

익모초

(益母草) *Leonurus sibiricus L*

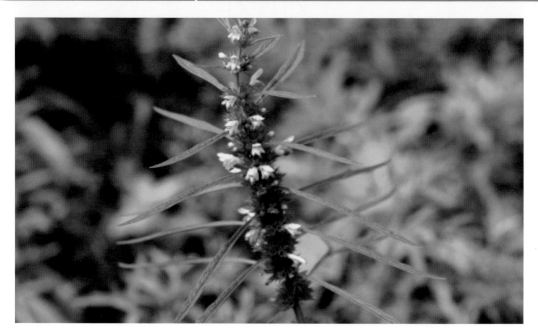

자생지	개화기	채취시기	채취부위
습지	7~8월	여름	종자, 지상부

특징
성질은 약간 차고 맛은 맵고 쓰다. 효능은 조경 · 행혈 · 이수작용 등이 있다.

• 생김새 •

익모초는 전국 각처의 들과 밭에서 자라는 꿀풀과의 두해살이풀로서 습한 물가에서 잘 자란다. 초봄에 어린 싹이 나와 여름엔 키가 1m쯤 되며 전체에 갈색이 나는 누운 털이 밀생한다.

뿌리에서 나온 근생엽은 깊게 갈라졌고 가장자리에 톱니가 있다. 잎자루가 길며 근생엽은 꽃 필 무렵 없어진다. 줄기는 곧고 네모지며 줄기에서 나온 경생엽은 깃 모양이고 갈대는 선혈이다.

꽃은 연한 분홍색 또는 홍자색으로 7~9월에 피며 윗부분의 잎겨드랑이에서 몇 개씩 층층으로 달리고 꽃받침은 5개로 갈라지며 끝이 가시 모양이며 2개는 길다. 화관은 입술 모양인데 상순은 투구 모양이고 겉에 흰털이 밀생한다. 하순에 3개로 갈라지며 가운데의 것이 가장 크고 붉은 색 줄이 있다. 수술은 4개인데 그 중 2개가 길다.

열매는 10월에 열리고 소견과로 달걀꼴이고, 검은 씨앗은 세모꼴이며 3개의 능선이 있다.

여름철 성장이 왕성할 때 채취하여 햇볕에 말리며 또는 생것으로 쓰는데 잘게 썰어서 사용한다. 『본초강목』에 익모초는 소서와 단오사이인 6월 6일 채취하는 것이 가장 좋다고 한다.

부인과 질병에 특효 월경 불순, 월경통에 익모초는 자궁에 대해 긴장과 수축을 정상화시킨다. 익모초의 종자를 '충울자' 라 하며 그 효과는 익모초와 유사하여 월경조정의 효능이 있다.

더위먹은 병 치료 익모초 생즙은 더위를 먹은 병을 치료 예방한다. 일사병, 열사병은 더위로 몸에서 나는 열이 몸밖으로 발산되지 않아 생긴다. 익모초 생즙은 심장 근육에 함유된 유효성분을 늘려 심장을 강화한다. 익모초 즙을 만들 때는 가능한 새벽이슬을 맞은 것을 슨다.

청열작용 눈이 붉게 충혈되고 아픈 경우에 결명자, 목적을 배합해 사용하면 좋다.

익모초 조총 및 알약을 만드는 방법

푹 끓여 재탕한 뒤에 건더기를 거르고 꼭 짠 후 다시 원탕과 재탕을 합하여 걸쭉해질 때까지 끓이는데, 반드시 마지막에 잘 저어야 한다. 이 조총을 '익모고', 또는 죽은 자도 되살린다는 '환혼단' 이라 한다.

익모초 알약은 익모초 조총에 익모초 가루를 넣어 반죽하거나 천궁, 백작약, 당귀, 목향, 단삼을 가루 내어 조총과 함께 반죽해 만든다. 월경통에 있어 통증이 어느 정도 멎은 뒤에 상용한다.

월경 불순에 어혈로 인해 월경이 2개월 이상 없고 복부 통증 및 약간의 출혈이 있을 뿐 순조롭게 배설되지 않는 증상이 있으면 익모초에 당귀, 홍화, 하수오를 가미하여 사용한다.

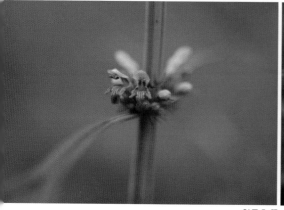
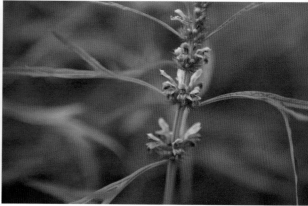

익모초 꽃

익모초 줄기

익모초속 식물은 전 세계에 약 20여종이 있는데 유럽과 아시아 온대에 분포하며 일부는 아메리카와 아프리카에도 자생한다. 속명은 그리스어 'Lion' (사자)와 'Oura' (꼬리)와의 합성어이며 식물의 화서모양이 사자의 꼬리와 닮았다 해서 붙여진 이름이다.

중국에는 12종이 있으며 약용하는 것은 5종이다.

약명 '익모초'는 '본초도경'에 기록되었으며 오늘날의 본초와 동일한 종이다. '신농본초경'에 '충울'로 수재된 것은 익모초의 종자를 말한다. 전초와 같은 용도로 사용해 왔다.

익모초는 종자로 번식한다. 늦은 가을에 발아해 로케트 모양의 근생엽으로 겨울을 난다. 2년에 걸쳐 살지만 제대로의 생명길이는 일년이 못 된다. 동절기에 혹한과 하절기의 한발을 피할 수 있어야 하고 땅이 축축해야 한다.

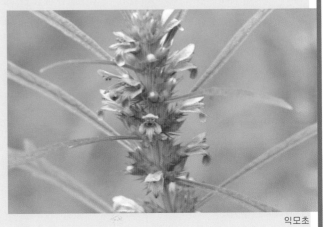

익모초

송장풀 익모초속으로 산익모초, 개속단으로 불리우기도 하는데 종명이 Macranthus로 전국에서 자생한다. 전체에 갈색의 누운 털이 밀생하며 잎은 대생하고 잎자루가 있다. 가장자리에 결각모양 거친 톱니가 있다.

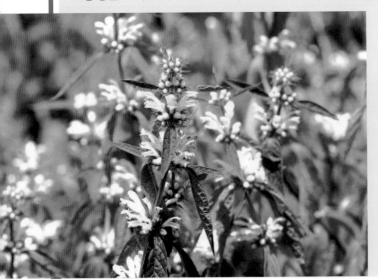

송장풀

진득찰

(豨簽) *Siehesbeckia glabrescens Makino*

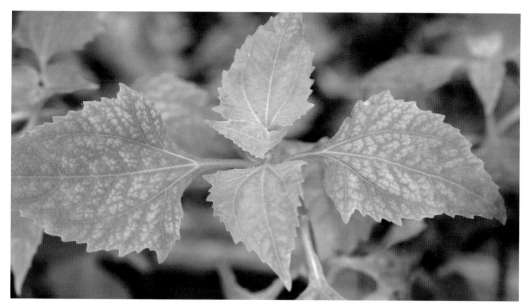

자생지	개화기	채취시기	채취부위
산, 들	9~10월	여름	지상부

특징

성질은 생것은 차고 익힌것은 따뜻하다. 맛은 쓰며 간경과 신경에 작용한다.

• 생김새 •

전국의 들이나 밭, 길가에 나는 한해살이풀이다. 가시는 없지만 꽃 전체에 끈적끈적한 털이 밀생해 있어 '진득찰' 이라 하고 돼지냄새가 난다고 해서 '희첨' 이라 한다.

줄기는 약간 모가지고 곧게 서며 가지가 갈라진다. 바깥면은 희녹색이며 백색의 털이 나 있고 꺽은 면은 백색 또는 녹색이고 속은 백색이며 비어 있다.

잎은 마주 달리고 쭈그러져 있으나 펴면 계란형으로 아래로 갈수록 커지고 밑은 쐐기 모양이다. 뚜렷한 3개의 굵은 잎맥이 나있고 맥 위에도 털이 밀집해 있다. 뒷면에 선점이 있다.

꽃은 9~10월에 가지 끝에 황색의 산방화서로 핀다. 꽃도 날카로우며 가장자리에 톱니가 있다. 꽃받침이 5개이고 주걱 모양으로 길이가 1㎝된다. 설상화는 한 줄이며 암꽃이고 관상화는 양성으로 모두 열매를 맺는다. 열매는 수과로서 4개의 모서리가 뚜렷하고 긴 타원형이며 익으면 떨어져 나가 다른 것에 붙어 종자를 퍼뜨린다.

여름에 꽃이 필 때 전초를 베어 햇볕에서 말린다. 전초에 쓴맛은 디테르펜인 다루토시드, 다루틴의 성분때문이다. 풍습을 없애고 경맥을 통하게 하는 희첨은 이미 약리실험에서 알콜 우림액이 혈압강하작용을 나타낸다는 것이 입증되었다.

풍습에 의한 통증을 억제 약성이 부드러워 풍습성의 관절염, 류머티즘 통증 등에 효과적이다. 또한 풍습,중풍으로 팔다리 마비, 반신불수, 얼굴 신경마비, 좌골신경통, 고혈압에도 쓴다.

혈압 강하작용 관상동맥경화에서 오는 고혈압, 콜레스테롤 수치가 높은 환자에게 적합하며 급성 간염의 치료에 좋다. 그러나 만성 단계에서 장기간 다량 복용하는 것은 바람직하지 않다.

『본초정』에 "맛은 쓰고 성질은 약간 찬데 소독이 있다. 이것은 기미가 사나워 풍습제독을 잘 쫓아낸다. 층층이 쌓아 꿀과 술을 뿌려 아홉 번 찌고 말려 꿀로 환을 만들어 공복에 술로 복용한다. 중풍으로 구안와사가 된 것을 치료하고 습비로 요각 동통을 제거한다." 한다.

『본초비요』에 "희첨초는 맛은 맵고 쓰며 생것은 성질이 차고 익힌 것은 성질이 따뜻하다. 간, 신의 풍기, 사지마비, 근골냉통, 요슬 무력을 치료하며 풍습으로 인한 창상을 치료한다, 굵은 줄기는 버리고 가지, 잎, 꽃, 열매를 슬에 섞어 말리기를 아홉번을 한후 꿀로 환을 만들어 먹으면 원기를 더한다. 찧어 즙을 내서 오래도록 졸여서 고로 만든다. 감초, 생지황을 끓여 고로 하고 꿀을 넣어 희첨고초를 취한다. 술로 복용하면 더욱 묘하다." 한다

풍습성 관절염에 기혈이 허약하여 저항력이 약한 관절염 환자는 희첨초의 양을 12g이하로 하고 오가피, 천오, 위령선을 배합하여 복용한다.

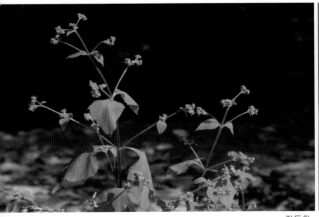

진득찰

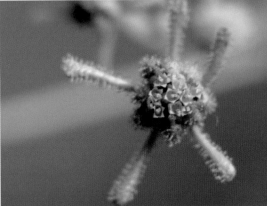

진득찰

진득찰은 전 세계에 10여종이 있다. 우리나라엔 3종이 자생한다. 종명이 Glabrescens로 전국의 들에서 자생하며 전체에 짧은 털이 성기게 난다. 제주진득찰, 털진득찰, 진득찰은 모습이 크게 차이는 안 나지만 각기 세세한 특징이 있다.

제주진득찰 종명이 Orientals로서 제주에서 사는데 가지가 차상으로 갈라지며 짧은 털이 밀생한다.

털진득찰 종명이 Pubescens로 전체에 털이 많고 줄기는 곧게 서며, 꽃대에 샘털이 있다.

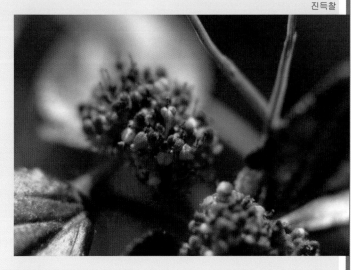

진득찰

털진득찰(Siegesbeckia pu-bescens Makino)은 진득찰보다 크고 잎과 줄기에 점액이 들어 있는 흰색의 긴 털이 많다.

전초에서 알칼로이드, 사포닌, 정유, 탄닌, 쿠마린이 확인되었고 민간에서는 전초를 피부병, 빈혈, 월경 불순 그리고 간과 콩팥의 질병에 쓴다.

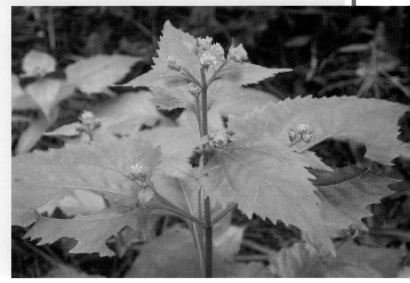

진득찰

쉽싸리

(澤蘭) *Lycopus lucidus Turcz* (택란, 지과아묘)

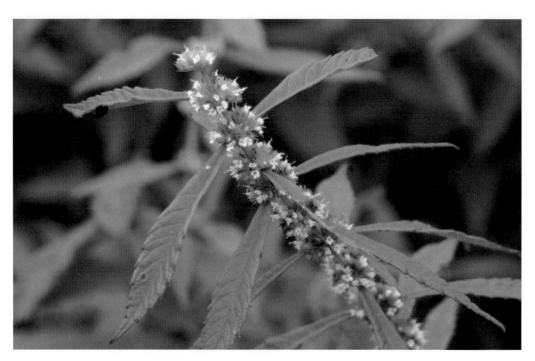

자생지	개화기	채취시기	채취부위
습지	7~8월	7~8월	전초

특징
성질은 약간 따뜻하고 맛은 쓰고 맵다. 효능은 활혈 · 이수 · 소종작용을 한다.

• 생김새 •

쉽싸리는 습지 근처에서 군생하는 꿀풀과의 여러해살이풀이다.

키가 1m에 달하고 원줄기는 네모지며 녹색이다. 마디는 검은 빛이 나고 흰털이 있다.

땅속줄기는 흰색으로 굵으며 옆으로 뻗는 줄기 끝에서 새순이 나온다.

잎은 서로 마주보며 나고 넓은 피침형으로 양끝이 좁으며 밑으로는 날개가 있는 잎자루처럼 된다. 잎 가장자리에 톱니가 있다.

꽃은 7~8월에 흰색으로 피며 잎겨드랑이에 많이 모여 달리며, 열매는 9~10월에 달린다.

전초를 7~8월에 경엽이 무성하고 꽃이 필 때 채취하여 햇볕에 건조 후 잘게 썰어서 사용한다.

활혈작용 택란은 월경을 조절하는데 긴요한 약물이며 혈액순환을 좋게 하고 월경을 정상화한다. 월경 이상은 대개 자궁내에 어혈이 막혀있거나 우울증에 의해서 발생된다. 더욱월경전후로 늘 복통이 일어나는 경우에 통기산한약을 써도 그 통증은 좀처럼 가시지 않는다.

월경을 정상화 성질은 온화하며 어혈을 흩어뜨려 월경을 정상화시키는 효능이 있다. 같이 쓰는 약물은 단삼, 익모초, 천궁, 당귀, 금령자, 현호색 등이 있다. 월경시작하기 전 일주일 전부터 복용한다.

월경 시작일이 불규칙적이고 일주일 이상 계속되는 경우와 복부 팽만감으로 허리가 시큰거리면서 혈색이 짙고 덩어리가 질 때 천궁, 적작약, 우슬, 익모초를 배합해서 사용한다.

월경이 2개월 이상 없으며 복부가 아프면서 팽만감이 있을 때 오령지, 적작약, 도인, 향부자, 목향 등을 가미해 사용한다.

빈혈 체질로 월경이 불통할 때는 당귀, 하수오, 천궁, 우슬 등을 배합하여 쓴다.

산후 배뇨가 힘들때 이뇨·거습·소종작용을 하기 때문에 산모의 얼굴과 다리에 부종이 나타날 때 쓴다. 다만 단미로 사용하면 효과가 적기때문에 복령, 우슬, 방기 등의 약을 배합하여 쓰는 것이 좋다.

쉽싸리

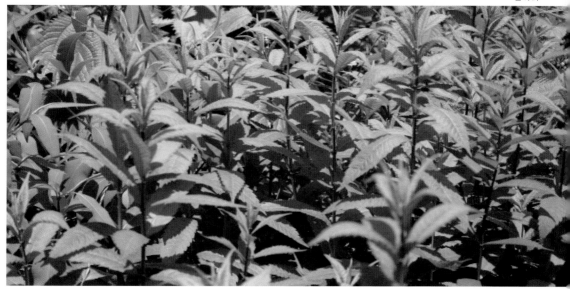

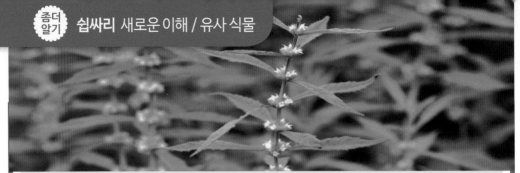

쉽싸리

쉽싸리속 식물은 전 세계에 10여 종이 있고 온대 동반구와 북미에 주로 산다. 택란이란 약명은 '신농본초경' 중품으로 수록되었다. 속명 Cycopus는 그리스어 Lycos(늑대)와 Pous(발)의 합성어에서 유래한다.

중국약전에 수록된 택란의 품종은 쉽싸리의 변종인 '흰털쉽싸리' 이지만 두 식물은 외형과 성분이 거의 유사해 같이 쓴다. 쉽싸리는 외형상 석잠풀과 비슷해 많은 혼용을 줄 수 있지만 이들은 전혀 다른 식물이다.

'택란' 이란 이름은 등골나물로 부르지만 전혀 다른 식물임을 명심해야 한다. 쉽싸리는 생활하수 수준의 물이 흐르는 도량 가장자리 또는 습지 언저리에서 산다. 종자로도 번식하지만 주로 땅속 줄기로 번식한다.

땅속 줄기 마디에서 새순이 지면으로 솟아나며 마치 죽순같은 모습이다. 뿌리를 지순(地筍)이라 한다.

쉽싸리의 뿌리에도 주름모습이 일정치 않은데 잔뿌리만 있는 것도 있다. 누에형 초석잠이나 골벵이형 초석잠과는 다른 식물이다.

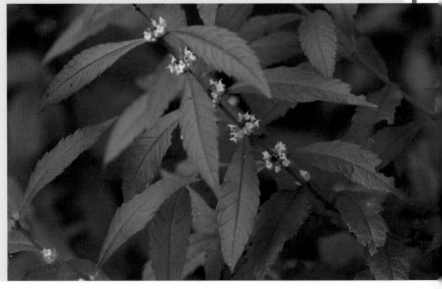

쉽싸리

등골나물

Eupatorium chinense var. simplicifolium Kitamura (벌등골나물)
(佩蘭) *Eupatorium fortunei Turcz.* (패란)
(山澤蘭) *Eupatorium japonicum Thun.* (산택란)

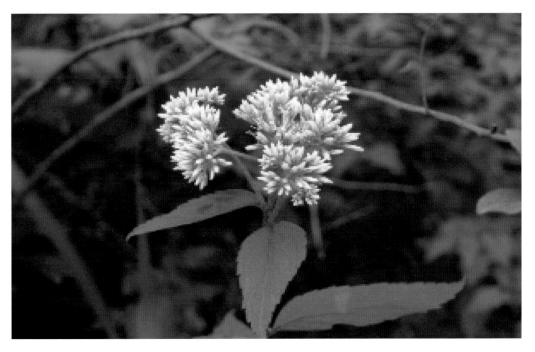

자생지	개화기	채취시기	채취부위
습지	8~9월	6~7월	지상부

특징
성질은 평하고 맛은 맵다. 해열·이뇨·조경·화습작용을 한다.

• 생김새 •

등골나물은 키가 2m에 달하고 가지에 꼬부라진 털이 있고 원줄기에 자줏빛 점이 있다.

밑부분의 잎은 작으며 꽃이 필 때쯤 되면 없어진다. 중앙부의 큰 잎은 서로 마주보며 비교적 규칙적인 톱니가 있으며 양면에 털이 있고 뒷면에 선점이 있다. 또한 향기가 난다.

이것의 품종으로 향등골나물(for. tripartitum Hara)이 있는데 잎이 3개로 갈라지고 꼭대기 갈래는 크고 긴 타원형이지만 옆의 것은 작고 피침형이다.

한방에서는 '산택란' 이라고 부른다.

잎 뒷면에 샘점이 있으며 잎이 거의 갈라지지 않는다.

가을에 잎이 무성하고 꽃봉오리가 맺기 전에 지상부를 베어 그늘에서 말려 썰어서 사용한다.

여름철 감기에 의한 발열에 효과적 상용되며 곽향과 함께 사용하면 효과가 높다.

소화기의 염증 치료를 보조 토하고 설사하고 밥맛이 없을 때 패란을 사용하면 효과가 있다.

두훈, 두통, 번열(煩熱)을 제거 몸에 열이 몹시 나고 가슴속이 답답하여 괴로운 것을 치료한다.

『약초의 성분과 이용』에서 말하기를 "청서화습약으로 위장을 돕고 토하는 것을 멈추는 약으로 더위로 인한 열, 머리 아픔에 곽향, 진피, 후박을 같이 쓰고 입안의 냄새, 메스꺼움, 소화불량에 끼무릇 뿌리, 진피와 같이 쓴다.

또한 오줌내기, 열내림 약으로도 쓰이며 당뇨병으로 인한 붓기, 류머티스, 황달에도 쓴다."고 한다.

위장의 소화흡수력이 감퇴시 여름철 위장에 여러 증상이 나타나기 쉽다. 이때 두구인, 후박, 진피, 신곡 등을 섞어 소량을 짧은 시간에 끓여 복용한다. 너무 오래 끓이면 효과가 약해지므로 주의한다.

감기 후에도 계속해서 두통시 만형자, 고본을 배합하여 사용한다.

고혈압으로 인한 두통에 백질려, 조구등, 감국을 가미해 사용한다.

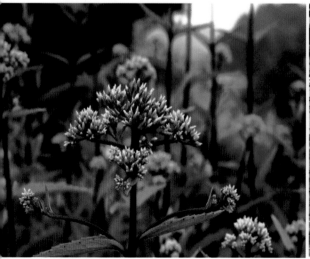

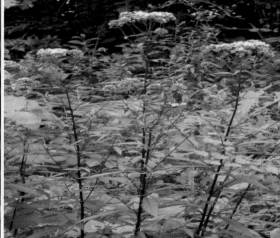

죠파이위드   벌등골

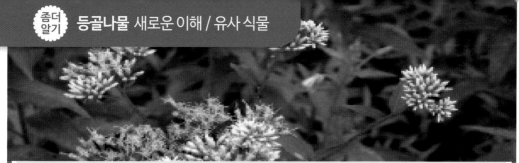

벌등골나물

벌등골나물 말렸어도 향기로운 냄새가 나서 '패란', '난초', '향등골 나물'로 부른다. 냇가 근처에서 자라는 국화과의 여러해살이풀로서 키가 1~1.5m이다.

등골나물에 비해 뿌리줄기가 옆으로 길게 뻗고 잎에 샘점이 없으며 3갈래 깊게 갈라진다. 근경이 옆으로 길게 자라며 잎은 서로 마주보고 나며 보통 3개로 깊게 갈라진다. 윗부분은 안갈라지고 잎자루가 짧다.

잎의 양면에 선점이 없으며 표면은 광택이 나고 가장자리에 톱니가 있다. (골등골 나물, 등골 나물은 뒷면에 선점이 있다.)

꽃은 8~9월에 피고 연한 홍자색이며 원줄기 끝에서 산방화서에 달린다.

꽃은 '천금화(千金花)'라고도 한다.

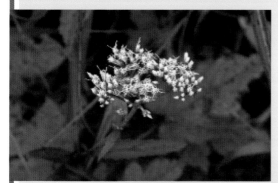

골등골나물

골등골나물

패란을 뜻하는 '난초'라는 약명으로 '신농본초경' 중품에 처음 기재되었고 '패란'이란 이름은 '본초재신'에 처음 수록되었다.

잎자루가 없고 잎 뒷면에 샘점이 있고 질이 약간 두꺼우며 3개의 맥이 있어 간혹 3갈래로 깊게 갈라지기 때문에 6개가 돌려난 것처럼 보인다.

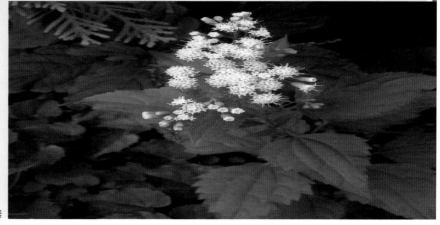

서양등골나물

천 궁

Cnidium officinale Makino
Angelica polymorpha Max. (궁궁이)

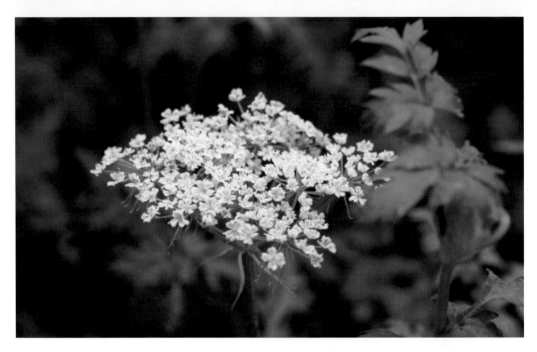

자생지	개화기	채취시기	채취부위
산지	8월	가을~봄	뿌리

특징
성질은 평하고 맛은 맵다. 해열 · 이뇨 · 조경 · 화습작용을 한다.

• 생김새 •

중국이 원산지로 산형과의 여러해살이풀로서 한국 및 일본에서 흔히 재배하고 있다.

키는 30~60cm이고 곧추 자라며 가지가 갈라진다. 잎은 서로 어긋나고 2회 우상복엽이며 근생엽은 엽병이 길고 경생엽은 위로 올라갈수록 점차 작아지며 밑부분이 엽초로 되어 원줄기를 감싸고 소엽은 난형 또는 피침형으로서 결각상의 톱니와 더불어 예리한 톱니가 있다.

꽃은 8월에 피며 가지 끝과 원줄기 끝에서 큰 산형화서가 발달한다. 꽃잎은 5개이며 안으로 꼬부라지고 흰색이며 5개의 수술과 1개의 암술이 있다. 우산 모양의 가지는 10개 정도이고 소산경은 15개 정도이며 총포와 소총포는 각각 5~6개로서 선형이고 열매가 익지 않는다.

보혈 · 조경작용 천궁에 당귀, 숙지황, 백작약을 배합한 것이 '사물탕'으로 보혈과 양혈에 사용된다.

혈액순환을 정상화 천궁은 혈관 확장 및 순환을 좋게 하고 혈소판의 응집을 방지한다. 특히 천궁은 당귀와 잘 맞는다. 천궁이 당귀의 조혈작용을 도와주는데 이 처방이 '궁귀탕'이다.

궁귀탕은 임산부 생체 기능을 돕고, 월경을 조절하며 원활한 혈액순환으로 혈허를 보충한다.

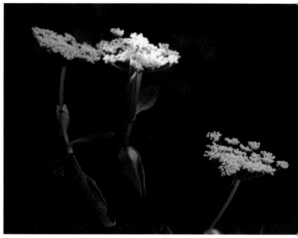

제주사약채

· 질병에 따라 먹는 방법 ·

여성의 월경 조절에 기혈을 잘 순환시켜 통증을 멈추게 하고 경로가 원활하게 한다.

빈혈, 월경 불순에 어혈로 진액이 부족하여 월경 불순이 오면 천궁에 당귀, 숙지황, 백출, 당삼을 배합해 혈액을 충족시켜 월경을 통창시킨다.

뇌일혈, 뇌혈전에 의한 반신불수에 적작약, 도인을 배합해 쓰면 어혈을 용해 · 흡수 한다.

좌골신경통에 풍습을 일으키는 좌골신경통에는 도인, 홍화, 우슬을 가미해 사용한다.

월경이 없거나 월경이 한달 이상 계속되면 월경 전이나 월경기간 중에 아랫배가 아플때 적작약, 도인, 향부자, 현호색을 더해 사용한다.

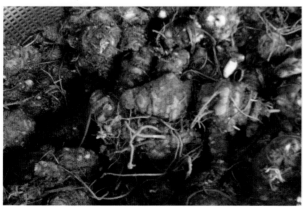

천궁 뿌리

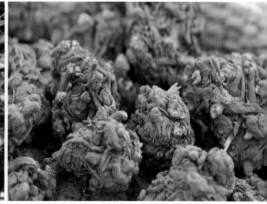

천궁 말린 뿌리

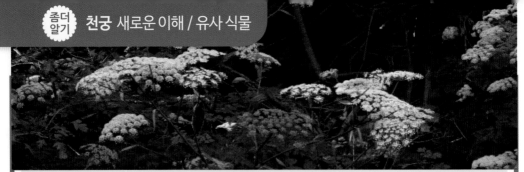

궁궁이

원래의 이름은 궁궁이라 하였으나 중국의 사천성에 나는 궁귀가 품질이 좋고 유명해서 천궁으로 불리워졌다. 옛부터 당귀와 더불어 여성들한테 중요한 약물로 각종 처방에 들어간다. 중국에서는 Ligusticum chuamxiong Hort(왜당기속)를 사용한다. 한국 및 일본산은 Cnidium속을 쓰는데 모두 재배품이다. 우리나라에서 울릉도의 나리분지가 중요 재배지역이다.

한방에 있어서 천궁의 역할은 대단한 바 매우 귀중하다. 천궁을 생재던지 건재던지 써본 사람은 바로 안다. 우리 산 물가에 피는 산궁궁이라 부르기도 하지만 역시 천궁과 아무 관계없다. 이런 착오는 외국에서도 일어나 당귀로 잘못 쓴다. 하여간 궁궁이는 당귀도 천궁도 아닌 산형과 안젤리카속 궁궁이일뿐이다.

우리 산에 자라는 궁궁이도 효능이 있고 나물로 이용했음은 알려져왔다. 어떤 한방 자료에는 궁궁이를 두통을 치료하고 천궁의 대용으로 쓴다 하기도 한다..

왜천궁 궁궁이와 이름과 이미지가 비슷한 듯 하지만 강원 이북 냇가의 습지에서 자라는 보기 힘든 식물이다. 높이가 2m정도로 자라고 근생엽과 경생엽은 역시 자루가 있고 1~2회 3출 깃꼴엽이다. 소엽은 좁은 난형으로 양면 맥위와 변두리에 잔돌기가 있다. 꽃은 8~9월에 하얗게 피고 꽃줄기 윗부분에 돌기 같은 잔털이 밀생한다. 소산경은 50~60개로 풍성한 모습이다. 열매는 넓은 피침형으로 양끝이 파지며 분과의 가장자리에 날개가 있고 5개의 유관이 있다.

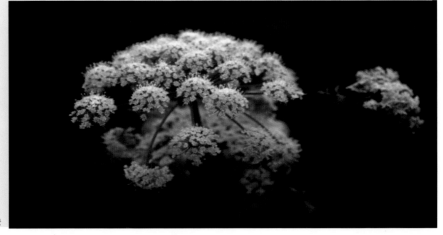

왜천궁

고 수

Coriandrum sativum L. (호유, 호유자)

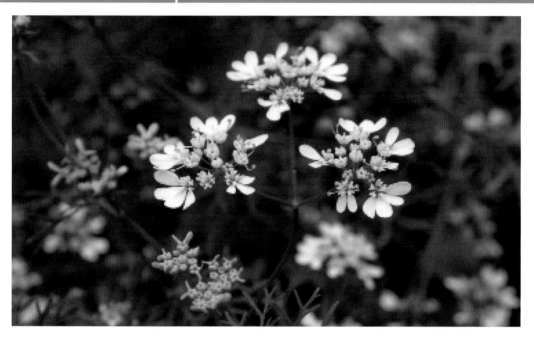

자생지		개화기	채취시기	채취부위
재배		5~6월	6~7월	열매

특징

성질은 따뜻하고 맛은 맵다. 효능은 발한 · 소화 · 투진(透疹)작용 등을 한다.

• 생김새 •

고수는 지중해가 원산지인 산형과의 한해살이풀이다. 열매는 '호유자'라고 부르며 약용하며 채소작물로 재배한다. 지금까지 알려진 향신료 식물 가운데 가장 재배가 오래된 작물중의 하나로서 BC.5000천 년경부터 재배되어 왔다.

키는 30~60㎝ 정도되고 원줄기는 곧으며 속이 비어있고 가지가 약간 갈라지며 털이 없다. 근생엽은 잎자루가 길지만 위로 올라갈수록 짧아지며 밑부분이 모두 엽초로 된다.

밑부분의 잎은 1~2회 우상복엽이지만 위로 올라가면서 2~3회 우상으로 갈라지고 갈래가 좁아진다. 5~6월에 원줄기 끝과 가지끝에서 산형화서가 발달하여 다시 작은 우산가지 모양으로 갈라져서 10개 정도의 흰색 꽃이 달린다. 꽃잎은 5개이고 가장자리 꽃잎은 특히 크며 수술은 5개이다. 열매는 둥글며 10개의 능선이 있고 향기가 난다.

고수의 열매는 6~7월에 달리며 결실기에 채취하여 햇볕에 말려 썰어서 사용한다.

홍역을 예방 예전부터 마진(홍역)을 예방하기 위하여 많이 사용해 왔다.

소화를 촉진 고수는 방향(芳香)이 있어 소화를 돕는다. 주로 소화불량에 많이 사용된다.

기타 겨드랑이 냄새를 없애는데, 담을 부드럽게 하는데, 입 냄새를 없앨 때에도 사용된다. 씨앗은 하혈이나 이질에 쓰기도 한다.

· 질병에 따라 먹는 방법 ·

홍역에 마진이 발진하는 징후가 있으면서도 잘 안나오면 생호유 한 줌을 열탕에 담갔다가 즉시 꺼내 물기를 없앤 후 문지르면 발진을 돕는다.

요리에 사용 요즘은 주로 요리에 많이 사용한다. 색이 푸르기 때문에 요리의 배색, 향기, 미각을 모두 좋게 하며 식욕을 증진시키기 때문이다.

유럽은 강장 효과가 뛰어나 차나 스프로 인기가 있다. 또한 고수는 비린내를 제거한다.

주의 열탕에 데쳐서 사용하며, 많이 먹으면 눈이 충혈되기 때문에 매일 먹지 않는다.

고수의 씨앗은 중요한 조미료 식물로서 탄수화물을 소화시키는 효과가 뛰어나 빵이나 과자를 구울 때 함께 넣기도 한다. 고수는 중국에서 주로 고기요리에 많이 쓰이며 인도나 태국에서는 카레나 스프에 널리 쓰인다.

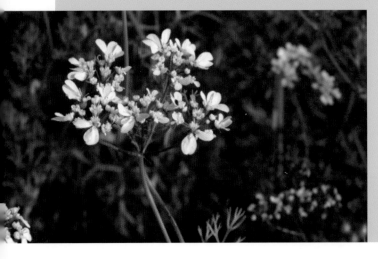

중국은 '호유실'이라고 하고 서양에서는 '코리안더'라고 부른다.

이 뜻은 '빈대'를 뜻하는 그리스어의 '코리스'와 좋은 향기가 나는 식물인 '아니스'를 합친 것으로 잎이 푸를 때는 빈대 냄새가 나고 열매에서는 달콤한 냄새가 난다.

고수

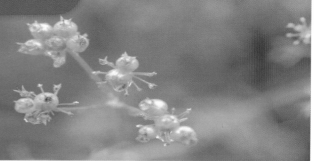

고수 열매

종명 Sativum은 '재배'라는 라틴어에서 유래되었다. 기록으로는 BC 1552년에 쓰인 '테베의약서' 'Medical Papyrus of Thebes'에 고수가 올라 있다. 혈액의 청정, 담석, 신장 장애의 약으로 귀하게 여겼다.

고수의 종자는 탄수화물의 소화작용이 뛰어나 고대 로마로부터 빵을 만들 때 함께 넣고 구웠다 하며 열매의 방향성 풍미 때문에 가루로 만들어 카레가루와 섞으면 향이 더욱 뛰어나다.

고수의 유형은 두 가지다. 유럽형은 열매가 3mm 이내로 작고 에센스 오일 비중이 상대적으로 높고 꽃의 리날룰 비율도 높다. 인도형은 열매가 5mm로 더 크고 오일 비중이 낮다.

고수는 중동지역이 원산지로 일찍 중국, 인도, 동남아시아로 전파되었고 중남미까지 들어갔다. 세계 시장의 최상급 고수는 노르웨이와 시베리아에서 공급된다.

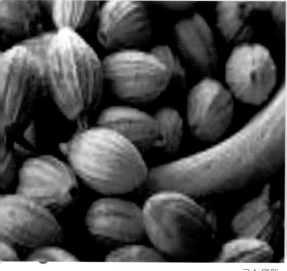

고수 열매

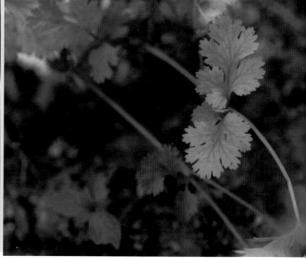

고수 잎

소회향

(小茴香) *Foeniculum vulgare Mill* (펜넬, 회향)

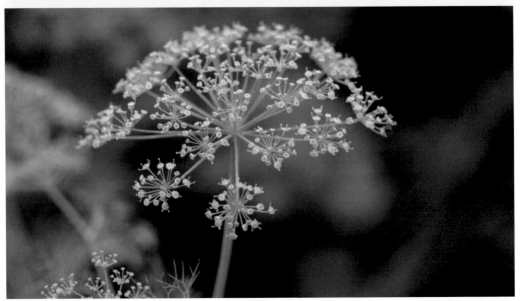

자생지	개화기	채취시기	채취부위
재배	7~8월	9~10월	종자

특징
성질은 따뜻하고 맛은 맵다. 효능은 온신 · 진통 · 건위작용을 한다.

● 생김새 ●

회향은 전국에서 재배하는 산형과의 여러해살이풀로 원줄기는 둥근 기둥 모양이며 녹색이다.

한방에서는 열매를 약으로 쓰며, 크기가 큰 것을 '대회향'이라 하고, 주로 중국 요하성에서 난다. 작은 것은 '소회향'이라 하며, 요하성 이외의 지역에서 나는 것을 말한다.

지금은 중국에서 수입되는 것을 '대회향'이라 부르고 우리나라에서 나는 것을 '소회향'이라 한다. 이제는 대회향을 구하기가 어렵고 중국 남부나 베트남에서 나는 목란과의 '팔각회향 (Illicium verum Hook. f.)'을 '대회향'으로 부른다.

뿌리에서 모여 나온 잎은 잎자루가 길지만 위로 올라갈수록 짧아지며 잎자루 부분이 넓어져서 칼집 모양이 된다. 줄기에서 나온 잎은 3~4회 깃털 모양으로 갈라지며 갈래는 선형이다.

꽃대가 6~8월에 나와 노란색 꽃이 피고 원줄기 끝과 가지 끝에서 큰 복산형화서가 펼쳐진다. 열매는 9~10월에 달린다.

346

'회향' 이란 이름은 썩은 간장이나 물고기에 회향을 넣으면, '본래의 모습으로 되돌아간다.' 하여 지어진 이름이다. 잎과 씨앗에는 정유를 3~4% 함유하며, 주성분은 카본이 50,, 지방유가 18%, 약 20%가 단백질이다. 회향유는 향기가 강하고 처음에는 달지만 나중에는 쓴맛이 난다.

건위 · 건위 · 산한 · 통기 · 지통작용 소회향에는 회향유가 있어 장의 움직임을 촉진시키고 가스의 배출을 도와주므로 복부에 가스가 차는 것을 없애주고 통증을 풀어주는데 사용된다.

향신료로 사용 주로 식품의 향료나 냄새를 바꾸는데 많이 쓰인다. 잎은 각종 샐러드에 섞어 이용하며 고기의 비린내를 없애기 위해 혼합해 이용한다. 피클용 오이에도 회향이 사용되는데 그 독특한 향기는 잎에 향이 많이 함유할 시기인 꽃이 피기 바로 전의 것을 수확해 쓴다.

열매 전체를 베어 햇볕에 말려 쓰거나 가루 내어 술에 담근 후 볶거나 소금물에 담근 뒤 볶아서 사용한다.

위산과다에 조금이라도 차가운 기를 받으면 위가 자주 아프고 쓴 물을 토하고 트림이 난다. 이 때 사인, 소엽 등을 배합해 쓴다.

소화기 질환, 복부 수술후 장에 가스가 찰 때 후박, 목향, 창출을 함께 쓰면 좋은 효과가 있다.

만성적인 복부냉통 혹은 발작성 통증에 얼굴이 창백하고 식은땀이 나면 회향, 쑥을 볶아서 익힌 것을 복부에 덮고 누르면 좋다.

복부 냉통에 고량강, 향부자, 오수유, 현호색을 배합하여 소화기 질환의 복통치료에 사용한다.

기타 술과 섞어 마시면 입맛이 나고 소화가 잘 된다. 증류수에 섞어 가라앉힌 후 생기는 맑은 물은 안약으로도 쓴다.

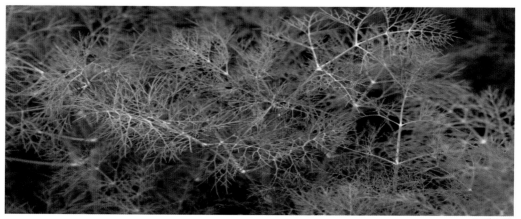

회향(펜넬)

딜

회향은 남부유럽이 원산지로 알려져 있지만 그 출처는 정확하지 않고 지중해 연안 또는 북인도 등에도 자생종이 있다. 재배역사는 오래되었으며, 고대 팔레스타인에서 기록을 볼 수 있고 그리스, 로마 시대에 방향성 건위제(健胃劑)로 널리 쓰여졌다.

소회향은 인도가 원산지며 시라의 열매인 시라자로 납작한 타원형이다. 영명으로는 'Dill' 이라 부르는데, 이것은 옛 스칸디나비아어인 '잠잠하다' 라는 'Dilla' 에서 유래된 것으로 맛이 강해 미각기관을 '잠재운다' 라는 의미에서 나온 것으로 보인다.

회향속 식물은 전 세계에 4종이 있으며 유럽, 아메리카, 아시아 서부에 분포한다. '회향자' 란 약명으로 '신수본초' 에 처음 기재되었고 '소회향' 이란 약명으로 '본초 몽전' 에 기재되었다. 속명 foeniculum은 '건초' 를 의미하는 라틴어 'foenum' 에서 유래한 것으로 프로메테우스가 불을 훔칠 때 이 식물의 줄기를 사용한 것으로 유명하다.

회향은 서양말로 펜넬이라고 하는데 학명은 Foeniculum vulgare Mill이다. 고대 그리스의 명칭은 마라톤인데 mariano에서 비롯되며 파슬리, 캐러웨이, 딜과 유사하며 모든 부위가 식용 가능하고 아니스 같은 부드러운 맛이 난다.

유럽에선 생선의 허브라고 해서 비린내를 없애고, 맛과 향을 되돌린다는 뜻에서 중국에선 회향이라고 붙였다.

소회향이라 함은 예전부터 회향의 별칭이었으나 시라자, 딜의 약명으로 우리 시장에선 잘못 부르고 있다. 시리자 학명은 Anethum graveolens이다.

대회향이란 것은 오장향육에 들어가는 팔각회향의 별칭이지만 펜넬을 말하기도 한다.

브론즈펜넬 플로렌스종의 변종으로 관상용을 겸한 펜넬로서 개화전에 잎이 브론즈색이 되기에 붙여진 이름이다.

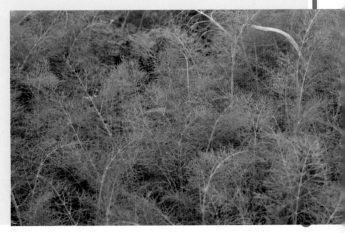

브론즈펜넬

곽 향

(藿香) *Teucrium veronicoides Max*
Agastache rugosa (Fisch. et. Meyer) O. Kuntze (배초향)
Pogostemon cablin(Blanco) Benth. (광곽향)

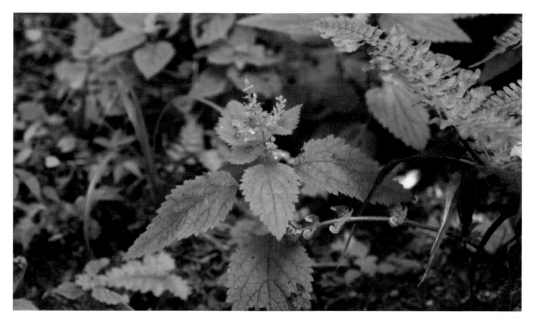

자생지	개화기	채취시기	채취부위
산, 들	7~9월	7~9월	지상부

특징

성질은 따뜻하고 맛은 맵거나 달다. 효능은 거습·건위·진토·행기작용을 한다.

• 생김새 •

곽향은 우리나라 각처의 양지바른 자갈밭에 나는 꿀풀과의 향기 나는 여러해살이풀이다. 지방마다 여러가지 이름으로 불리며 '배초향', '방아풀', '깨나물', '참뇌기' 등의 이름이 있다. 우리나라에서는 배초향을 약용으로 쓰고 있다. 대개 한라산이나 함북의 산지에서 자라며 꽃은 연한 하늘색으로 총상화서로 달리지만 한쪽으로 치우쳐 꽃이 드문드문 달린다.

중국에서는 광동지방의 광곽향을 많이 재배한다. 우리나라에서 수입되는 대부분이 이것이다. 곽향은 향기가 있으며 잎을 증류해서 얻은 방향수를 '곽향로' 라 한다.

곽향의 또 다른 이름인 '방아풀은(Rabdosia japonica Hara)' 일본에서 '연명초(延命草)' 로 불리는데, 전체에 약간의 털이 있으며 줄기는 네모지고 곧게 선다. 꽃은 연한 자줏빛을 띤 흰색으로 8~9월에 핀다.

7~8월에 채취하여 그늘에서 말리며 늙은 뿌리를 제거하고 잘게 썰어서 사용한다.

건위작용 위장의 습열을 제거하여 소화를 돕는다. 구토와 설사를 멈추게 하고 소화기능을 증강시키는 효능이 있어 위장질환에 자주 사용되는 약물이다.

• 질병에 따라 먹는 방법 •

여름철에 생기는 각종 질병에 소화력이 떨어지고 배가 꽉 차오르고 구토, 식욕부진 증상과 함께 가끔 설사를 할 경우 후박, 진피, 반하를 배합해 복용하면 화습(化濕)·개위(開胃)·지구(止嘔)·지사의 효과가 난다.

곽향을 군약으로 한 '곽향정기산(藿香正氣散)'은 여름철에 상용되는 방제이다.

위장질환에 위부가 불쾌하고 딸국질, 트림이 나며 배가 꽉 차있을 때 곽향을 수시로 사용하면 좋다. 위경련으로 아픈 경우에 쓰면 경련과 통증을 멈추고 위산을 억제하며 식욕을 돋군다.

여름철 감기에 열이 내리지 않고, 오한은 없으나 사지가 쑤시고 가슴이 답답하고 식욕이 없을 때 곽향을 군약으로 하고 형개, 방풍, 후박, 반하 등을 더해 사용한다.

위장 질환으로 입냄새가 나면 위장의 소화력이 떨어져 입에서 냄새가 나면 곽향을 차처럼 끓여 매일 복용하면 소화흡수를 돕고 입냄새가 제거된다.

임신 중 구토와 식욕감퇴에 백출, 반하, 상기생을 넣어 끓여 먹으면 좋다.

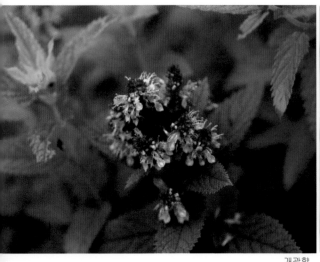
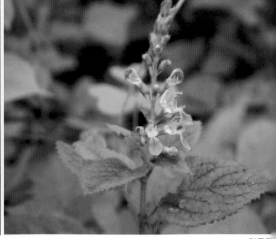

개곽향   덩굴곽

한방 처방에 있는 곽향이란 이름은 지금은 패출리(Patchouly)광곽향이란 열대식물로 대치되고 있다.

식물학 자료엔 곽향의 학명이 Teucrim veronicoides Teucrium viscidum 으로 표기 되며 한국, 중국에 자생한다. 우리나라에 자생하는 식물로 곽향외에 배초향, 광곽향, 개곽향, 덩굴곽향이 살고 있으며 이들은 외견상 유사한 식물이다.

사실 덩굴곽향은 실제 덩굴이 아니다. 중부이남의 나무 근처 습기가 진 곳에서 자란다. 개곽향에 비해 꽃받침 전체에 샘털이 있고 포엽이 넓은 나형인 점이 다르다.

곽향은 잎 질감이 부드러운 편이고 잎 길이는 4cm 정도로 짧으며 양면에 거친 털이 있고 한라산 함북에 자란다 하나 만나기가 쉽지 않다. 그리고 잎, 줄기의 향은 배초향, 광곽향과 달리 부드러운 편이다. 본초문헌에 보면 곽향의 주 특징이 강한 향으로 효과를 보는 식물로 추정되는데 이들 곽향 종류는 전혀 도움이 될 것 같지 않다.

아마도 그런 이유로 옛 의가들이 배초향, 광곽향을 이용하는 것 같다. 아니면 원래 처음부터 배초향이 곽향이었던 것이고, 자생하는 곽향부류의 이름은 이에 유추해서 붙여진 실속 없는 이름인 것이라 추정해본다.

배초향 속명은 그리스어로 '매우 강한' 이란 뜻과 '이삭' 의 합성어이며 굵은 이삭이 달리는데서 유래한다.

배초향은 향기가 나기 때문에 옛부터 매운탕이나 추어탕에 넣어 끓이거나 생선회에 같이 먹었다. 봄에 어린순을 나물로 데쳐 먹으며 말려서 차로 마시기도 한다. 꽃을 포함해 모든 부분을 곽향을 대신하여 약용으로 쓴다. 염료로도 활용되며 짙고 깊은 색이 나온다.

키는 40~100㎝이고 전체에 털이 거의 없고 줄기는 곧게 서는데 위에서 가지가 많이 갈라진다. 잎은 마주 나며 계란꼴의 심장형이다. 꽃은 7~9월에 피며 입술 모양으로 자주색이고 가지 끝과 원줄기 끝에 많이 모여 달린다. 꽃잎은 위의 것은 짧고 아랫것은 길다. 열매는 10월에 열리며 소견과로 타원형이다.

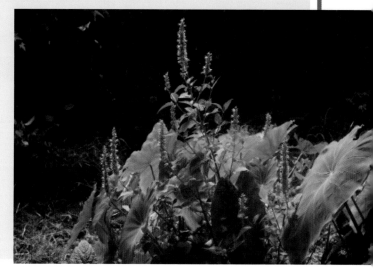
배초향

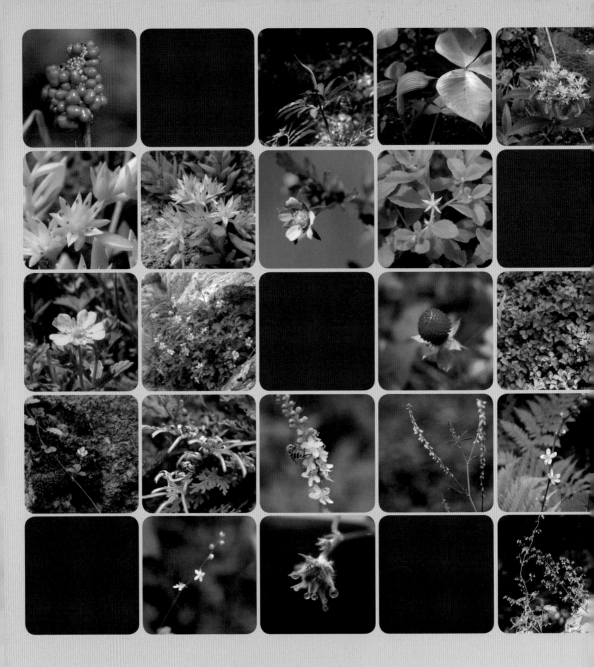

제10장
암을 이기는 산야초

● ○ ○ ■ ■ □

부처손은 비가 올 때나 안개 낀 날에는
모든 줄기를 한껏 벌려 수분을 흡수하고
해가뜨고 수분이 부족해지면 줄기를 모두 웅크린다.
이처럼 한 방울의 물도 버리지 않는 지혜로운 식물이다.

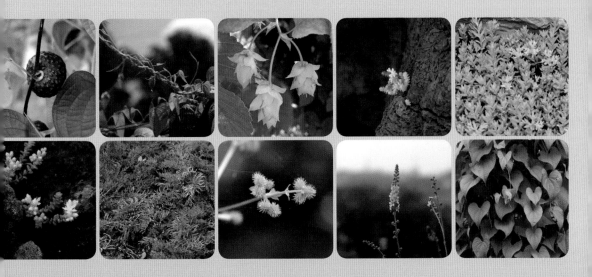

천남성

Arisaema amurense var. serratum Nakai

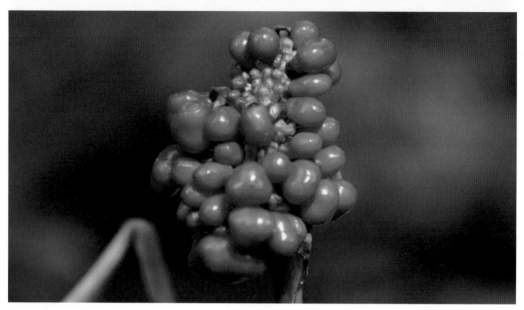

자생지	개화기	채취시기	채취부위
산지	5~7월	가을~겨울	뿌리

특징

성질은 따뜻하고 맛은 쓰고 맵다. 효능은 조습 · 거담 · 거풍 · 산결 · 진경 · 항암작용을 한다.

• 생김새 •

천남성은 산지의 그늘진 습기가 많은 곳에서 잘 자라는 천남성과의 여러해살이풀이다.

꽃잎이 없이 꽃가루만 가득 달려 있는 모양의 꽃차례를 가지고 있다.

뿌리줄기는 편평한 3cm 구형이며 , 구경 윗부분에서 수염뿌리가 사방으로 퍼진다. 처음 콩알 만하다 점차 반하만큼 커지고 납작해진다. 몇해 묵으면 모양이 둥글고 큰 것은 계란만하다.

줄기는 외대로 15~30cm 자라며 1개의 잎이 차례로 달린다. 펼치면 10~20cm 정도 된다. 굵고 육질이며 녹색 바탕에 자주색 점무늬가 있다. 소엽은 피침형으로 길이가 10~20cm로 가장자리 에 톱니가 있다. 개화기는 5~7월로 2가화인데 포는 녹색이며 통 모양으로 위를 향하고 윗부분 에는 모자처럼 꼬부라져 구멍을 막으며 긴 타원형으로 끝이 뾰족하다.

10월에 씨가 익으며 화서는 곤봉형이며, 이 끝에 열매장과(살과 물이 많은 씨가 있는 과일)가 달린다. 열매는 삼씨만하며 익으면 하얗게 되고 색은 붉은색이고 마치 옥수수와 닮았다.

· 효능 ·

가을에서 겨울 사이에 채취한다. 남은 줄기와 수염뿌리의 외피를 제거하고 햇볕에 말리거나, 반쯤 마른 때에 한 차례 유황에 쐬어 건조시킨다. 썰어 사용하거나 포(炮)하여 사용한다.

· 질병에 따라 먹는 방법 ·

오랜 해수, 천식, 담에 반하(강), 지실, 복령을 배합해 사용한다. 천남성에는 화담효능이 있다. 중풍, 반신불수, 안면신경마비에 1일 3~5g에 내어 쓰며 내복시에는 끓이거나 가루 또는 알약으로 복용한다. 외용엔 분말로 하여 환처에 뿌리거나 개어 붙인다.

생 천남성의 외용치료법 생 천남성을 짓찧어 식초를 가해 1시간 후에 독성이 제거되면 쓴다. 천남성 약성을 극대화위해 동물 쓸개로 만든 것이 '담남성'이다. 담남성은 소, 돼지, 양의 담즙을 오래 끓여 농즙으로 하고 생천남성 분말을 가미해 고약처럼 만들어 햇볕에 쐬고 밤이슬에 맞혀, 덩어리로 응결한다. 담즙의 냄새가 가시면 다시 빻는데, 이것이 유명한 '우담 남성'이다. 음력 섣달에 황소 담즙을 남성분말과 함께 섞어 담중에 넣은 후 바람에 말려서 사용한다. 해가 오래된 것일수록 좋다. 우담을 사용하면 조(燥)하지 않고 간담을 보익하여 풍담을 치료한다.

> ### 생 천남성의 법제
> 생 천남성은 맵고 쓰며 독이 많다. 소종·산경·해독·지통의 효과가 있다.
> 천남성을 약재로 만들려면 법제가 필요한데 천남성의 덩이뿌리를 백반수에 한 달간 담근 후 생강즙에서 끓여 독을 빼낸다. 매우 강한 화담(化痰)작용이 반하와 비슷하다.

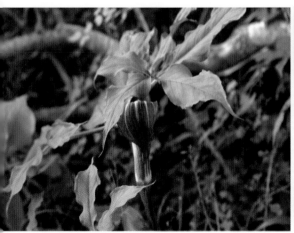

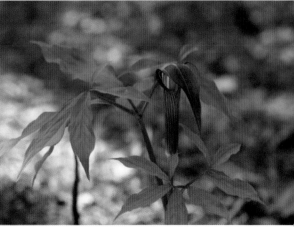

점박이천남성

무늬천남성

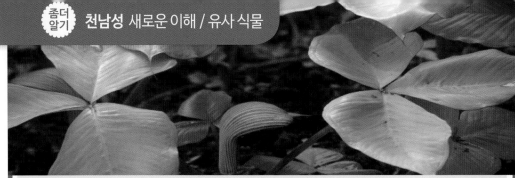

큰 천남성

천남성 식물은 전 세계에 약 150종이 있는데 대부분 아시아의 열대·아열대·온대에 분포하며 소수가 아프리카의 열대, 중부 아메리카와 북 아메리카에 분포한다.

천남성은 '호장'이라는 약명으로 '신농본초경'에 최초로 수재되었다. 그후 송나라의 '개보본초'에 처음으로 '천남성'이라는 이름으로 수재되었다. 천남성속 식물을 통칭하는 속명 Arisaema는 그리스어로 'arum'이라는 식물을 나타내는 'ares'와 혈액이라는 뜻의 'baima' 합성어다.

천남성 종류는 우리나라에 10여 개가 된다.

점박이 천남성 잎이 2장이면서 소엽의 수도 많고 자주색 점이 있다.

큰천남성 큰 천남성은 남부지역에서 많이 자라고 3개의 소엽으로 이루어진 잎 2장이 서로 마주 달리는 모습이다

두루미 천남성 두루미가 날개를 돌려 날아가듯 하는 모습이다.

꽃은 4~6월에 잎 사이에서 나오는 꽃줄기 끝에 양성화 또는 수꽃이 핀다.

두루미 천남성은 소엽의 수가 13~19개이다. 잎들이 마치 두루미가 날개를 펼치듯 돌아가는 모습이며. 꽃차례의 모습도 밖으로 길게 나와 두루미 모습이다.

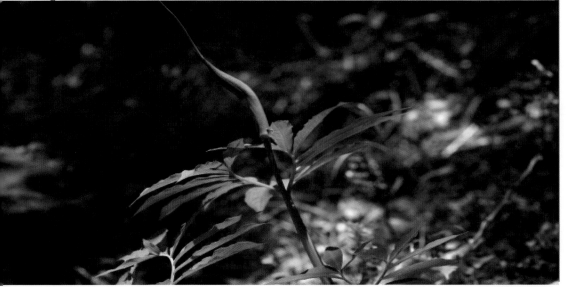

두루미 천남성

짚신나물

(仙鶴草, 龍牙草) *Agrimonia pilosa Ledeb* (선학초, 용아초)

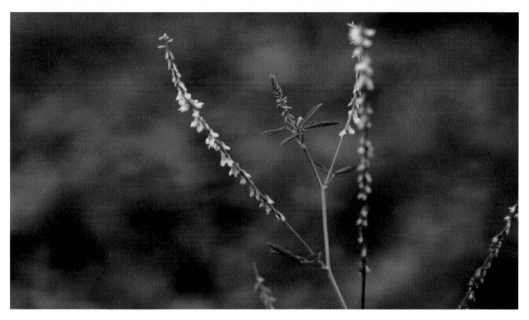

자생지	개화기	채취시기	채취부위
산, 들	6~9월	5~8월	전초

특징

성질은 약간 따뜻하며 독이 없고 맛은 쓰다. 구경은 폐, 간, 비 경락으로 들어가며 수렴과 지혈을 한다.

• 생김새 •

짚신나물은 우리나라뿐 아니라 전 세계의 들녘에서 흔히 볼 수 있는 다년초이다. 잎이 짚신을 닮았다 해서 우리나라에서는 '짚신나물' 이라 불린다.

뿌리는 작게 덩어리가 져 있고, 줄기는 가지를 치면서 1m~1m 50㎝ 정도의 크기로 자란다.

온몸에 거치른 잔털이 있으며, 꽃은 6~9월에 매우 아름답게 피고, 줄기 끝 혹은 잎겨드랑이에서 가늘고 긴 꽃대가 이삭 모양으로 올라온다. 작고 노란 꽃들이 줄줄이 줄기 끝과 가지 끝에 총상화서로 붙는다. 꽃자루는 짧고 작은 포는 입 모양으로 가늘게 째진다. 수술은 5~10개이다.

꽃이 지면 꽃받침통이 커지고 윗부분이 5개로 갈라지며 갈고리 모양의 털이 위쪽 가장자리에 붙어 있어 사람, 짐승에게 들러붙어 여기 저기로 옮겨 번식한다.

열매는 꽃받침 통 안에 있다.

· 효능 ·

민간에서는 짚신나물을 계속 먹으면 여름철 복통배탈을 앓지 않으며 구충과 강장 효과가 있다고 알려져 있다. 토혈, 객혈, 장풍, 하혈 및 자궁 출혈을 멈추게 하며 결핵, 이질을 치료한다.

항암작용 항암제로서 다양하게 응용되고 있으며 복방으로 쓸 때는 타약초와 함께 달여 마신다. 기타 소화 종양, 폐암, 식도암 등에 임상 결과가 다양하다.

지혈작용 각종 출혈증에 적용되며 그 중 지혈효과가 뛰어나다.

해독작용 각종 외과 질환의 치료에 사용된다.

북한의 『동의학 사전』에는 "위암, 식도암, 대장암, 자궁암, 방광암에 쓰인다."고 기록되어 있다. 미 대륙의 인디언들은 신장, 간장, 관절염 약으로 썼으며 서양에서는 내장을 훑어주며 신, 간, 비, 담에 좋은 약초로 알려져 있다.

『본초강목습유』에 "맛은 쓰고 매우며 성은 평하고 폐에 들어가며 장과 위를 개통하며 굳게 맺힌 것을 푼다."고 하며, 『중국의학대사전』에는 "굳은 것을 치고 맺힌 것을 흩으며 백병을 다스린다."고 한다.

· 질병에 따라 먹는 방법 ·

식용 기본적인 영양 성분을 포함하고 있는 식물로서 봄부터 가을 사이에 새순이 자랄 때 채취하여 소금에 잠시 절여 씻은후 데쳐서 무치거나 튀김이나 양념 고추장에 찍어 먹어도 좋다.

백혈병 이외의 각종 종양에 실제 임상에 있어 전초 120g을 1,500cc에 1시간 30분 정도 달여 여과해서 그 액을 증건(蒸乾)해서 4시간 간격으로 한 번씩 6차례 나누어 마신다. 45일을 1단계 치료 단위로 하는데 특히 동통이 심한 골암, 간암, 취장암 등에 효과가 좋다.

급성 출혈에 보통 40g 이상을 사용한다. 대량의 선학초를 단미로 사용해도 전혀 부작용이 없으며 소화기에도 자극을 주지 않는다.

혈열이 있으며 객혈이 많아지고 혈색이 붉으면 선학초 40~80g을 진하게 끓여 복용한다. 혹은 선학초에 우절, 생지황, 측백엽을 가미해 끓인 것을 복용하기도 한다.

급성 유선염에 선학초 분말에 얼음을 가미해 바른다.

독사에 물린 데 독을 짜낸 후에 신선한 선학초를 짓쪄서 천남성 가루를 섞어 상처에 바른다.

> **선학초 술 담그기**
> 술을 담글 땐 뿌리만 쓰며 소주를 사용해 6개월 두고 저녁 식사에 한 두 잔 곁들이면 좋다. 약용으로 쓸 때는 꽃이 피기 전에 뿌리째 캐서 , 전초를 건조시켜 끓여 마신다.

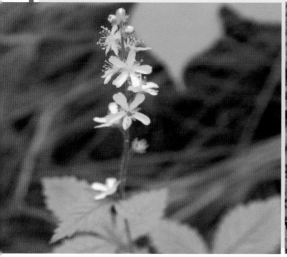

짚신나물

짚신나물은 북반구와 남미에만 약 10여 종이 있으며, 흔한 꽃이다..

짚신나물의 속명 Agrimonia는 멕시코 원산의 양귀비과의 식물처럼 가시가 있다는 데서 유래되었고 종명 Pilosa는 식물체 줄기에 부드러운 갈색털을 설명하는 라틴어.

자생하는 산짚신나물과 짚신나물 말고 Commen agrimony로 부르는 짚신나물로 종명이 Eupatoria가 있다.

짚신나물의 속명은 그리스어로 '가시가 많다' 라는 뜻이다.

중국에서는 선학초, '용아초' 또는 '황화초' 라고 불리며, 예전에 과거를 보러 가던 젊은이가 황막한 들판에서 갑자기 병이 들어 죽음을 앞두고 있었는데 신선과 함께 사는 두루미가 이것을 물어다 주어 먹고 나았다 해서 '선학초(仙鶴草)' 라고 한다.

또한 이른봄에 새싹이 나올때 모습이 용의 이빨을 닮았다 해서 '용아초(龍牙草)' 라고도 한다. 황화초(黃化草)란 이름은 꽃이 필 때 이삭이 노란색이라 그렇게 부른다.

짚신남물은 땅속 줄기가 발달한 여러해살이로서 건조한 서식처에선 살지 않는다. 산기슭 숲에 흔히 보이는 짚신나물은 땅속줄기 끝부분에 겨울눈이 있고 매년 굵어지는 근경의 수를 보면 연식을 알 수 있다. 북미 원주민들도 약으로 사용했는데 '백가지 병을 치료한다.' 할 정도로 알려졌으며 특히 위암, 대장암, 식도암 등의 항암 약재로 이용했다 한다.

산짚신나물 탁엽이 부채 모양이고 수술의 수가 5~10개이다.

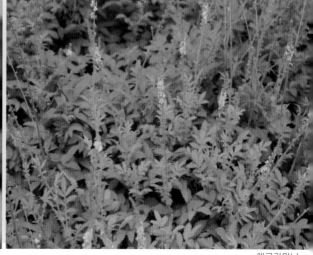

산짚신나물

애그리머니

뱀딸기

(蛇苺) *Duchesnea indica Focke* (사매, 중국)
Duchesnea chrysantha Miq. (한국)

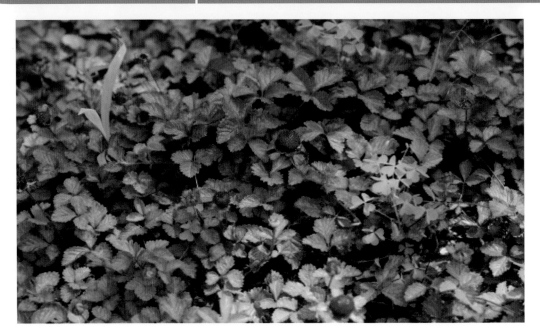

자생지	개화기	채취시기	채취부위
산, 들	4~8월	여름	잎, 줄기

특징
성질은 차고 맛은 달고 쓰다. 해열 · 통경 · 진해 · 해독의 효능이 있다.

• 생김새 •

뱀딸기는 평지의 풀밭이나 숲 가장자리 등에서 흔하게 자라는 여러해살이풀이다.

줄기는 길게 땅위를 기며 열매가 익을 무렵 마디에서 뿌리가 내려 상당히 길게 뻗는다.

잎은 세 개로 마디마디 서로 어긋나게 자리한다. 잎조각은 타원꼴로서 양끝이 둥그스름하고 가장자리엔 거친 모양의 톱니를 가지고 있다.

잎겨드랑이에는 피침꼴의 작은 받침잎이 자리한다. 잎겨드랑에서 자라난 긴 꽃자루 끝에는 한 송이 또는 두 송이의 노란 꽃이 4~8월에 피어난다.

꽃은 다섯 장의 둥근 꽃잎으로 이뤄지며 지름이 1.5㎝ 안팎이다. 양지꽃 속과는 달리 부꽃받침 조각이 꽃받침 조각보다 더 크다. 꽃잎은 끝이 약간 파진 삼각형으로 길이가 1㎝ 정도이다.

6월부터 익는 장과는 타원형으로 선홍색을 띤다.

주로 감기, 기침, 천식, 인후염, 월경 불순 등에 쓰인다.

그 밖에 종기와 뱀, 벌레에 물린 상처에도 쓴다. 한방에서는 뱀딸기를 '사매'라 부른다.

식용방법 잎과 줄기를 여름철에 채취하여 말린 후 약재로 쓴다. 약재를 1회에 4~8 g 씩 200 cc의 물로 달여서 복용한다. 부드러운 순과 열매는 먹으며 잎은 즙으로 내서 먹는다.

청열·지혈작용을 한다 코피가 멎지 않을 경우에 적당한 약물을 배합해 사용하면 빨리 지혈이 된다. 폐결핵의 객혈에는 폐결핵 치료약물을 배합하여 사용하면 지혈효과가 좋다. 위나 십이지장의 출혈에 지혈효과가 있어 궤양의 원인을 제대로 치료하는데 쓴다.

항암작용을 한다 약리실험에서 사매는 후두암을 예방하는 효과가 입증되었고, 동물실험결과 사매에는 항종양 작용이 있음이 밝혀졌다. 황색포도구균, 이질균에 대해 억제작용을 한다.

· 질병에 따라 먹는 방법 ·

인후종통에는 인후의 벽이 갑자기 벌겋게 붓고 통증이 나면서 목구멍이 건조하고 입이 마르면서 열이 날 경우에 사매의 전초에 감초를 넣고 끓이고 마시면서 입을 헹군다.

복방으로 응용할 때에는 어성초, 길경, 우방자, 감초 등을 배합해 끓여서 복용하면 인후벽의 종창을 없애는 효과가 있다. 사매 80g을 1잔 정도로 만들며 급성 장염의 초기에 열이 나고 갑작스런 설사가 나면서 배가 아픈데 쓴다. 1인분씩 만들어 3일간 복용한다.

만성 이질에는 백두옹, 고삼자, 금은화 등을 배합하면 더욱 좋은 효과가 난다.

방광암에는 사매, 용규, 토복령, 백영, 해금사, 등심초 등을 배합하여 하루에 1첩씩 먹는다.

외용시 환부에 생풀을 찧어 말린 약재를 가루로 해서 참기름과 함께 쓰거나 열매의 즙을 쓴다

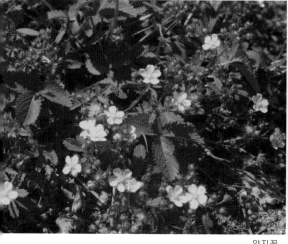

양지꽃

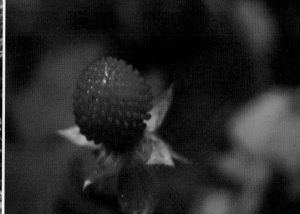

뱀딸기

돌양지꽃

뱀딸기의 속명은 Duchesnea는 프랑스 식물학자 이름에서 유래하고 종명 Chrysantha 는 황색꽃을 의미한다. 자생하는 우리나라의 뱀딸기속은 1속 1종이다.

양지꽃속과 유사한데 꽃을 받치고 있는 꽃자루 윗부분이 부풀어 오르지 않는 것이 양지 꽃속이고 홀수 깃모양 겹잎이다. 뱀딸기는 주로 농촌 들녘 마르지 않은 땅에 살고 양지 꽃속은 산비탈 초지나 숲속의 약간 건조한 곳에서 산다.

뱀딸기와 유사한 속인 양지꽃속(Potentilla)의 자생식물로 딱지꽃, 양지꽃, 돌양지꽃, 솜양지꽃, 눈양지꽃, 민눈양지꽃, 가락지나물 등이 있다.

딱지꽃 6~7월에 가지 끝에 달리는 산방상의 취산화서에 노란색 꽃이 핀다. 꽃의 지름 은 1~2cm이다. 줄기 잎은 어긋나게 달리고 15~30개의 소엽으로 된 깃꼴겹잎이며 잎 자루가 길다. 소엽 뒷면에 솜털이 밀생한다.

양지꽃 4~6월에 줄기 끝에서 갈라진 가지마다 노란꽃이 취산화서를 이루며 핀다.

솜양지꽃 산기슭이나 바닷가의 양지바른 곳에서 자란다. 전체에 솜같은 털이 밀생한 다. 뿌리잎은 깃꼴 겹잎이고 줄기잎은 3출엽이다.

민눈양지꽃 중부이남 산지 숲속에서 자란다. 가는 줄기가 길게 뻗고 전체에 긴 털이 있다. 잎이 모두 3출엽이다. 소엽이 마름모양이고 꽃잎 안쪽에 주황색 무늬가 있다.

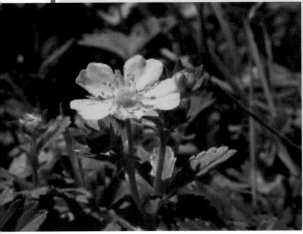

가락지나물

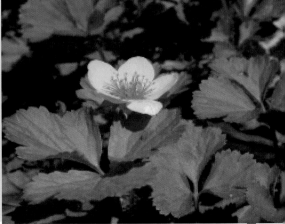

돌양지꽃

부처손

(卷柏) *Selaginella tamariscina Spring* (권백, 불로초)

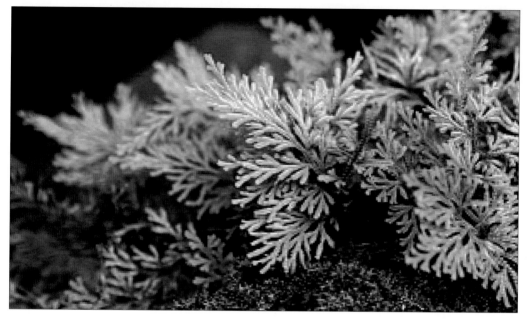

자생지	개화기	채취시기	채취부위
산지 바위	포자	봄	전초

특징

성질은 평하며, 맛은 맵다. 효능은 환혈·지혈·평천·이수작용을 한다.

• 생김새 •

건조한 바위의 곁에서 자라는 부처손과의 여러해살이풀이다. 부처손은 겨울에는 죽은 것처럼 붙어 있다가 봄이 되어 비를 맞으면 금방 살아나는 생명력이 질긴 식물이기도 하다.

많은 담근체와 뿌리가 엉켜 줄기처럼 된 굵은 기둥이 곧게 서고 그 끝에서 가지가 사방으로 나와 퍼져서 자란다. 가지는 평면으로 갈라져 퍼지고 표면은 짙은 녹색이며 뒷면은 흰빛이 도는 녹색이다. 습기가 많을 때는 가지가 사방으로 퍼지고, 건조할 때는 안으로 말려서 공처럼 되며 습기가 있으면 다시 퍼진다.

잎은 4줄로 가는 잎이 밀생하고 끝이 실같은 돌기로 되고 가장자리에는 잔 거치가 있다. 포자낭수는 잔가지 끝에 1개씩 달리며 네모가 진다. 포자엽은 난상 삼각형이며 가장자리에 잔 톱니가 있고 끝이 실처럼 가늘다.

가을에서 이듬해 봄 사이에 전초를 채취하나 봄에 채취한 것이 더욱 좋다.

불순물을 제거하고 그대로 썰어서 사용하거나 권백탄을 만들어 사용한다.

권백의 전초에는 미코제와 그의 배당체, 아피제닌, 아멘토 플라본, 히노게, 플라본, 소데쯔 플라본, 이소크리프토메린이 들어 있다.

이러한 성분들은 근래에 발견된 항암약 중의 하나이며 그 효과가 뛰어나서 널리 쓰이고 있다.

각종 종양의 치료제 종양으로 인해 화학요법이나 방사선 치료에 부작용이 있는 사람에게 권백을 쓰면 좋고 체적이 작은 종양에 효과가 뛰어나다.

· 질병에 따라 먹는 방법 ·

비인암에 권백 60g과 돼지 살코기 100g을 2,400cc의 물로 끓여 그 양이 600cc가 될 때까지 달인 후 10~15일을 계속해서 마신다. 약의 양은 상황에 따라 3개월 정도 복용하면 매우 좋다.

각종 암의 통증을 가라앉힘 권백에는 특별한 향이나 맛이 없어 상시 복용해도 메슥거리지 않으며 식도암, 위암, 간암에 대한 통증을 멈추게 하고 식욕을 증진시킨다.

각종 암에 임상에 사용할 경우 백화사설초, 작상초, 사매를 배합해 끓인 진한 즙액을 매일 복용시키면 증상을 개선시킨다.

자궁암, 자궁경부암 초기에 아출, 반변련, 당귀를 배합해 복용하면 어혈을 없애고 출혈을 방지하여 암종의 확산을 억제시킨다.

부인의 월경 이상에 빈혈증이 있는 부인이 몸이 차거나 기분이 우울하면 월경이 막히는 수가 있는데 이때 도인, 홍화, 향부자를 넣고 끓여 먹으면 월경을 순조롭게 한다.

기타 권백을 숯처럼 태워 지혈작용에 쓰고 체내 출혈에 사용한다.

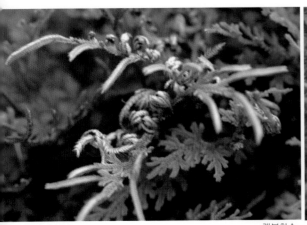

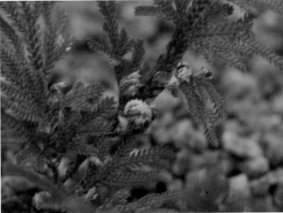

개부처손

개부처

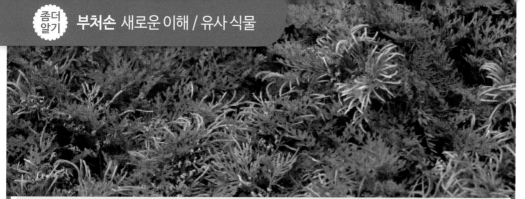

개부처손

부처손은 '만년초 ', '불사초 ' 등으로 불린다. 또한 잎이 붙은 모양이 마치 '주먹을 쥔 것 같은 잣나무를 닮았다' 하여 '권백' 이라 부르고 한자어로는 '석상백', '지측백' 이라 한다.

부처손속 식물은 전 세계에 700여종이 분포하며 열대지역에 많고, 우리나라엔 1속이 있다. 약명 '권백' 은 '신농본초경' 상품에 처음 수록되었다.

속명 Selaginella는 석송의 옛 라틴어 이름에서 유래되었고 'sel(눈)' 이라는 뜻과 'jach(약에 쓴다)' 의 두 단어가 합쳐 된 합성어로 포자가 눈병에 쓰인다는 데서 유래되었다.

부처손은 메마른 암벽 틈이나 바위 위에서도 잘 살 수 있다. 장마를 전후해서 3~4일 이면 새로운 잎이 나고 헛줄기를 뻗는다. 양지 바른 곳을 좋아한다.

부처손과 식물로 실사리, 개실사리, 바위손, 부처손, 개부처손, 왜구실사리, 비늘이끼 등이 있다.

개부처손 종명이 Stauntoniana로 줄기 지하경에서 한 개씩 나오며 총생하지 않는다. 영양엽은 복엽과 배엽으로 되며 복엽은 난형이고 밑부분에 털같은 돌기가 많이 붙고 배엽은 난상 피침형으로 복엽에 비해 반이나 작다.

바위손 종명이 involven로 많은 수염뿌리가 얽혀 헛줄기를 만든다. 영양엽은 복엽과 배엽이 같은 형태로 2개씩 돌려 달리며 모두 난형이다. 포자엽은 삼각상의 난형이고 가장자리에 잔 톱니가 있으며 끝이 길게 뻗어 돌기처럼 된다.

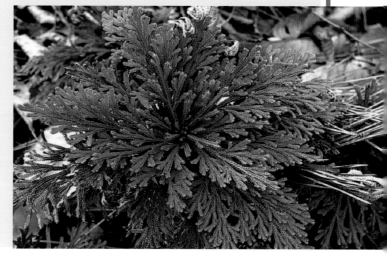

바위손

환삼덩굴

(葎草, 拉拉秧) *Humulus japonicus S. et. Z., Humulus scandens Merr.* (한삼덩굴, 율초, 납납앙)

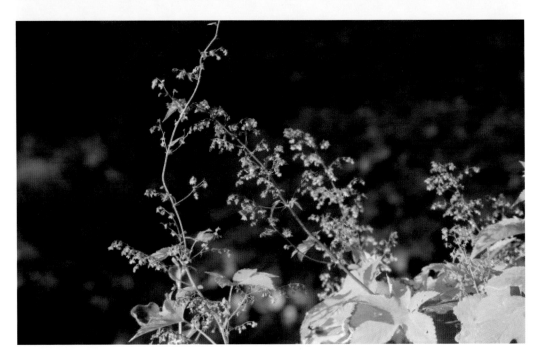

자생지	개화기	채취시기	채취부위
들	7~8월	여름~가을	꽃, 뿌리

특징
성질은 차고 맛은 달고 쓰다. 효능은 해열 · 이뇨 · 소종작용이 있다.

• 생김새 •

환삼덩굴은 전국의 들이나 빈터에서 자라는 삼과의 한해살이덩굴성풀이다.

원줄기와 잎자루에 밑을 향한 잔가시가 있어 매우 깔깔하고 거칠다.

잎은 서로 마주보고 손바닥 모양으로 5~7갈래로 갈라진다. 뒷면에 황색의 선점이 있다.

꽃은 암수딴그루로서 7~8월에 피고, 수꽃은 원추화서에 달리고 엷은 황록색으로 여러 개 피어 난다.

암꽃은 짧은 이삭화서에 달린다. 암꽃 이삭은 녹색이며 꽃은 자갈색을 띤 녹색포에 쌓여 있다.

열매는 9~10월에 익는데 수과로서 둥근 모양인데 가운데가 부풀어 렌즈 모양이 된다.

환삼덩굴에는 루데올린-7-글루코시드, 휘발유, 콜린, 아스파라긴, 타닌 및 수지가 함유되어 있다. 환삼덩굴의 에타놀 추출액은 프렉시나균에 대해 억제작용이 있으며 꽃과 열매는 결핵균에 대해 뛰어난 억제작용이 있다.

폐결핵의 조열, 위장염, 이질, 급성 신염, 방광염, 비뇨기계 결석, 각종 종독, 창절에 치료효과가 있으며 등에 외용으로 쓴다.

· 질병에 따라 먹는 방법 ·

식용 주로 꽃과 뿌리를 약용한다. 여름에서 가을철 사이에 전초를 채취하여 햇볕에 말려 썰어서 사용한다.

봄에 싹튼 어린순을 나물로 먹는데 쓴맛이 있기 때문에 데쳐서 찬물에 우린 다음 무친다.

비뇨기 계통의 염증 치료에 소변이 자주 마렵고 통증과 혈뇨를 수반하는 신염과 신우염에 목통, 차전자, 편축, 복령, 저령을 가미해 사용한다.

신장이나 방광의 결석에 소변이 삽통(澁痛)할 경우엔 금전초와 계골초를 배합한다.

폐결핵의 조열에 지골피를 함께 복용한다.

방광암에는 백화사설초 사매, 반변련, 장춘화, 작상초와 천화분, 저령 등을 교대로 사용하면 방광암을 억제하는 효과가 있다. 장기간에 걸쳐 치료하면 좋은 효과를 기대할 수 있다.

소변에 피가 나오면 석위, 백복령, 황련을 배합해 사용하면 지혈과 이뇨효과가 있다.

신장의 결석으로 인한 혈뇨에 측백(탄), 천초근, 지유(탄)을 결핵약과 같이 쓴다.

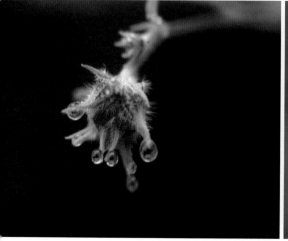

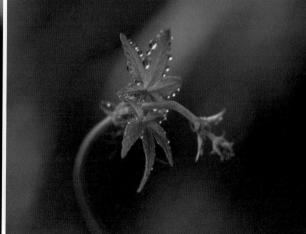

환삼덩굴   환삼덩굴

환삼덩굴은 무성하게 퍼져 나간다. 비록 성가신 잡초이지만 오래전부터 민간에서 사용되어 왔던 향약 자원이었다.

한글 환삼은 '환'과 '삼'의 합성어이며 '삼'은 잎 모양이 삼(麻)을 닮았기 때문이고 '환'은 '흔하다'라는 의미가 있어 '빈 터에 가득 메우고 있는 삼'이라는 뜻이다. 중국명 '라라양'은 '볍씨에서 새싹이 돋아난 것처럼' 이는 발아모습에서 유래한다.

홉 환삼덩굴은 뽕나무과 식물로 홉의 종명은 'Lupulus'다. 홉은 어디서나 자랄 수 있는 식물은 아니다. 하루에 13시간의 일조량이 필요한 데 독일, 영국 그 외 유럽지역에서 잘 자란다. 홉 덩굴에 열리는 암꽃무리엔 루풀린을 분비하는 노란 분비샘이 가득 존재한다. 이 이름은 어린 늑대를 의미하는 라틴어에서 유래했다.

속명은 'Humulus'인데 흙, 땅이란 의미다. 또한 감미로운 향을 내는 맥주 호프의 원료란 의미에서 속명은 hop을 나타내기도 한다. 이 속은 북반구에 3종이 사는데 덩굴성 초본이다.

중국약명은 비주화(啤酒花) 홀포(忽布)라 하며 꽃이 달린 과수를 약용한다.

홉

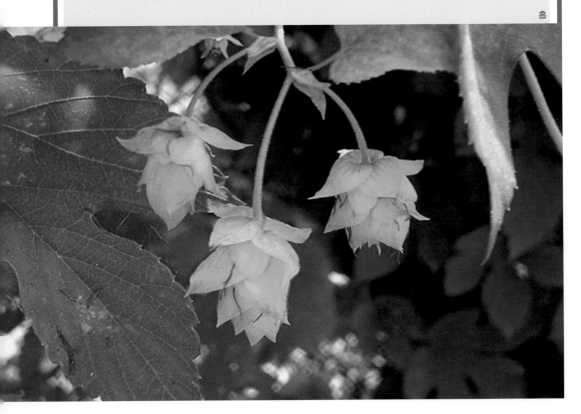

둥근마

(黃藥子) *Discorea bulbifera L* (황약자. 황독. 황약근)

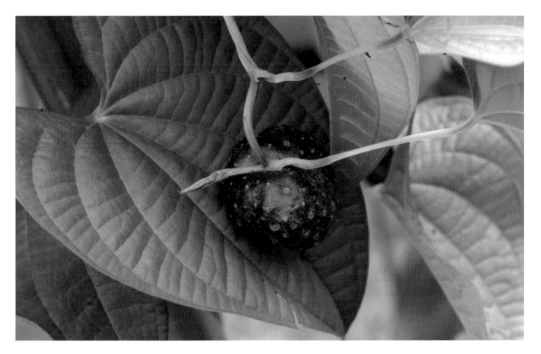

자생지	개화기	채취시기	채취부위
재배	8~10월	가을	뿌리

특징

성질은 서늘하고 맛은 쓰고 매우며 약간의 독이 있다. 청열 · 해독 · 양혈작용을 한다.

• 생김새 •

둥근마는 마과의 여러해살이식물로 중국원산으로 재배하고 있다.

양자강 이남이 원산지이며 우리나라에서는 괴경을 식 · 약용으로 쓰기 위해 재배하며, '황독(黃獨)'이라고도 한다. 괴근이 둥근 모양이며 크다.

원줄기는 덩굴성이가 길게 뻗으며 가지가 갈라지고 잎이 서로 어긋나 자란다.

잎은 잎자루가 길고 삼각형으로 가장자리가 밋밋하고 갈라지지 않는다. 육아가 잎겨드랑이에서 생기는데 갈황색으로 지름이 2㎝ 정도이다.

꽃은 8~10월에 피는데 암수딴그루로 흰색이다.

황약자의 반건조된 괴경에는 자당이 약 22.5%, 환원당이 0.69%,

전분이 2.5%, 사포닌, 타닌 등이 함유되어 있다.

암(목 부위)의 소산효과를 위해 목 부위의 임파절 결핵이 아직 터지지 않았을 때는 황약자에

하고초, 패모, 아출, 모려를 배합해 환제로 만들어 쓴다.

옹저가 이미 터진 후에 복용하는 것은 적합하지 않다. 옹저가 발생할 때 크지 않고 붓지도 않고

색깔이 진하지도 않으면 음증이므로 해독은 나중에 하고 먼저 신체 체력을 증강해야한다.

위암, 식도암, 소화기 암을 치료 혈을 식혀 멈추게 하는 효능이 있어 토혈, 객혈에 사용한다.

해독작용 외용으로 쓰면 화를 내리고 독을 풀어 결핵을 치료하며 각종 출혈, 인후종통, 옹종,

정창, 뱀이나 벌레가 문 경우에 응용한다.

이때 황약자를 군약으로 하여 백화사설초, 아출, 사매 등을 더하여 끓여 먹는데 장기간 복용을

필요로 하고 자극성 식물의 섭취는 피해야 한다.

『개보본초』에는 '황약근' 이란 이름으로 기록되어 있고,

『도경본초』에서도 "뿌리가 습한 기간에는 홍적색을 띠며 건조하게 되면 황색으로 된다고

하며 음력 10월에 뿌리를 채취한다."고 하였다.

『본초강목』에서 이시진은 "황약자는 쓰고 평하며, 독이 없다. 피를 차게 하고 화를 내리

고 해독한다." 하였으며 "황약주는 굵고 무거운 황약자 세 근을 술 한말에 담겨 봉한다.

겨불로 천천히 데워 술 향기가 풍겨 나오고 병에서 진액이 생기면 마신다."라고 하였다.

하루에 한 두 잔 조금씩 마시면 위암, 자궁경부암, 유선암에도 매우 효과가 있다고 한다.

간암 초기에 아출을 가미한 분말을 캡슐에 넣어
복용하면서 황기, 당삼, 백출을 더해 체력증강을
해가면서 장기복용 한다.

갑상선 종대에 하고초, 해조, 곤포, 지정을 배합
해 환제로 6개월 복용하면 소산효과가 있다. 또
는 황약자를 그대로 하루에 15g씩 구워먹는다.

직장암, 분문암, 식도 하부암 등에 황약자 술을
복음한다.

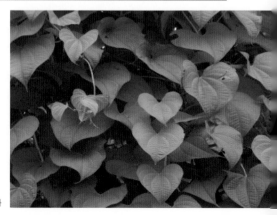

황약자

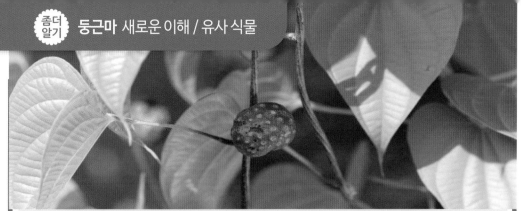

황약자

마속 식물은 전 세계에 약 600종으로 열대와 온대지역에 광범위하게 분포한다. '만주(萬州) 황약자' 라는 약명은 '천금방' 에 처음 기재되었으며 '개보본초' 에도 황약근이란 이름으로 기재 되었지만 실제 '황약자' 의 이름으로는 '전남본초' 에서 처음 기재되었다.

중국에선 범의귀과의 도깨비부채 종류의 뿌리를 황약자로 유통이 되는데 이는 전혀 다른 식물이다.

황약자는 주요 성분이 항종항 작용이 있지만 독성도 많아 오래 복용하면 독성이 축적될 수 있다. 황약자에서 항종양 작용이 있는 함유성분을 독성을 적게하는 안전한 화합물을 찾아 연구하는 것이 황약자를 제대로 이해하고자 하는 길이다.

황약자

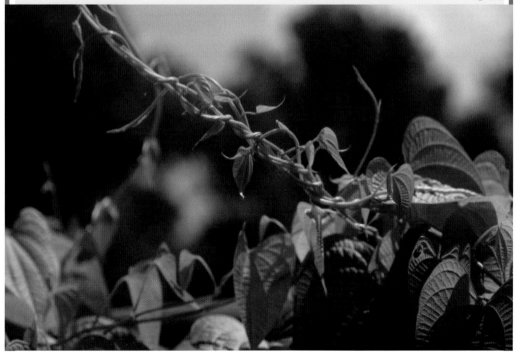

돌나물

(垂盆草, 石上菜) *Sedum sarmentosum Bunge*
(서아반지, 수분초, 석상채)

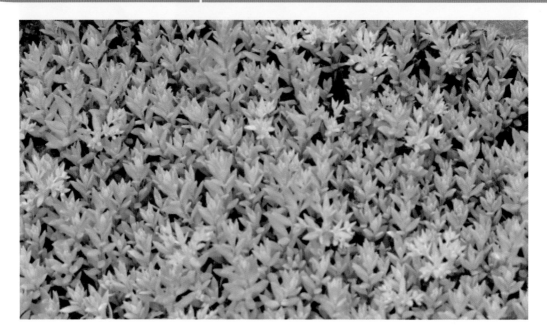

자생지	개화기	채취시기	채취부위
산지	5~6월	봄~가을	전초

특징
성질은 서늘하고 맛은 달거나 담담하다. 효능은 살균·소염·항암을 보조하는 작용을 한다.

• 생김새 •

전국의 산기슭이나 냇가, 숲 가장자리의 습지, 산골짜기의 바위에 붙어 자라는 돌나물과(꿩의
비름과)에 속하는 여러해살이풀이다. 봄에 나물로 흔히 먹는 보통 '돈나물'이라고도 부른다.
키는 15㎝ 정도 이고 줄기는 땅위로 뻗어가며 각 마디에서 뿌리가 나고 꽃줄기는 곧게 선다.
잎은 길이가 1.5~2.5㎝로서 타원형이며 두껍고 마디마다 3개씩 돌려난다. 윗부분이 넓어졌다
가 좁아져 둔하게 끝나며 밑부분은 점점 좁아져 직접 원줄기에 달리고 가장 자리가 밋밋하다.
꽃은 5~6월에 피며 지름이 6~10㎜인 노란색 꽃이 줄기 끝에 취산화서를 이룬다. 꽃잎은 5장
이고 피침형으로 끝이 뾰족하고 꽃받침보다 길다. 꽃받침은 5장이며 타원상 피침형이고 끝이
뭉툭하다. 수술은 10개인데 꽃잎과 길이가 거의 같다.
열매는 8월에 열리는데 골돌로서 비스듬히 벌어진다.

봄에서 가을철 사이에 채취하여 햇볕에 말리고 그대로 썰어서 사용한다.
주로 살균, 소염 및 항암을 보조하는 작용을 하며 기타의 항암 약물인 백화사설초, 사매, 발계
(청미래덩굴) 등과 함께 사용한다.

식용 돌나물은 일년 내내 새순을 따서 먹을 수 있다. 주로 물김치를 해서 먹기도 하며 생즙을
내서 마시기도 한다. 또한 말려서 차로 우려먹기도 한다. 같이 쓰는 비슷한 식물로 꿩의 비름,
기린초 등이 있다.

황달성 간염에 인진, 울금, 백작약, 비해와 함께 끓인 후 복용하면 이뇨, 소황작용을 돕는다.

담낭염, 담석증에 초기 증상에 인진, 치자, 비해, 금전초, 계골초, 황금 등을 넣어 사용한다.

급성 기관지염에는 기침이 심한 경우 마황, 행인, 백전, 전호, 반하 등을 함께 넣어 사용한다.

각종 감염성 질환에 창양종독의 초기에 수분초 80g을 짓찧어 바르면 소염 · 소종과 화농방지
의 효과를 얻을 수 있고 화농증상이 나타난 경우에 바르면 농액을 전부 배출시킬 수 있다.
내복약으로 금은화, 연교, 황백, 황련, 황금을 배합하여 끓여서 10일간 복용하면 효과가 있다.

급성 유선염에 초기에 수분초 80g을 짓찧어 대황과 황금가루를 참기름에 섞어 환부에 3일간
바르면 소염과 소종의 효과를 낸다.

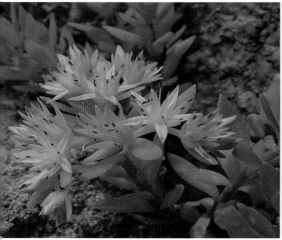

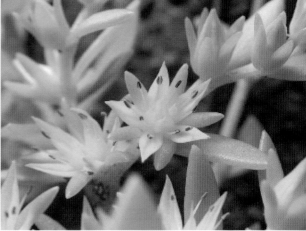

돌나물   돌나물

돌나물속 식물은 470여 종이 북반구에 주로 분포한다.

약명으로 '서아반지(鼠牙半支)'가 '본초강목습유'에 처음 수록되었다. 속명인 Sedum 은 라틴어의 'sedes(앉는다)'라는 뜻으로 바위, 땅위에 들러 붙어 자라기에 유래되었다. 돌나물은 지표면 가까이에서 땅위와 땅속으로 줄기가 뻗어 가며 무리를 짓는다. 돌나물은 열매를 잘 맺지 않고 주로 줄기로 번식한다. 종명은 Sarmentosum으로 '달리는 가는 덩굴 줄기'이다.

돌나물 유사식물로 기린초, 꿩의 비름, 돌꽃, 홍경천, 가지돌꽃, 바위채송화가 있다.

기린초 종명이 Kamtschaticum으로 전국 양지바른 산야에 바위틈이나 잘 자란다. 약명으로 비채(費菜)라 하고 활혈작용이 있어 타박상이나 폐결핵에 달여 복용한다. 자생하는 기린초 종류로 섬기린초, 태백기린초, 가는잎기린초 넓은잎기린초, 금대기린초 등이 있다. 한자어로 토삼칠(土三七), 경천삼칠(景天三七)이라 한다. 영어명으로 Aizoon stonecrop이라 한다.

꿩의비름 산지의 양지 건조한 땅에서 자란다. 한방에선 경천(景天)이라 하며 개화기에 줄기와 함께 채취해 말려서 약용한다. 경천은 해열, 해독, 지혈작용을 하므로 피부단독, 종기, 백내장, 화상, 토혈, 외상출혈 등에 쓴다. 자생하는 꿩의비름류는 꿩의비름외에 큰꿩의비름, 둥근잎꿩의비름 등이 있다. 꿩의비름은 꽃의 색이 연하고 수술과 꽃잎의 길이가 비슷하다. 큰꿩의비름은 꽃의 색이 진한 홍자색이고 수술이 꽃잎보다 길게 나온다. 둥근잎꿩의비름은 잎이 십자모양으로 2개씩 마주 나고 난상원형이다.

돌꽃 종명이 Elongata로 잎이 어긋나게 달리고 피침형으로 잎자루는 없다. 7~8월에 줄기 끝에 달리는 산방상의 취상화서로 붉은 빛이 도는 꽃이 암수 딴 포기로 핀다.

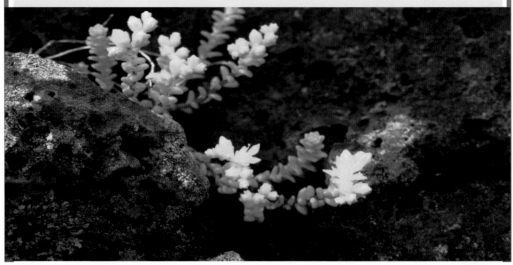

바위채송화

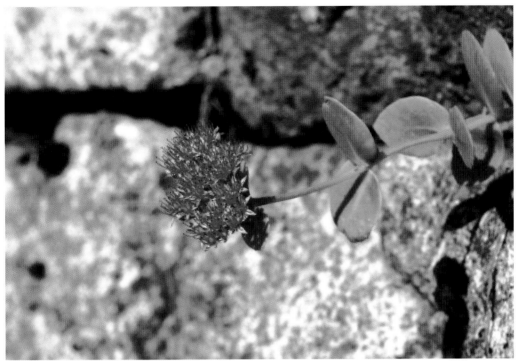

둥근꿩의비름

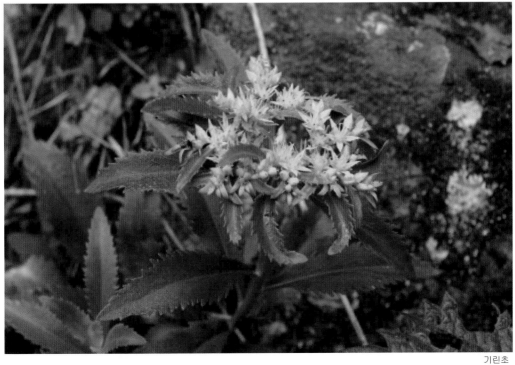

기린초

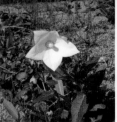
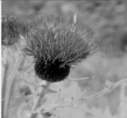
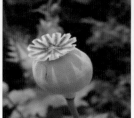
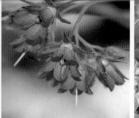
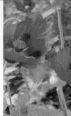

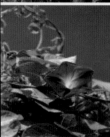

참고 문헌

『신농본초경』, 하북과학 기술 출판사 (2000)

『신논본초경소』, 중국중의약 출판사 (2000)

『향약집성방』, 과학 백과사전 출판사 편, 일월서각 (1993)

『약초의 성분과 이용』, 과학 백과사전 출판사 편, 일월서각 (1991)

『중약대사전』, 상해 과학 기술 출판사 (2000)

『신씨본초학』, 신길구 저 수문사 (1988)

『항암본초』, 김수철 역주, 바람과 물결 (1992)

『한약자원식물학』, 장상문 공저, 학문출판(주) (1999)

『본초비요』, 서부일 공 편저, 일중사 (1999)

『본초삼가합주』, 신장환 공편역, 일중사 (2000)

『한약포제와 응용』, 이정원 공편저, 영림사 (1991)

『장부변증론치』, 김완희 공편, 성보사 (1998)

『원색천연약물대사전』, 김재길 저, 남산당 (1992)

『도설 한방의약대사전』, 진존인 저, 도서출판 송악 (1982)

『대한 식물도감』, 이창복 저, 향문사 (2014)

『원색 한국식물도감』, 이영노 저, 교학사 (2002)

『동의학 사전』, 과학백과사전 종합출판사, 까치글판사 (1997)

『본초강목(정화본)』, 과학출판사 (1998)

『한국의 나무』, 김진석, 김태영 저, 돌베개 (2011)

『한국의 귀화식물』, 박수현 저, 일조각 (2009)

『한국 양치 식물도감』, 한국양치식물 연구회 저, 지오북 (2005)

『임상본초학』, 박만철 외, 중의문학출판사 (2015)

『약초 및 한약재 법제임상대전』, 안덕균 저, 학술편수관 (2016)

『한국본초도감』, 안덕균 저, 교학사 (2003)

『임상한약대도감』, 안덕균 저, 현암사 (2013)

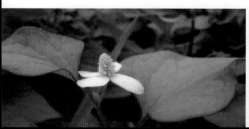
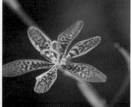
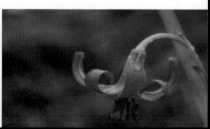